—50年老中醫秘傳—

精粹辨症藥方

35帖中醫藥方不藏私大公開，
對症現代疾病，
讓你遠離病苦。

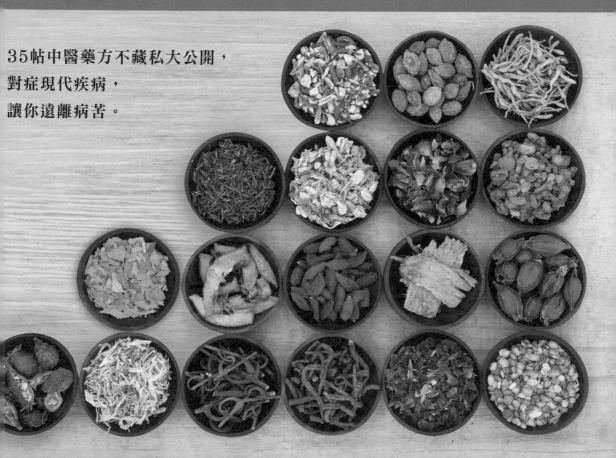

從醫50年經驗傳承精髓

從藥材功效、特性、使用禁忌，
到認識中醫處方，一看就懂。　謝英彪 醫師 主編

推薦序

　　中醫藥傳承通常需要時間，有著年紀累積智慧學識及豐富經驗，需要去體會及悟道。很敬佩許多名老中醫師願意將其辛勞經驗結晶著作立說，希望代代傳承，甚至發揚光大。中國南京中醫藥大學謝英彪教授行醫 50 多年懸壺濟世，推崇養治結合，注重預防勝於治療，以食補先於藥補，以醫學科普深入淺出，曾著作四百餘部書籍為養生寶典，如今整理《50 年老中醫秘傳精粹辨症藥方》一書，以分享讀者。

　　謝英彪教授曾擔任國際藥膳食療學會副會長，以豐富行醫、教學、科研的經驗，推薦春夏秋冬四季常用的養生中藥，介紹中藥的性能四氣（寒熱溫涼）五味（酸苦甘辛鹹）、升降浮沉、藥物歸經、道地藥材、中藥材炮製。以常用 55 種中藥作介紹功效主治、禁忌與配伍及經驗傳承。中藥的作用，補益、理氣、溫裏、理血、止咳化痰、平肝熄風、解表、清熱、瀉下、祛風濕等中藥。依照五臟六腑辨症選藥。說明中醫師處方的理法方藥原則及中藥君臣佐使配伍大綱、中藥煎煮服用的關鍵。對於常見的疾病的中藥保健調理養生也作介紹，但是有病仍然要先前往看醫師診療，特別台灣自 1995 年即實施全民健康保險，提供醫療服務包含中醫藥、西醫藥及牙醫。

　　世界衛生組織（WHO）近年來大力推展傳統醫藥，在 2002 年發表《WHO 2002—2005 傳統醫藥全球發展策略》（WHO Traditional Medicine Strategy），提出建議世界各國：1. 制定傳統醫藥的國家政策及法規。2. 傳統醫藥的安全性、有效性及品質。3. 傳統醫藥的推廣。4. 傳統醫藥的合理使用。世界衛生組織（WHO）在 2014 年又提出《WHO 2014-2023 傳統醫藥全球發展策略》，可見世界衛生組織對傳統醫藥的重視。1996 年世界衛生組織在「迎接 21 世紀的挑戰」報告中指出「21 世紀的醫學將從『疾病醫學』走向『健康醫學』發展；從重視治療朝向重視預防發展；從對病源的對抗治療朝向整體治療發展；從對病灶的改善朝向重視生態環境的改善發展；從群體治療朝向個體治療發展；從生物治療朝向心身綜合治療發展；從強調醫師的治療朝向重視病人的自我保健作用發展；從醫療服務來說，從以疾病為中心朝向以病人為中心發展」。世界衛生組織積極推動傳統醫藥，我們醫藥也要更重視傳統醫藥的發展。

台灣　中國醫藥大學　中醫學院

張永賢教授

前言

為什麼好多藥方裡都有甘草？

當歸到底是補血藥還是活血藥？

服人參期間不能同時吃蘿蔔和飲茶？

治病也好，養生也罷，對中藥一知半解的你總有各種疑惑，看不懂醫生的處方，自己配伍又不知道宜忌。中國著名老中醫將 50 年的從醫經驗傾囊相授，拿著這本書，中醫給你開的方子能看懂，吃藥吃得安心。

老中醫將 55 味最常用的中藥功效傾囊相授，「✔」、「✘」符號讓搭配宜忌一目了然 —— 何首烏配伍熟地黃，滋陰補血效果加倍；服用鹿茸應從小劑量開始，緩緩加量……。

作者不吝奉獻一用就靈的老中藥方，不同症狀不同方，大圖詳解「君、臣、佐、使」，了解每一味藥的作用。廚房、藥店常見的枸杞子、山楂、菊花等，經老中醫妙手配伍，輕輕鬆鬆幫你擺脫常見疾病的困擾。

家裡備上這樣一本書 —— 酸棗仁泡茶可安心神；生薑熬碗粥發散風寒，止肺寒咳嗽；大便乾結又有口氣，吃一把瓜蔞仁、苦杏仁潤腸通便……，不用排隊掛號問醫生，常用中藥的功效一目了然，在了解古代養生智慧的同時，做全家的治病保健醫生。

中藥的計量單位（重量）

台灣採用 16 進位制，即 10 厘為 1 分，10 分為 1 錢，10 錢為 1 兩，16 兩為 1 斤。

1 斤（16 兩）=0.6 公斤（kg）=600（g）

1 兩 =37.5（g）　　　　1 錢 =3.75（g）

1 分 =0.375（g）　　　　1 厘 =0.0375（g）　　　（注：換算時尾數可以捨去）

本書各藥所標注的用量，除特別註明者外，都是指乾燥後的生藥在湯劑中的成人 1 日內服量而言。若用於小兒，可按上述比例酌情減少（建議向專科醫師諮詢為佳）。

春季養生推薦中藥

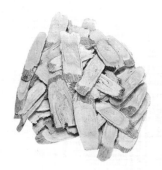

黃耆

醫家奉為補氣之要藥，常服令人精神煥發，體質增強，養顏益壽。

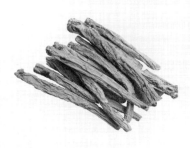

黨參

既補肺氣，又補脾氣，能補氣生血，對抗疲勞，增強人體免疫力。

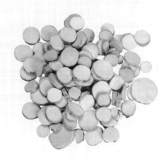

懷山藥

藥食兩用，可以補脾養胃，益肺生津，補腎澀精，降低血糖。

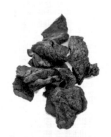

熟地黃

補血滋陰，補精填髓，烏鬚黑髮，降血壓，降血糖。

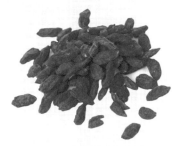

枸杞子

藥食兩用，擅治肝腎精血虧損所致視力減退、糖尿病。

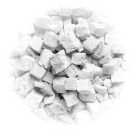

茯苓

藥食兼用佳品，擅長健脾和胃，利水滲濕，寧心安神，增強免疫力。

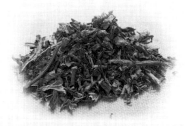

絞股藍

補氣養陰，補肺潤燥，養心安神，補腎澀精，降血脂、抗衰老。

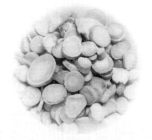

白芍

養血滋陰，柔肝止痛，平抑肝陽，擅治脅肋疼痛、手足攣急作痛。

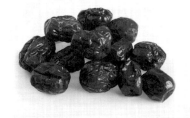

大棗

補益脾胃，善治氣短乏力；養血安神，擅治貧血、心慌。

夏季養生推薦中藥

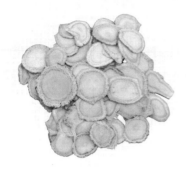

西洋參

藥性偏涼。既可補氣，又可養陰，清火生津，尤其適宜夏秋季服食。

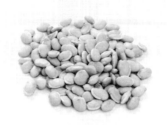

白扁豆

補脾和中，且不滋膩，善治脾虛氣短乏力、便溏；又可祛暑化濕。

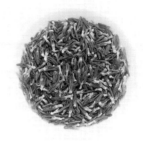

蓮心

清心火、安心神，擅治失眠口瘡，取 2 克泡茶飲用即可收效。

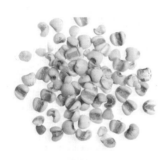

薏仁

健脾滲濕，善治泄瀉；利水消腫，擅治水腫，還可治療濕痹拘攣。

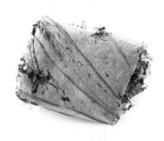

荷葉

擅長清暑化濕，治療暑濕症。也可抗脂肪肝，降血脂，減肥瘦身。

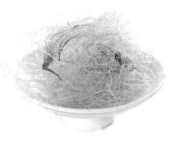

玉米鬚

利水滲濕消腫，又能利濕退黃疸。藥性平和，鮮品要加大劑量。

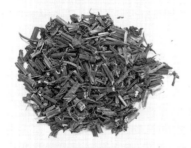

薄荷

疏散風熱，擅治暑天感冒，且能疏肝行氣，醒脾開胃，治夏季食欲不振。

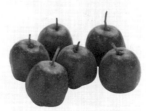

山楂

消食化積，活血散瘀，促進食欲，且能降血壓、降血脂、活心血。

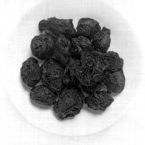

烏梅

斂肺止咳，澀腸止瀉。夏季煎服可醒脾開胃，促進食欲，解暑生津。

秋季養生推薦中藥

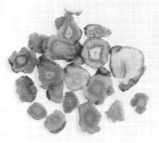

（北）沙參

養陰清肺，益胃生津，對秋燥乾咳、口乾、舌燥、舌紅少津有效。

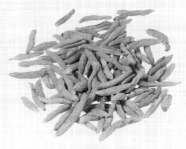

麥冬

味甘柔潤，性偏苦寒，擅於養陰生津，潤肺止咳，清心除煩。

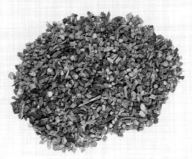

石斛

長於滋養胃陰，生津止渴，兼能清胃熱，滋養腎陰，可泡服。

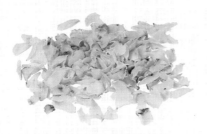

百合

擅長養肺陰，平秋燥，清肺熱，止咳，清心安神，適合製成藥粥。

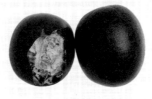

羅漢果

擅清肺熱，利咽止咳，治療咽痛失聲，兼可潤腸通便，治秋燥。

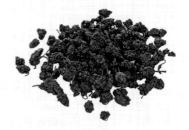

桑椹

補益肝腎之陰，兼能補血、烏鬚黑髮、生津潤腸，鮮品效果更佳。

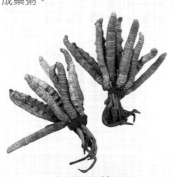

冬蟲夏草

平補肺腎佳品，微溫而不燥，擅治久咳虛喘、腎精不足。

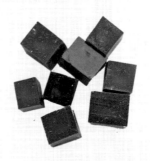

阿膠

補血要藥，且治肺陰虛燥咳，又能止血，宜烊化沖服。

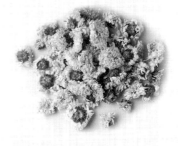

菊花

疏風散熱，治風熱外感；又能明目、通便、抗衰老。

冬季養生推薦中藥

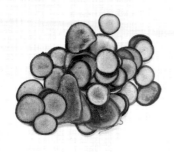

鹿茸
大熱之品，為補腎陽，益精血，強筋骨，改善性功能，治療冬季怕冷的佳品。

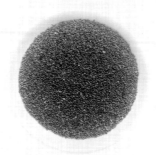

菟絲子
為平補腎陽妙藥，具有壯陽、明目、延年益壽，增強性功能及免疫力的作用。

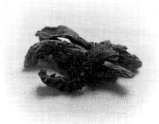

肉蓯蓉
微溫而不燥，對陽痿、遺精、不孕不育、腰痛膝軟、耳鳴、便祕有效。

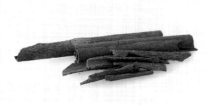

肉桂
補火助陽，擅治陽痿宮冷；溫中散寒，擅治胃寒、腰痛、經痛、心痛。

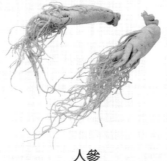

人參
為「補氣大王」，可大補元氣，增強免疫功能，用於保健，每天1~2克，泡服或研粉。

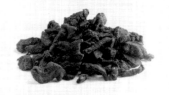

製黃精
既可補氣又可養陰，肺脾氣陰兩虛、腎精虧虛之早衰、頭暈、鬚髮早白皆可適用。

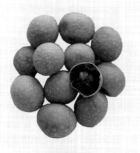

桂圓肉
補益心脾、養血安神，對腦力疲勞、身體疲勞有效。

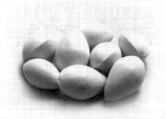

白果
其性平和，可斂肺定喘，止帶縮尿，宜煮熟去殼去芯食用。

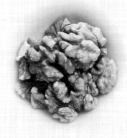

核桃仁
滋補肝腎，溫肺潤腸，健腦益智佳品，每天嚼食3~5粒即可。

降血糖類中藥材

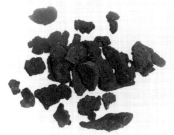

生地黃

降血糖，養陰生津，
清熱涼血。

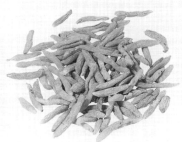

麥冬

降血糖，養陰清火，
生津止渴。

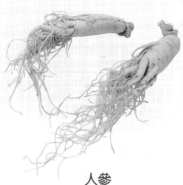

人參

調節血糖，大補元氣，安神
益智，生津固脫，調補五臟，
延緩衰老。

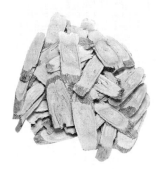

黃耆

補氣增力，補肺固表，
利水消腫。

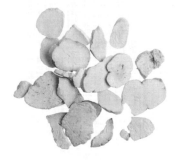

天花粉

清熱生津，潤肺化痰，
消腫排膿。

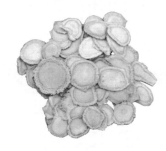

西洋參

調節血糖，補氣養陰，
清火生津。

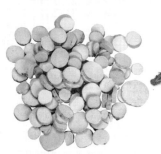

懷山藥

調節血糖，補脾益胃，
補肺生津。

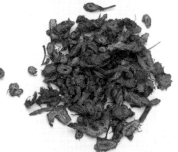

黃連

補脾益胃，補肺生津，
清熱燥濕，瀉火解毒。

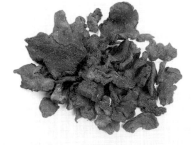

黃精

調節血糖，養陰潤肺，
益氣補脾。

調節血脂類中藥材

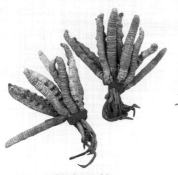

冬蟲夏草

調節血脂，抗脂肪肝，
益肺補腎。

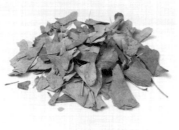

銀杏葉

調節血脂，斂肺平喘，
活血止痛。

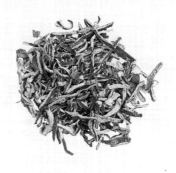

陳皮

理氣和胃，燥濕化痰。

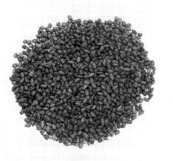

決明子

降血脂，清肝明目，
潤腸通便。

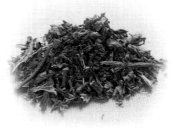

絞股藍

益氣補脾，化痰降濁，
扶正抗癌。

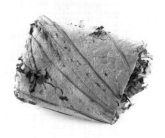

荷葉

降血脂，清暑開胃，
抗脂肪肝。

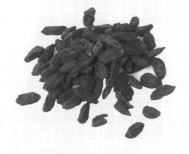

枸杞子

滋陰補血，滋補肝腎，
明目，潤肺。

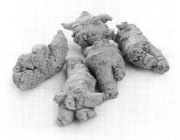

三七

活血化瘀，止血止痛。

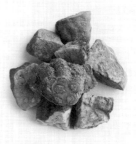

何首烏

滋補肝腎，益精護肝，
烏鬚黑髮。

降血壓類中藥材

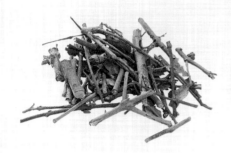

桑寄生
擴張冠狀動脈，
補肝腎，強筋骨。

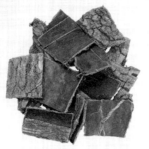

杜仲
雙向調節血壓，
補肝腎，強筋骨。

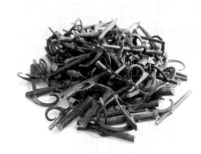

鈎藤
平肝熄風，清熱鎮痛。

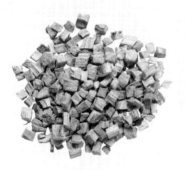

葛根
清熱解表，健脾止瀉，
生津止渴。

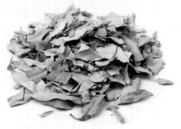

羅布麻葉
降血壓，清熱，平肝，
強心，利尿。

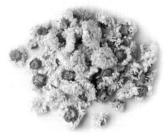

菊花
降血壓，清熱明目，
疏風解毒。

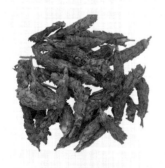

夏枯草
雙向調節血壓，
清肝火，散鬱結。

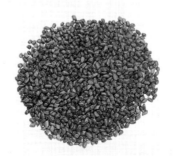

決明子
清肝瀉火，養陰明目。

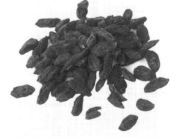

枸杞子
滋腎潤肺，治頭暈、目眩。

升血壓類中藥材

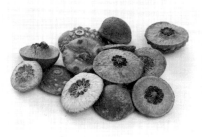

枳實
調節氣機升降，破氣消積。

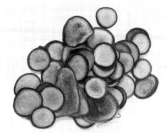

鹿茸
溫補腎陽，益精養血，
強壯筋骨。

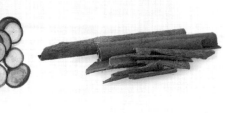

肉桂
雙向調節血壓，溫腎陽，
暖脾胃，補中益氣。

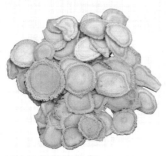

西洋參
補氣養陰，生津止渴，
清肺，安神除煩。

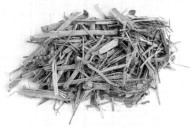

刺五加
補中氣，益腎精，增氣力，
調補五臟，延緩衰老。

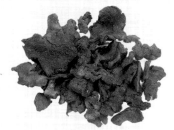

黃精
益氣養陰，益腎填精，
潤肺延年。

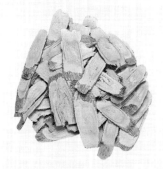

黃耆
黃耆炙用補中益氣，
治一切氣衰血虛之症。

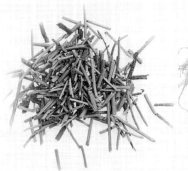

麻黃
溫通心陽，發散風寒。

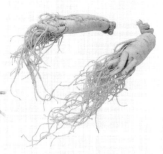

人參
人參大補元氣，
治一切氣血津液不足之症。

抗病毒類中藥材

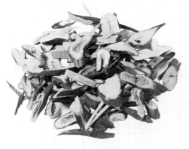

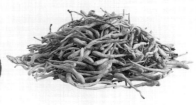

板藍根
抗病毒，清熱解毒，
涼血利咽。

紅景天
抗病毒，活血止血，
清肺止咳。

金銀花
清熱解毒，透表散邪，
廣譜抑菌。

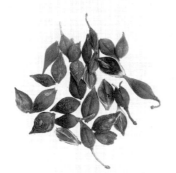

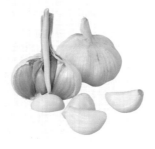

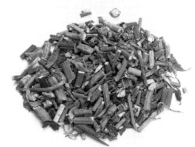

連翹
清熱解毒，消腫散結，
疏散風熱。

大蒜
解毒，殺蟲。

藿香
抗病毒，祛暑解表，
化濕和胃。

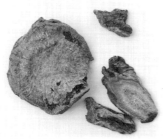

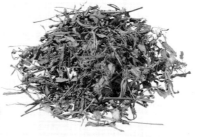

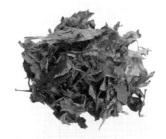

大黃
瀉下通便，清化濕熱，
瀉火涼血，祛瘀解毒。

蒲公英
清熱解毒的傳統藥物。

艾葉
以小野艾葉煙熏，
對多種致病真菌有抑制作用。

抗心律失常類中藥材

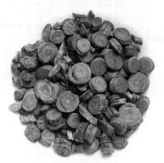

炙甘草
補脾和胃，益氣腹脈。

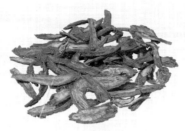

丹參
煎服，用於心悸怔忡，失眠。

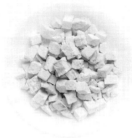

茯苓
健脾利水，安神鎮靜。

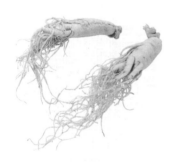

人參
大補元氣，補脾益肺，
甯神益智。

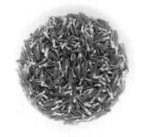

蓮心
抗心律失常，寧心安神，
清心火。

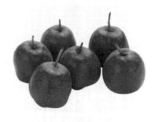

山楂
活血化瘀，消食化痰。

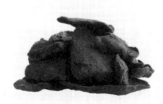

製附子
回陽救逆，補火助陽，
散寒止痛。

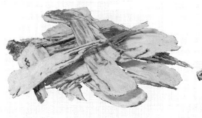

當歸
降血脂，抗心律失常。

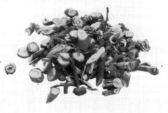

柴胡
解熱抗炎，增強免疫力。

解熱類中藥材

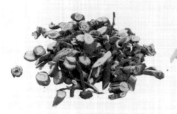

柴胡
解熱抗炎,增強免疫力。

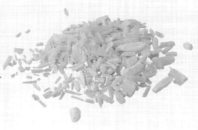

石膏
清熱瀉火,除煩止渴。

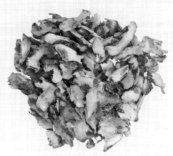

知母
清熱瀉火,生津潤燥,
滋陰降火。

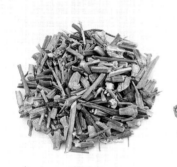

穿心蓮
清熱解毒,涼血消腫,
燥濕止痢。

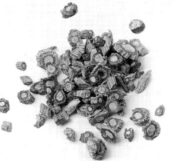

防風
清熱祛風,滲濕止痛,
解痙止癢。

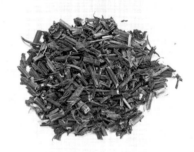

薄荷
疏散風熱,清利頭目,
利咽透疹。

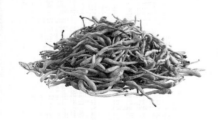

金銀花
自古被譽為清熱解毒的良藥。

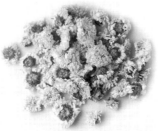

菊花
黃菊花泄熱力較強,常用於疏
散風熱;野菊花清熱解毒的力量
很強。

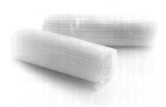

蔥白
煮湯,
可治傷風寒引起的寒熱。

鎮吐類中藥材

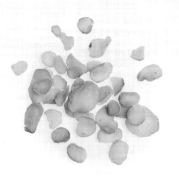

薑半夏

鎮吐，降逆，燥濕化痰，
消痞散結。

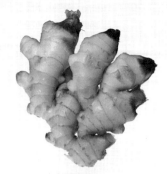

生薑

溫胃止嘔，發汗解表，
溫肺止咳。

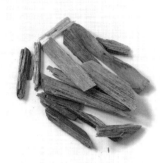

沉香

降氣止嘔，溫中暖腎，
納氣止喘。

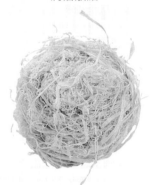

竹茹

清熱止嘔，化痰，除煩。

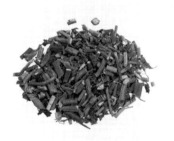

藿香

化濕和胃，治胸脘痞悶，
嘔吐泄瀉。

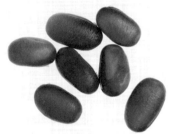

刀豆

降氣止吐，散寒止呃。

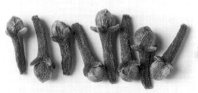

丁香

溫中止吐，暖腎降逆。

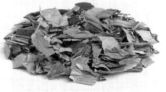

竹葉

傳統的清熱解毒藥，
治氣逆欲吐。

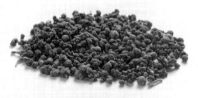

吳茱萸

有散寒止痛、降逆止嘔之功。

鎮咳類中藥材

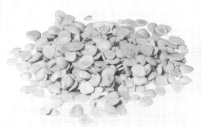

苦杏仁
止咳平喘，潤腸通便。

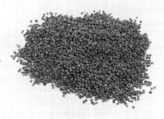

蘇子
止咳平喘，降氣消痰，潤腸。

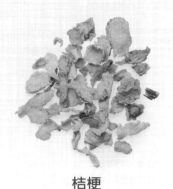

桔梗
止咳祛痰，宣肺排膿。

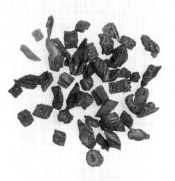

百部
止咳祛痰，潤肺下氣，
殺蟲止癢。

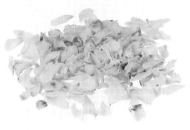

百合
清火，潤肺。

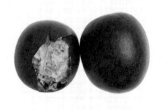

羅漢果
潤肺止咳，清熱利咽，
潤腸通便。

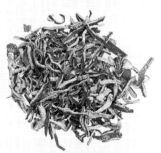

陳皮
理氣健脾，燥濕化痰。
用於咳嗽痰多。

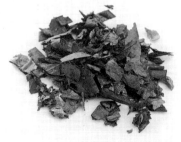

枇杷葉
清肺止咳，和胃降逆，
生津止渴。

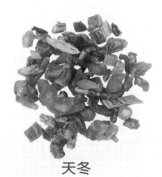

天冬
養陰清熱，潤肺滋腎。治咳嗽
吐血、肺癰、咽喉腫痛。

祛痰類中藥材

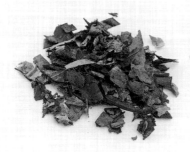

枇杷葉

清肺化痰，降逆止咳，
和胃止嘔。

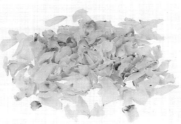

百合

潤肺化痰，止血止痛，
消渴潤腸。

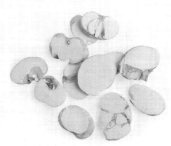

浙貝母

潤肺化痰，清熱化痰，
散結消腫。

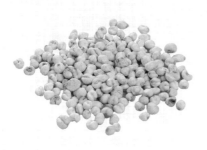

川貝母

潤肺化痰，清熱止咳，
散結消腫。

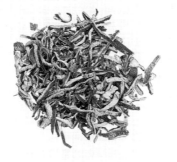

陳皮

理氣健脾，燥濕化痰。
用於咳嗽痰多。

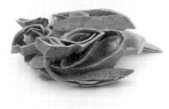

瓜蔞皮

清肺熱，化熱痰，燥痰。

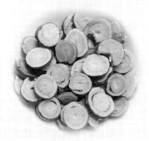

甘草

潤肺止咳，用於痰熱咳嗽。

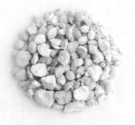

半夏

燥濕化痰，溫化寒痰。

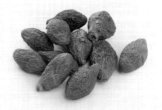

胖大海

清肺化痰，利咽開音。

強心類中藥材

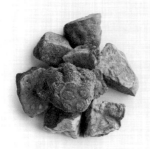

何首烏
降血脂，降血糖，
增強造血功能。

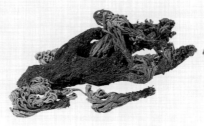

萬年青
強心，清熱，解毒，利尿。

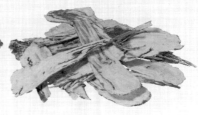

當歸
抗心律失常，
促進造血功能，鎮痛。

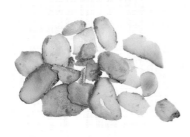

附子
增強心肌收縮力，加快心率。

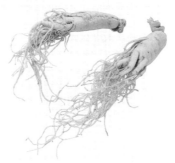

人參
補氣強心，在心功能衰竭時，
強心作用更明顯。

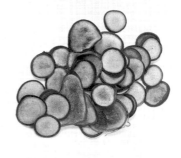

鹿茸
強心作用特別顯著，
同時使心臟收縮加強加速。

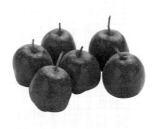

山楂
有強心作用，
對老年性心臟病也有益處。

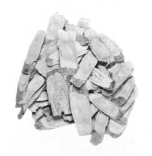

黃耆
緩解心絞痛等症狀。

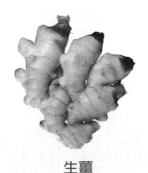

生薑
促進血液迴圈加快，
有強心作用。

護肝類中藥材

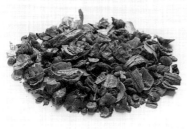

梔子
護肝利肝，瀉火除煩，
清熱利濕，涼血解毒。

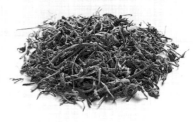

枸杞子
保肝及抗脂肪肝，調節免疫
力，抗腫瘤，降血脂。

垂盆草
保肝，抑菌，
利濕退黃，清熱解毒。

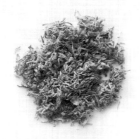

茵陳
保肝利膽，利濕退黃，
解毒療瘡。

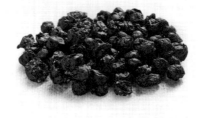

五味子
抗肝損傷，調節中樞神經系統
平衡，調節心血管系統功能。

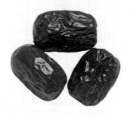

大棗
保肝養肝，補益脾胃。

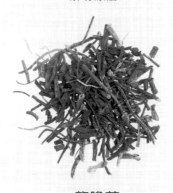

龍膽草
護肝保肝，瀉膽定驚，
退黃疸，清燥熱。

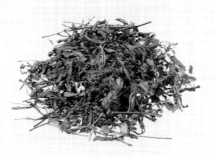

蒲公英
保肝利膽，抗內毒素，
抑菌利尿。

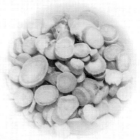

白芍
養血護肝，柔肝止痛。

止血類中藥材

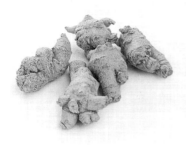

三七
止血，散血定痛，活血化瘀。

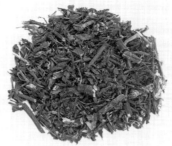

旱蓮草
止血抑菌，保肝，增強免疫力。

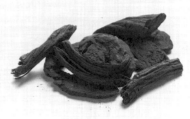

地榆炭
縮短出血和凝血時間，涼心止血。

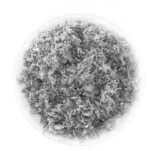

槐花
縮短出血和凝血時間，軟化血管。

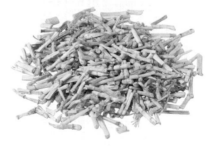

白茅根
縮短出血和凝血時間，清熱利尿，潤肺。

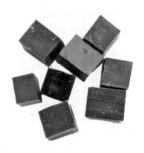

阿膠
補血止血，抗骨質疏鬆，抗衰老。

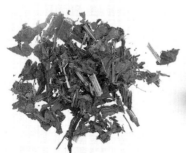

大薊
止血涼血，治療各種出血之症。

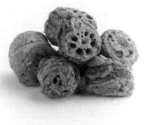

藕節
收斂止血，治各種出血之症。

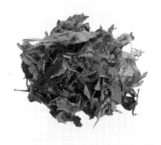

艾葉
溫經止血，散寒調經。

抗風濕性關節炎類中藥材

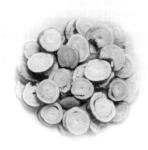

甘草

益精養氣，壯筋骨，抗炎。

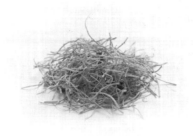

細辛

解表散寒，祛風止痛。

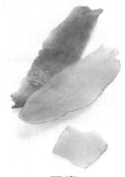

天麻

祛風通絡，熄風，止痙，
平肝。

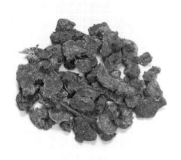

蒼朮

祛風散寒，燥濕，健脾，
明目，消腫。

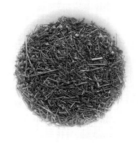

白花蛇舌草

祛風除濕，通絡，止痙。

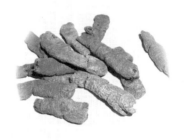

巴戟天

祛風除濕，抗疲勞，
提高免疫力，抗炎。

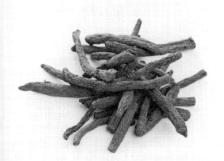

仙茅

祛風通絡，保肝，
抗高血糖，抗骨質疏鬆。

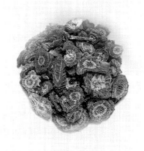

羌活

祛風濕而止痛。

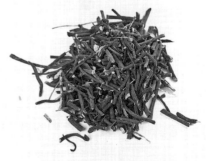

威靈仙

祛風除濕，通絡止痛，主治風
濕痺痛，肢體麻木，膝冷痛，
屈伸不利。

抗痛風類中藥材

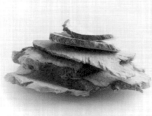

土茯苓
抗痛風，解毒，
除濕，利關節。

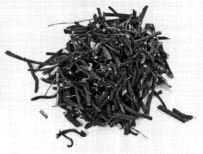

威靈仙
祛風除濕，通絡，
止痛，化痰。

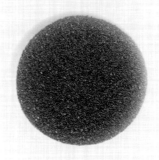

車前子
抗痛風，清熱滲濕，
利尿止瀉，祛痰。

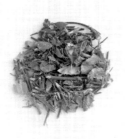

絡石藤
祛風通絡，降尿酸。

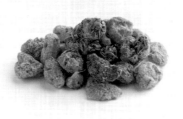

山慈菇
含秋水仙素，
擅治急性痛風性關節炎。

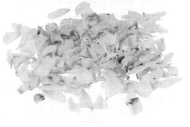

百合
含秋水仙素，抗痛風。

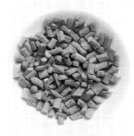

牛膝
通利關節，逐瘀止痛。

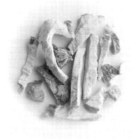

萆薢
通絡止痛，祛風除濕，
促進尿酸排泄。

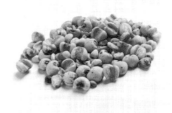

薏仁
常用的利水滲濕藥。

利尿類中藥材

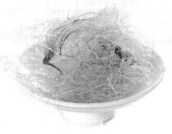

玉米鬚

利尿，泄熱，平肝利膽。

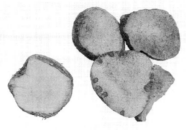

澤瀉

利尿，滲濕泄熱，通淋。

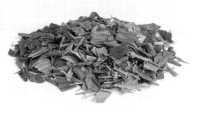

淡竹葉

利尿，清涼解熱，止咳平喘。

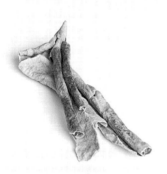

冬瓜皮

利尿，清熱，消腫。

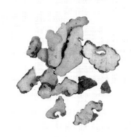

豬苓

利水消腫，滲濕止瀉。

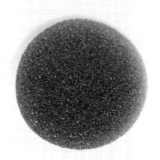

車前子

主治小便不利，淋濁帶下。

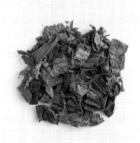

魚腥草

清熱解毒，利尿消腫。

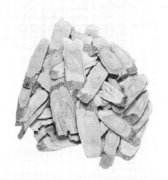

黃耆

利水消腫，益衛固表。

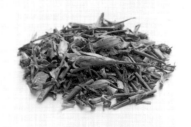

瞿麥

治小便不通，淋漓澀痛。

目錄

推薦序 / 台灣　中國醫藥大學　中醫學院　張永賢 教授　2

前言　3

第一章 55 味最常用中藥功效速查　29

四氣五味　　　　　　　30
升降沉浮　　　　　　　31
藥物歸經　　　　　　　31
道地藥材　　　　　　　32
如法炮製　　　　　　　33

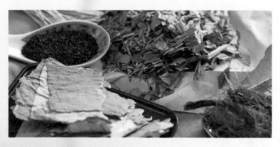

補益藥
人參　　34
黨參　　36
鹿茸　　38
何首烏　40
肉蓯蓉　42

理氣藥
薤白　　54
陳皮　　56
青皮　　58
川楝子　60
半夏　　62

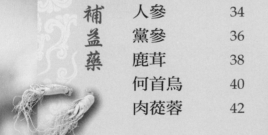
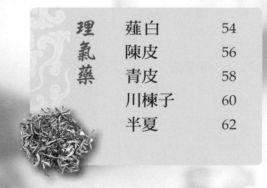

溫裡藥
肉桂　　44
沙苑子　46
大棗　　48
杜仲　　50
附子　　52

理血藥
當歸　　64
白芍　　66
雞血藤　68
阿膠　　70
桂圓肉　72

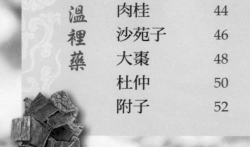
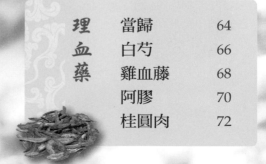

止咳化痰藥	甘草	74
	白果	76
	百合	78
	百部	80
	枇杷葉	82

平肝熄風藥	枸杞子	84
	五味子	86
	絞股藍	88
	石決明	90
	天麻	92

解表藥	麻黃	94
	苦杏仁	96
	金銀花	98
	菊花	100
	柴胡	102

清熱藥	黃芩	104
	黃連	106
	吳茱萸	108
	知母	110
	防風	112

瀉下藥	大黃	114
	芒硝	116
	火麻仁	118
	番瀉葉	120
	枳實	122

祛風濕藥	仙茅	124
	巴戟天	126
	桑寄生	128
	狗脊	130
	淫羊藿	132

其他	山楂	134
	神曲	136
	酸棗仁	138
	柏子仁	140
	浮小麥	142

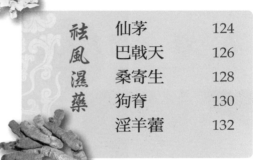
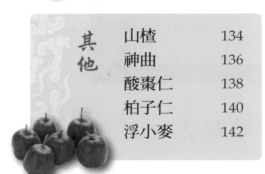
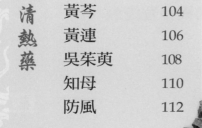
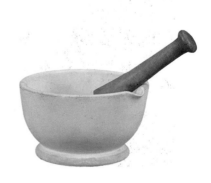

第二章 按照臟腑辨症選藥 145

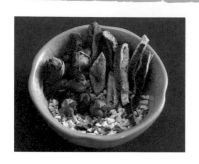

心	146	胃	158
肝	148	大腸	160
脾	152	膀胱	161
肺	155	膽	162
腎	156		

第三章 看懂大夫開的中藥方 163

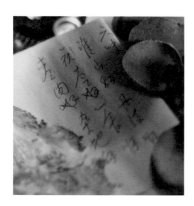

開方的原則	164
處方的君、臣、佐、使	167
辨體施治	168
劑型不同，功效有差異	170
好中醫如何掌握用量	176
不得不說的中藥禁忌	180

第四章 中藥起效快，煎煮服用是關鍵 183

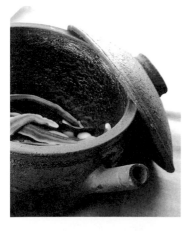

先用武火再用文火	186
易揮發的藥物後下	186
質地堅硬的藥物宜先煎	186
包煎	186
另燉或另煎	186
溶化（烊化）	187
沖服	187
湯劑內服方法要得當	188

第五章　在家如何選用中藥 191

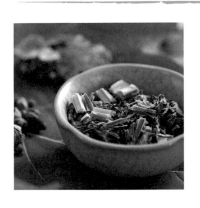

單方價廉起效快　192

祕方簡單效果奇　192

單方祕方巧選取　192

漢代以前的方子慎用　194

漢代以後的方子適用廣　194

應用經方、時方須注意　195

第六章　從醫 50 年，一用就靈的老藥方 197

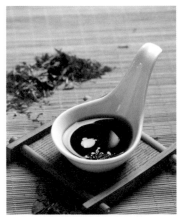

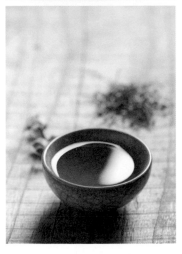

高血壓病——葛根槐花飲　198

冠心病心絞痛——丹參通痺湯　200

氣虛血滯型中風後遺症——黃耆治癱湯　202

肝腎虧虛型中風後遺症——地黃首烏飲　204

心律失常——二參腹脈湯　206

氣血兩虛型低血壓——歸耆升壓湯　208

心腎陽虛型低血壓——桂附升壓湯　210

痰濕內蘊型低血壓——化濁升壓湯　212

膽結石（緩解期）——利膽排石湯　214

反復感冒——加味玉屏風方　216

支氣管炎——百杏前桔湯　218

哮喘——固本咳喘膏　220

消化道嘔吐——半夏止吐方　222

食欲不振——醒脾開胃方　224

噯氣頻作——下氣止噫湯　226

急性脘腹痛——行氣拈痛湯　228

胃脹氣——理氣消痞湯　230

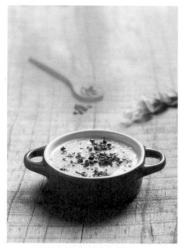

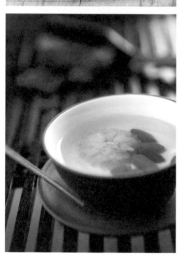

胃脘嘈雜——蒲公英除嘈雜方　232

慢性胃炎——香蒲飲　234

消化性潰瘍——建中理氣湯　236

胃癌前病變——複方蛇舌草煎劑　238

濕熱型腹瀉——清腸止瀉湯　240

脾虛型腹瀉——蒼白朮助運湯　242

慢性膽囊炎——疏肝利膽湯　244

上呼吸道感染——羌薄銀藍湯　246

慣性流產——加味壽胎湯　248

泌尿道結石——三金三子二石湯　250

急性尿道感染——二草湯　252

頭痛——川芎白芷湯　254

肝指數增高——清肝降酶湯　256

肝鬱氣滯症——柴芍二皮二花湯　258

單純性肥胖症——去脂減肥茶　260

氣血虛弱型產後缺乳——耆參通草湯　262

單純性甲狀腺腫大——三海消癭丸　264

虛喘——人參蛤蚧粉　266

附錄　中藥配伍宜忌速查　268

◆ 本書內容為作者多年來研究的精華彙集，其內容普遍適用於一般社會大眾；但由於個人體質多少有些互異，若在參閱、採用本書的建議後仍未能獲得改善或仍有所疑慮，建議您向專科醫師諮詢，才能為您的健康做好最佳的把關。

◆ 本書內容若提及我國保育類物種，相關法規命令請詳參行政院農業委員會公告之「保育類野生動物名錄」，或《文化資產保存法》公告之自然紀念物。

第一章

55 味最常用
中藥功效速查

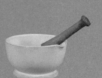

藥有四氣五味，溫熱寒涼，酸苦甘辛鹹各不相同。

酸棗仁泡茶可安心神；生薑煮粥可宣通肺氣，止肺寒咳嗽；吃幾顆桃仁、苦杏仁，可潤腸通便，除口氣……，常用中藥的功效一目了然，✔、✘的宜忌列表，好懂，好記。讓你準確、快速找到對症藥方。

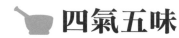 四氣五味

四氣，又稱四性，即中藥的寒、熱、溫、涼四種藥性。

　　其中溫熱與寒涼屬於兩類不同的性質。而溫與熱，寒與涼則分別具有共同性；溫次於熱，涼次於寒，即在共同性中又有程度上的差異。如肉桂性熱，桂枝性溫。

　　藥性的寒、熱、溫、涼是從藥物作用於人體所發生的反應概括出來的，是與所治疾病的寒、熱性質相對而言的。此外，還有「平」性藥，是指藥性比較平和，沒有寒、涼藥或溫、熱藥的作用表現得顯著。如石決明性平，天麻性平，但實際上也有偏溫、偏涼的不同。因此，雖有寒、熱、溫、涼、平五氣，而一般仍稱為四氣。列舉如下：

性寒	金銀花、寒水石(石膏)、大青葉、知母、山豆根、桑白皮、黃芩、蛇莓、澤瀉等。
性熱	川烏、吳茱萸、肉桂、附子等。
性溫	當歸、黃耆、菖蒲、小茴香、蠶沙、赤石脂、山茱萸、阿魏、靈砂、生薑等。
性涼	菊花、決明子、穀精草等。
性平	白參、甘草、白果、枸杞子、火麻仁、桑寄生、酸棗仁、天麻等。

五味，是指藥物的酸、苦、甘、辛、鹹五種不同的滋味。

　　它主要是由人們的味覺器官辨別出來的，或是根據治療效果而確定的。一味中藥可能只「苦」，可能「甘、微辛」兩味，也可能有三味，如何首烏就有甘、辛、澀三味。此外，還有淡味和澀味，不過一般認為淡附於甘，澀附於酸，故仍稱五味。列舉如下：

味酸	五味子、山楂、白芍等。
味苦	絞股藍、狗脊、桑寄生、枳實、知母、黃連、黃芩、苦杏仁、川楝子、雞血藤等。
味甘	人參、黨參、鹿茸、何首烏、沙苑子、大棗、杜仲、阿膠、桂圓肉等。
味辛	陳皮、淫羊藿、巴戟天、仙茅、吳茱萸、肉桂、附子、薤白、青皮等。
味鹹	海藻、昆布、肉蓯蓉、羚羊角、芒硝、石決明等。

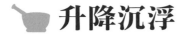 升降沉浮

升降浮沉是指藥物作用於人體的趨向而言。

升，即上升、升提；
浮，即輕浮、上行發散。

凡具有上行、向外，如升陽、發表、散寒、催吐等作用的藥物屬於升浮藥。病勢下陷者，宜升不宜降，如久瀉脫肛，宜用黨參、黃耆、升麻、柴胡等益氣升提，不能用大黃、芒硝之類以瀉下；病位在表者，宜發表而不宜收斂，如外感表症，當用荊芥、防風等升浮藥來發表，而不能用龍骨、牡蠣收斂止汗。

降，即下降、降逆；
沉，即下行瀉利。

凡具有下行、向裡，如清熱、瀉下、利水、降逆、平喘、潛陽等作用的藥物屬於沉降藥。凡病勢上逆者，宜降不宜升，如胃氣上逆的噁心、嘔吐，當用代赭石、半夏來降逆止嘔，不能用瓜蒂、常山等來催吐；病因在裡者，或用石膏以清熱，或用大黃以瀉下，但不宜用解表藥升浮等。

藥物歸經

歸，意謂歸屬；經，指臟腑經絡。

歸經就是指藥物對某臟腑經絡的疾病有主要治療作用，而對其他經絡臟腑則作用較小，甚至沒有作用。這說明每一藥物均有自己特殊的、比較突出的適用範圍，因而在治療方面也具有一定的選擇性。

如同屬寒性藥物，雖然都具有清熱的作用，但有的偏清肺熱，有的偏清肝熱，有的偏清胃火，各有所專；同一補藥，有的是補脾，有的是補腎，有的是補肺，各自不同。列舉如下：

足厥陰肝經：柴胡、青皮、川芎、吳茱萸。

足少陽膽經：柴胡、青皮。

手少陰心經：黃連、細辛。

手少陽小腸經：黃柏、藁本。

足太陰脾經：升麻、蒼朮、葛根、白芍。

足陽明胃經：石膏、升麻、葛根、白芷。

手太陰肺經：桔梗、升麻、白芷、蔥白。

手陽明大腸經：升麻、石膏、白芷。

足少陰腎經：細辛、桂皮、獨活、知母。

足太陽膀胱經：羌活。

手少陽三焦經：柴胡、連翹、地骨皮（上）、青皮（中）、附子（下）。

手厥陰心包經：柴胡、牡丹皮。

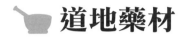 道地藥材

中藥運用，歷來都十分注重中藥的產地，因為中藥大多為植物藥，所以產地和它的品質與療效之間，有著極密切的關係。

所謂「道地藥材」是指藥材貨真質優之意。

例如產於中國四川都江堰市的川芎為道地藥材，但在華東、華南、華北地區引種後，質輕鬆泡，色香味都不及都江堰市產的川芎；河南是四大懷藥的產區，其中的牛膝引種到華東一帶後，根條細小，遠不如河南產品；地黃中國各地幾乎都有引種，但品質均不及河南的地黃。謝海洲教授（原中國北京中醫藥大學名譽教授）做過比較，蘄艾質地厚實，絨多纖維少，如用之製艾絨、艾條，易著火，燃之持久，認為「蘄艾與普通艾就是不同」。又如當歸、地黃、天麻、人參、杜仲、五靈脂等，因產地不同，品質有明顯的差異；甚至有作用相反的情況。例如：中國和歐洲產的桑寄生（別名槲寄生）可以降血壓，而美洲產的反可以升高血壓。現將處方中較多出現的道地藥材舉例如下：

四川	川連、川芎、川烏、川附子、川續斷、川貝母、川牛膝、川楝子、川杜仲、川巴豆、川木香、川鬱金、使君子等。	雲南	三七、茯苓等。
		安徽	宣木瓜、滁菊花、鳳丹皮等。
		福建	澤瀉、烏梅、蓮子、建曲等。
浙江	杭白芍、杭菊花、浙貝母、杭白芷、元胡、台烏藥、于白朮、山茱萸、麥冬、玄參、防己等。	江蘇	蘇薄荷、蒼朮、太子參、板藍根、明黨參等。
		廣西	肉桂、三七、蛤蚧、小茴香等。
		遼寧	五味子、細辛、黃柏等。
		吉林	人參、鹿茸等。
河南	懷地黃、懷山藥、懷牛膝、懷菊花、禹白附、天南星、全蠍等。	山西	潞黨參等。
		陝西	酸棗仁等。
廣東	廣陳皮、廣藿香、砂仁、益智仁、高良薑、鬱金、檳榔、巴戟天、草豆蔻等。	山東	阿膠、北沙參等。
		寧夏	枸杞子、銀柴胡等。
		內蒙古	麻黃、肉蓯蓉等。
甘肅	當歸、大黃、甘草、黃耆等。	貴州	天麻等。
湖北	蘄蛇、蘄艾等。		

但是，「道地」並非一成不變，例如：細辛在古代原是以華細辛（今中國陝西華陰）為道地的，現代則以北細辛（中國遼寧）為上品；地黃的產區曾有中國陝西、江蘇、浙江等處為佳的說法，到了明代《本草綱目》時，則一變而以懷慶（中國河南沁陽、武陟）為「道地」了。

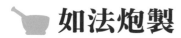 # 如法炮製

炮製在古代稱炮炙。在藥物使用前，或製成各種劑型前的加工，由於中草藥大都是生藥，其中有些生藥必須經過一定的加工和炮製，才能符合治療需要，充分發揮藥物的療效。

炮製之後可以除去雜質和非藥用部分，使藥物純淨，利於服用；更加便於製劑和儲藏。最大的一個好處就是緩和或轉化藥物的性能，增強藥物的療效。如生薑煨後，可減緩其發散作用，而增強溫中之效；生地黃經炮製成熟地黃，由清熱涼血的作用，轉化為滋陰補血的功效；黨參經蜜炙後加強其補益的功效等。

除此之外，經炮製的藥物能夠降低或消除藥物的毒性、烈性和不良反應。如川烏、草烏生用易中毒，炮製後可降低其毒性；常用酒炒後，除去催吐的不良反應等。

此外，不少藥物經炮製以後，還能發揮矯味、矯嗅、引藥歸經等作用，這也屬炮製的目的。如海藻、昆布等，用水漂過後可以除去腥味、鹹味；柴胡、五味子經醋炙後，可以加強其疏肝、止痛、引藥歸經等作用。

炮製方法一般分為五類，列舉如下：

一般修製	包括挑、揀、簸、篩、刮、刷、搗、碾、銼、切、鍘等方法。如刷去枇杷葉的絨毛；刮去厚朴、肉桂的粗皮；切黃耆、白芍為薄片等。
水製	指用水處理藥材，使藥物清潔柔軟，便於加工切片，或藉以減低藥物毒性，以及除去不良氣味的方法。一般可包括洗、漂、漬、水飛等方法。如洗山藥、漂肉蓯蓉、泡大黃、漬黃芩、水飛朱砂等。
火製	即把藥物直接或間接地用火加溫處理，使其達到乾燥、鬆脆、焦黃或炭化的一種製作方法。火製法主要包括煆、炮、炒、炙、烘、焙、煨等方法。如煆磁石、炮薑、炒白朮、炙黃耆、烘金銀花、焙虻蟲、煨豆蔻等。
水火合製	水製法和火製法的結合製法，主要包括蒸、煮、淬三種方法。如酒蒸大黃、醋煮芫花、醋淬自然銅等。
其他製法	常用的有發酵、發芽、製霜，以及法製法等。如發酵法製神曲，發芽法製麥芽、穀芽，製巴豆霜，法製半夏等。

補益藥

人參

大補元氣，安神益智

藥典精要：「五臟六腑，保中守神。」——《藥性論》

現代佐證

人參含有人參皂苷，對中樞神經、血糖、血壓和血管的收縮和擴張都有調節作用，並可改善記憶力，消除疲勞，提高心肌收縮能力，增強免疫力。

- 別名：山參、園參、神草等。

- 性味：性微溫，味甘、微苦。

- 歸經：歸脾、肺、心經。

- 產地：中國黑龍江、吉林、遼寧，吉林撫松縣產的品質最好。

- 忌服人群：實症、熱症、青壯年正氣不虛者忌服；虛症兼水腫患者慎用。

- 用法用量：一般用量2~5克，煎服、切片、研粉服。

功效主治

1 **大補元氣。**用於元氣（指人的精神、精氣）虛脫症。人參能大補元氣，腹脈固脫，為拯危救脫要藥。適用於因大汗、大瀉、大失血或大病、久病所致元氣虛極欲脫，氣短神疲，脈微欲絕的重病。

2 **補脾益肺。**用於肺脾心腎氣虛症。人參為補肺要藥，可改善短氣喘促、懶言聲微等肺氣虛衰症狀，亦可改善倦怠乏力、食少便溏等脾氣虛衰症狀。

3 **補益心氣。**可改善心悸怔忡（心悸重症）、胸悶氣短、脈虛等心氣虛衰症狀，並能安神益智，治療失眠多夢、健忘。人參還有補益腎氣作用，可用於腎不納氣的短氣虛喘，亦可用於腎虛陽痿。

4 **生津止渴。**用於熱病氣虛津傷口渴及消渴症。熱邪不僅容易傷津，而且亦會耗氣，對於熱病氣津兩傷、口渴、脈大無力者，人參既能補氣，又能生津。消渴(糖尿病)一病，雖有在肺、脾(胃)、腎的不同，但常常相互影響。主要源於陰虛與燥熱，往往氣陰兩傷，人參既能補益肺脾腎之氣，又能生津止渴，所以常用來治消渴。

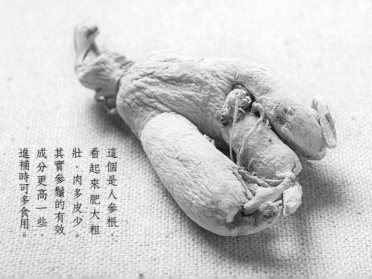

這個是人參根。看起來肥大粗壯，肉多皮少。其實參鬚的有效成分更高一些，進補時可多食用。

禁忌與配伍

✘蘿蔔＋人參

蘿蔔下氣，會降低人參的補氣作用。

✘濃茶＋人參

茶葉與人參同用，很容易導致失眠。

✘藜蘆＋人參

人參反藜蘆，不可一起食用。

✔蛤蚧＋人參

人參善補肺氣與脾氣，蛤蚧甘鹹微溫而不燥，入肺腎，能峻補肺腎之氣而納氣平喘，與人參配伍，升降有序，補攝納氣，益精壯陽效果更佳。我開方子時常將二藥共同研末，每次2克，每日2次吞服，對老年慢性支氣管炎、慢阻肺之虛喘及哮喘病的冬病夏治，治本功效顯著。

從醫 50 年經驗方

生吃： 人參切片，每日2克，含口中至淡而無味時嚼食。適合現代人亞健康狀態*或工作所致疲勞。

煎服： 文火慢煎，飲汁食渣，或者將參汁加入其他藥汁中同服。治療虛脫症，可用到30克。取生曬參5克，五味子5克，大棗10枚，水煎煮2次，早晚服用，有益氣安神的功效，有效治療神經衰弱。

泡茶： 人參切成薄片，每次取5片左右，用沸水沖泡，加蓋燜數分鐘，趁熱溫服，至淡而無味時咀嚼服渣。

藥膳： 可入菜餚食用，與其他食材如烏骨雞、鴨等燉服。

注

指人體處於健康和疾病之間的過渡階段，在身體上、心理上沒有疾病，但主觀上卻有許多不適的症狀表現和心理體驗。

若為挽救虛脫，可用15至30克，小火慢煎；如用於保健，每日1至2克，泡服或研粉吞服。

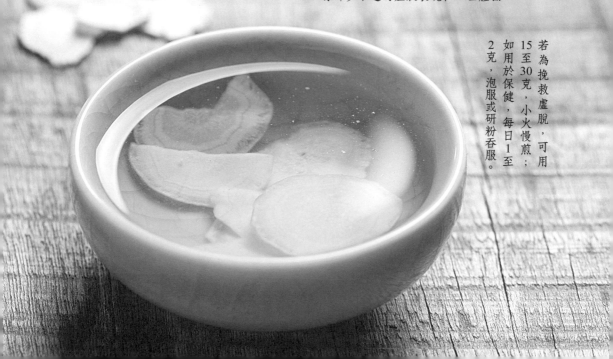

黨參

補中益氣，生津養血

藥典精要：「補中益氣，和脾胃，除煩渴。」——《本草從新》

現代佐證

黨參有調節胃腸運動，抗潰瘍，抑制胃酸分泌，降低胃蛋白酶活性等作用；能擴張周圍血管而降低血壓，又可抑制腎上腺素的升壓作用。

- 別名：上黨人參、黃參、中靈草、獅子頭參等。

- 性味：性平，味甘。

- 歸經：歸脾、肺經。

- 產地：因主產於中國江西上黨地區（今長治市）得名，山西東南與忻州地區出產的黨參質量最好。

- 忌服人群：實症、熱症的患者忌服。

- 用法用量：一般用量10~30克，水煎取汁，或泡酒、泡茶服。

功效主治

1. **補中益氣，健運中氣。**用於肺脾氣虛所致的氣短聲低、虛喘咳嗽、體倦無力、食少便溏、久瀉脫肛、前列腺增生、腹脘隱痛等病症。

2. **生津養血，養心安神。**用於氣虛不能生血或血虛不能化氣。可治療血虛津虧所致的面色萎黃、氣短心悸、頭暈目眩、心慌胸悶、內熱、咽乾口渴等病症。

3. **健脾益肺，補脾養胃。**根據清末醫學家張山雷編著的《本草正義》記載，黨參可潤肺生津，因為古時候人參出產比較少，價格又昂貴，漢代時人們就多用黨參代替人參。與人參相比，黨參健脾運而不燥，滋陰養胃又不會造成寒濕內盛，潤肺而不會太涼，養氣血恰到好處。

4. 據清代醫學著作《得配本草》記載，根據黨參不同的配伍，會有不同的功效，配石蓮可以止瀉止痢；與當歸同為君藥，可以活血養血；以棗仁為佐藥，能夠補心；蜜拌黨參蒸熟服用可以補肺。

黨參外表黃黃的，切面白白的，中央有淡黃色圓心，聞起來有一股特殊的香氣，嚼一下有點甜。

禁忌與配伍

✘ 藜蘆 + 黨參

黨參反藜蘆，不可同用。

✘ 五靈脂 + 黨參

黨參畏五靈脂，不可同用。

✘ 蘿蔔 + 黨參

蘿蔔下氣，會降低黨參的補氣作用。

✔ 黃耆 + 黨參

兩藥性味均為甘，微溫，均可補氣、益肺脾，為治療肺脾氣虛症最為常用的兩種藥。黃耆另可利水消腫，托瘡生肌，補中有瀉；黨參不膩不燥，可補氣生津生血。二藥配伍，相須為用，補脾胃、益肺氣之力倍增。取黨參 10 克，炙黃耆 10 克，白朮 5 克，大棗 5 枚，水煎代茶飲，能夠增強免疫力。

從醫 50 年經驗方

煎服：黨參 10~30 克用水煎，去渣取汁，每日 1 劑，分 2 次服。可改善脾胃虛弱、食慾不振、便溏不成形等。

泡酒：黨參浸入適量優質白酒中，浸泡數週後飲酒。可生津養血，改善氣色。

藥膳：可入菜餚或與其他食材如雞、鴨等燉服，或者煎取汁液。取黨參 10 克，山藥 30 克，薏仁 30 克，大棗 10 枚，白米 100 克，煮粥食用，可益氣健脾。

泡茶：取黨參 5~10 克，切成薄片，用沸水沖泡，加蓋燜數分鐘，趁熱溫服。忌一次用量過大，否則易引起患者心前區疼痛、心律失常，停藥數天後可恢復。

煎服時，用生黨參可生津、養血，炙黨參補脾益肺。

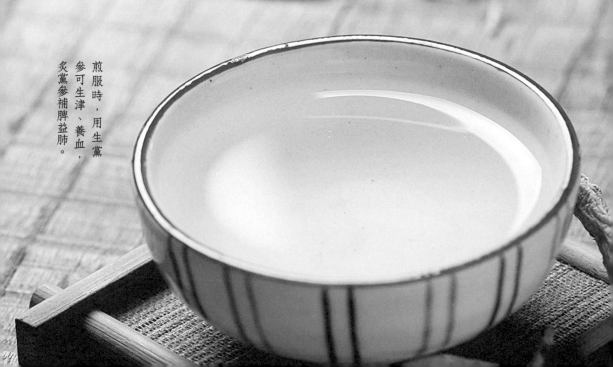

鹿茸

補虛羸，壯筋骨，破瘀血

藥典精要：「補腎壯陽，生精益血，補髓健骨。」——《本草綱目》

現代佐證

鹿茸可以提高人體工作能力，改善睡眠和食慾，並能降低肌肉的疲勞。此外，還具有抗衰老、抗氧化、促進骨折癒合、影響氮素及醣類的代謝、促進血細胞特別是紅血球的新生、興奮子宮、增強腎臟的利尿功能等作用。

- 別名：斑龍珠。

- 性味：性溫，味甘、鹹。

- 歸經：歸腎、肝經。

- 產地：主產於中國吉林、黑龍江、遼寧、內蒙古、新疆、青海等地，其他地區也有人工飼養。

- 忌服人群：陰虛陽亢者、血有熱、胃火盛或肺有痰熱以及外感熱病者均禁服。

- 用法用量：一般用量 1~3 克，煎服或含服、泡茶。宜從小劑量開始，緩緩增加，不可驟用大劑量，以免陽升風動，頭暈目赤，或傷陰動血。

功效主治

1 溫腎益精。用於腎陽虛、精血不足所致的畏寒肢冷、陽痿早洩、夢遺滑精、宮冷不孕、小便頻數、腰膝酸痛、頭暈耳鳴、精神疲乏以及婦女衝任（即衝任二脈，與女子月經及孕育密切相關，屬於奇經八脈）虛寒所致的崩漏帶下等病症。

2 補火助陽，生精益髓。據康熙年間醫學著作《本經逢原》記載，鹿茸功用，專主傷中勞絕，強筋健骨，固精攝便，用於腰痛、四肢無力酸軟、骨瘦如柴、弱不禁風、頭暈眼花、貧血等病症。

3 溫補內托。用於瘡瘍久潰不斂，陰疽（毒瘡）瘡腫內陷不起，鹿茸透過補陽氣、益精血而達到溫補內託的目的。治療口舌生瘡、口腔潰瘍、目赤紅腫、皮膚疽瘡、女性下體搔癢、下體異味、濕熱、陰道炎等病症。

4 破瘀血。據明朝醫學著作《本草經疏》記載，用於女性腎氣虧虛、任衝二脈虧虛引起的漏下惡血、瘀血在腹、小便澀痛、尿結石、月經失調、絕經、不孕等；用於男性肝腎不足所引起的身體忽寒忽熱、疲乏、臉色萎黃、羸瘦、腹瀉如瘧、四肢酸痛、腰脊痛、尿頻、尿痛、尿不盡、洩精、尿血等病症。

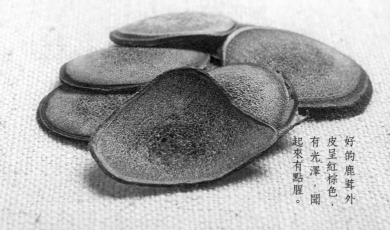

好的鹿茸外皮呈紅棕色，有光澤，聞起來有點腥。

禁忌與配伍

✔ 熟地黃 + 鹿茸

鹿茸甘鹹而溫，溫腎補督脈，壯元陽，為峻補腎陽之藥。鹿茸又為血肉有情之品，既能溫腎，又能益精血，填精髓；熟地黃味甘質膩，為滋陰補血要藥。二藥合用，一助陽一滋陰，陰陽互補，又能益精補血，強筋健骨，對腰膝酸痛、陽痿遺精、早衰的患者用之頗為合拍。

從醫 50 年經驗方

煎服：單味文火慢煎，飲汁食渣，或者將煎取汁液加入其他藥汁中同服。一般用量 2~3 克。適用於疲勞過度的中青年、中年婦女、怕冷、潰瘍者。

含服：鹿茸切薄片，取 2 片於口中含化嚼食服用。適用於四肢酸痛、虛弱疲憊、小便不利等。鹿茸粉 0.5~1 克服用，30 天為一個療程，治療冠心病、心律不整。

泡茶：鹿茸切成薄片，每次取 2 片左右，用沸水沖泡，加蓋燜數分鐘，趁熱溫服，至淡而無味時咀嚼服渣，每日 1 次。

藥膳：可單味隔水燉服，或與其他食材如牛肉、烏骨雞等燉服，還可與白米同煮成粥服用。

泡酒：鹿茸切薄片浸入適量優質白酒中，浸泡數月後飲酒。

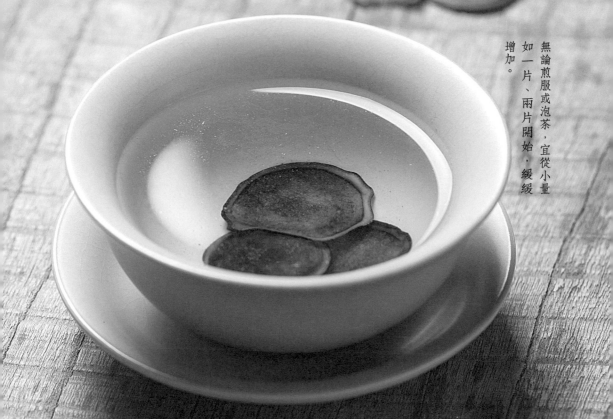

無論煎服或泡茶，宜從小量如一片、兩片開始，緩緩增加。

何首烏

壯氣駐顏，黑髮延年

藥典精要：「補肺虛，止吐血。」
——《本草再新》

現代佐證

何首烏主要含蔥醌類化合物，有抗衰老、保肝、降脂、降血糖、抗腫瘤、抗動脈粥樣硬化、提高人體免疫能力和耐寒力、增強造血的功能。

- 別名：首烏、赤首烏、地精、山首烏等。

- 性味：性微溫，味苦、甘、澀。

- 歸經：歸肝、腎經。

- 產地：產於中國陝西南部、甘肅南部、山西中條山主峰歷山、四川、雲南及貴州。

- 忌服人群：大便溏瀉及有濕痰者慎服。

- 用法用量：一般用量10~30克，藥膳、泡酒、外用。

功效主治

1 **補益精血，養血益肝。**用於血虛所致的頭暈目眩、心悸、失眠、健忘、臉色萎黃、肢體乏力；肝腎精血虧虛所致的眩暈耳鳴、腰膝酸軟、遺精、崩帶、鬚髮早白等症；用於高血壓、血管硬化、少年白、產婦調養、氣血不足等病症。

2 **截瘧解毒，袪風止癢。**用於體虛久瘧、癘疽、瘰癧、白斑、黃疸、小便不利、血燥生風所致的皮膚搔癢、瘡疹、寒熱咳瘧、癘疽背瘡等病症。

3 **潤腸通便。**用於久病體虛之血虛腸燥便祕，症見大便排出無力、大便乾結伴有面色萎黃、痔瘡、肛瘺、肛洩、久瀉脫肛、習慣性便祕、孕婦便祕、老人便祕等病症。

4 **填益精氣，平衡陰陽。**據《本草正義》記載，何首烏專入肝腎，補養真陰，性溫和，與下焦（胸腹以下的臟器，如大腸、小腸、膀胱、子宮、前列腺等）封藏的原理相符合，所以能夠袪濕、補陰，達到美容養顏、延年益壽、暖宮補血、利尿、益氣、強健四肢的功效。

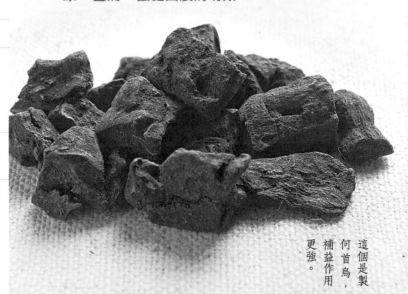

這個是製何首烏，補益作用更強。

禁忌與配伍

✘ 蔥 + 何首烏

蔥屬於發物，會影響何首烏的功效。

✘ 洋蔥 + 何首烏

何首烏補益肝腎，滋陰養血，洋蔥為辛辣之物，二者功效相抵，不可同食。

✘ 豬血 + 何首烏

會降低何首烏的功效，不可同用。

✔ 熟地黃 + 何首烏

二藥均為補血滋陰良藥。何首烏，味甘而澀，微溫不燥，另可固澀精氣，潤腸通便、補肝腎、烏鬚髮，陰中有陽，補中有澀，補而不膩；熟地黃補腎生精，為滋補肝腎代表藥，純陰無陽，守而不走。二藥配伍，相須為用，養血滋陰，補精益髓功效明顯加強。對症治療早衰、眩暈、潮熱盜汗、腰膝酸軟、老年人津虧便祕等。

從醫 50 年經驗方

生用或製用：生首烏是何首烏洗淨曬乾或烘乾後直接藥用，具有潤腸通便、解毒散結功能。製首烏是將生首烏與黑豆同煮後曬乾的首烏，是一味補肝腎、益精血、養心寧神的良藥。何首烏 30 克，加適量水，煮 30 分鐘，代茶飲，可治療高血脂症。

藥膳：可入菜餚，與其他食材如雞、豬肝等烹調後食用，或煎取汁液與白米同煮為粥。

泡酒：何首烏 50 克，浸入適量優質白酒中，浸泡數月後飲酒。可補益精血，使頭髮烏黑。

外用：將何首烏煎水洗或研末塗於患處，可以防止傷口感染。

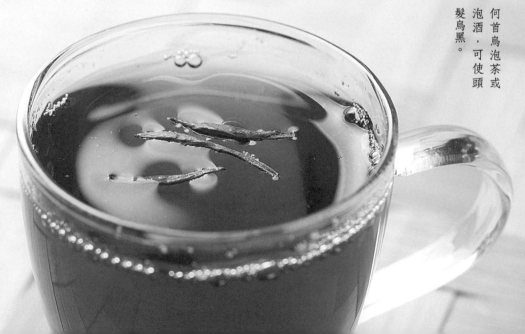

何首烏泡茶或泡酒，可使頭髮烏黑。

肉蓯蓉

養五臟，強陰，益精氣

藥典精要：「益髓，悅顏色，延年。」——《藥性論》

現代佐證

肉蓯蓉含有葡萄糖、蔗糖、甜菜鹼等成分，具有促進體重增長、增強體液及細胞免疫、調節內分泌、促進代謝、抗衰老、促進排便等作用。

- 別名：肉鬆蓉、縱蓉、地精、金筍、大芸。

- 性味：性溫，味甘、鹹。

- 歸經：歸腎、大腸經。

- 產地：分布於中國內蒙古、寧夏、甘肅和新疆。

- 忌服人群：胃弱便溏者忌服；陰虛火旺者忌服。

- 用法用量：一般用量10~15克，煎服、藥膳、泡酒。

功效主治

1. **補腎助陽。**用於腎陽不足所致的腰膝酸軟、頭暈耳鳴、耳聾、畏寒肢冷、小便頻多、夜尿頻多、老年性多尿症、前列腺增生、陽痿、早洩、滑精、宮冷不孕、月經失調、消瘦、腰脊疼痛、腎氣虛弱等病症。

2. **潤燥滑腸。**主治腸燥津枯所致的大便乾結，陽氣虛弱所致的大便祕結，尤宜於伴有腰膝酸軟、耳鳴等病症。

3. **強陰益精。**肉蓯蓉是滋腎補精血之要藥，味甘、鹹，甘能除體熱補中氣，鹹能滋腎。腎肝為陰，陰氣滋長則能退五臟的勞熱。肝腎足則精血盛，從而提高精子的品質；婦科病多在血分，血盛則氣血運行暢通，婦科病自然痊癒。

4. **暖脾胃。**如果排泄物呈粒狀且堅小，如同羊的排泄物，則說明體內土濕木鬱（脾胃濕寒，肝膽鬱結），下竅閉塞，所以吃進去的食物積滯在胃裡，不得順下，只能零星地傳送到大腸，從而引起腸燥便祕，排泄物不成形。肉蓯蓉可以暖脾胃、養血潤燥，善滑大腸，對症治療脾虛食少、胃寒腹痛、便祕等症。

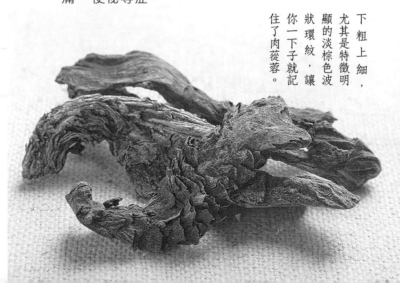

下粗上細，尤其是特徵明顯的淡棕色波狀環紋，讓你一下子就記住了肉蓯蓉。

禁忌與配伍

✘鐵、銅 + 肉蓯蓉

忌用鐵、銅器烹煮。

✔羊腎 + 肉蓯蓉

補腎助陽,益精潤腸。用以治療腎虛勞損、陽痿、腰膝酸軟、耳聾、夜尿頻多和陽氣虛弱所致的大便祕結等症。

✔鎖陽 + 肉蓯蓉

肉蓯蓉與鎖陽性味相同,功效相似,均可補腎壯陽,潤腸通便,治療腎陽不足所致陽痿、不孕不育、腰膝痿弱。兩者溫而不燥,補而不膩,治療腸燥津枯便祕,配伍運用,相輔相成,可增強臨床療效。

從醫 50 年經驗方

煎服: 取肉蓯蓉 10 克,文火慢煎,去渣取汁,每天 1 劑,能夠治療腸燥便祕、不孕不育等;或者配伍其他藥味一起煎服,一般用量 10~15 克。

研末: 將肉蓯蓉配伍其他藥味烘乾研末,用溫開水或者黃酒送服,可潤腸滑燥,治療大便乾結、便祕等。

藥膳: 可入菜餚,與其他食材如雞、羊肉、牛肉等烹調後食用,或煎取汁液與白米同煮為粥。補腎、益精,治療男子洩精、尿血,女子不孕等。

泡酒: 肉蓯蓉浸入適量優質白酒中,浸泡數月後頓服 1 小杯,可治療老年性便祕。

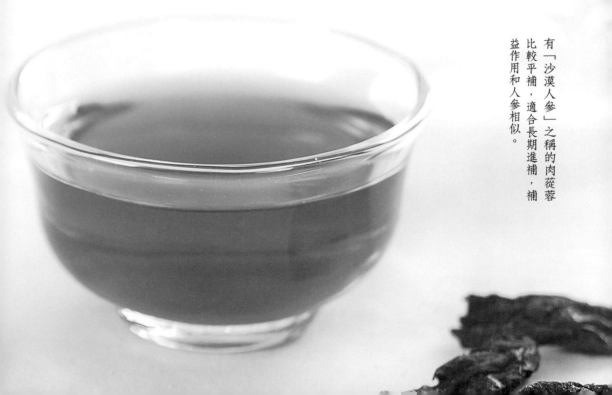

有「沙漠人參」之稱的肉蓯蓉比較平補,適合長期進補,補益作用和人參相似。

肉桂

溫補腎陽，填精補血

藥典精要：「破血通經，調中益氣。」——《本草新編》

現代佐證

肉桂含揮發油（又稱精油），對血壓有雙向調節作用。此外，肉桂還有促進胃腸運動、抗潰瘍、抗血小板聚集、抗炎、抗腫瘤、增強免疫力等作用。

- 別名：桂皮、玉桂、牡桂、大桂、辣桂等。

- 性味：性大熱，味辛、甘。

- 歸經：歸脾、腎、肝、心經。

- 產地：在中國福建、廣東、廣西、雲南以及台灣等地的熱帶及亞熱帶地區均有栽培，其中尤以中國廣西栽培為多，大多為人工純林。

- 忌服人群：陰虛火旺，裡有實熱，血熱妄行出血者忌服；孕婦忌服。

- 用法用量：一般用量2~5克，煎服、藥膳、研末。

功效主治

1. **補火助陽，引火歸原。**用於腎陽虛所致的陽痿、遺精、宮冷不孕、腰膝酸軟、尿頻、頭暈耳鳴、口舌生瘡等症。

2. **散寒止痛。**用於陽虛寒凝血瘀所致的心腹冷痛、虛寒吐瀉、經痛、產後瘀滯腹痛、虛寒癰瘍膿成不潰或潰後不斂；腎虛型產後身痛、寒疝引起的胸腹痛；冷氣攻心引起的腹痛、多嘔、飲食不振；風痺骨節痛、四肢痙攣等症。

3. **活血通經。**肉桂可引導陽氣，調和陰陽二氣，因為肉桂為辛熱藥，辛熱可助氣上行陽道。血為營（營即人體所需的各種營養物質），氣為衛（衛即護衛人體，避免外部入侵之氣），營衛二氣不相和諧，則能用肉桂引導陽氣宣通血脈，使氣血同行。對症治療氣血不通、絕經、內分泌失調、產後失調、便膿血、腹痛下血等症。

4. **溫養脾胃。**肉桂補元陽，祛風邪，用於腹脘冷痛、腹瀉等。肉桂有小毒，用量不宜過大，一般服用後發生頭暈、眼花、眼脹、眼澀、咳嗽、尿少、乾渴等，則為中毒症狀，應及時就醫。

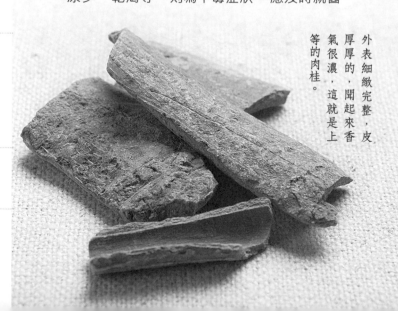

外表細緻完整，皮厚厚的，聞起來香氣很濃，這就是上等的肉桂。

禁忌與配伍

✘赤石脂 + 肉桂

肉桂畏赤石脂，不可配伍。

✔紅糖 + 肉桂

肉桂溫經活血，紅糖和血行瘀、溫養脾胃，二者煎湯，適用於婦女產後血瘀腹痛或胃寒少食。

✔雞肝 + 肉桂

雞肝切片，與肉桂粉拌勻，隔水蒸熟後吃，可用於治療腎陽不足所致的小兒遺尿等症狀。

✔附子 + 肉桂

二藥性味辛熱，均可溫陽散寒止痛，治療脘腹冷痛、泄瀉，並能溫陽。附子為回陽救逆要藥，散寒止痛力強；肉桂長於溫腎陽，並能通經脈散血分之寒。二藥配伍既有較強的溫腎助陽作用，又有很好的溫經散寒止痛之功。

我常用二藥配伍後治療寒凝氣滯所致的胃痛、腹痛、疝痛和婦女經痛、脾腎陽虛引起的大便溏洩及心陽衰弱誘發的胸痺心痛等症，只要辨症準確，收效顯著。附子有毒，南方人及體弱者用量不宜過大，且宜先煎 30 分鐘。肉桂含揮發油，入湯劑應後下，研粉吞服，每次 0.5~1 克，收效更佳。

從醫 50 年經驗方

煎服： 取肉桂 2~3 克，用適量水煎煮，宜後下，不宜久煎，否則會破壞其化學成分。有活血通經的功效，治療經痛、產後血瘀等症。

藥膳： 烹調中加點肉桂能使菜餚芳香可口，去腥解膩，增進食慾。

研末： 肉桂研成細粉，一般取 0.5~1.5 克，用米湯或黃酒送服，可散寒止痛。

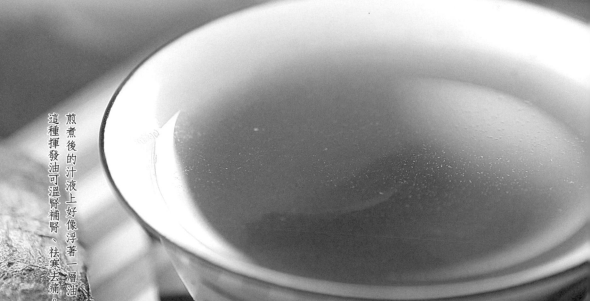

煎煮後的汁液上好像浮著一層油，這種揮發油可溫腎補腎、祛寒去痛。

溫裡藥

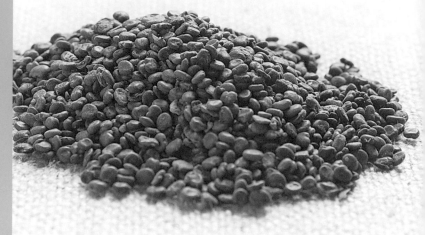

沙苑子

補腎，強陰，益精，明目

藥典精要：「治腰痛洩精，虛損勞乏。」——《本草綱目》

一粒粒的沙苑子外形有點像腎臟，稍扁，有些硬，嚼起來有一股豆腥味。

現代佐證

沙苑子含脂肪油、維生素A，具有強壯、抗炎、解熱、抗腫瘤、降脂、降壓、增加腦血流量、抑制血小板聚集、鎮痛、抗疲勞、保肝及增強免疫力等作用。

- 別名：潼蒺藜、沙苑、白蒺藜、沙苑蒺藜、沙蒺藜、夏黃草等。

- 性味：性溫，味甘。

- 歸經：歸肝、腎經。

- 產地：主產中國陝西，內蒙古、遼寧、河北、甘肅、吉林也有分布。

- 忌服人群：相火偏旺之遺精者忌服；膀胱濕熱之淋濁帶下者禁服。

- 用法用量：一般用量10~15克，生用或煎服、藥膳。

功效主治

1 **補腎。**主治腎精不足所致的陽痿、遺精、女子不孕、男子不育、產後缺奶、腰膝酸軟、耳聾耳鳴、遺尿、尿頻、尿血、胎漏、胎動不安、白帶異常等病症。

2 **明目。**用於肝腎兩虛所致的視物模糊、視力減退、目昏目暗、頭暈目眩等病症。據古籍記載，取沙苑子、益母草子、青葙子三者配伍，共研為末，每次服用3克，一天服用2次，能夠有效治療目昏不明。

3 **補肝。**沙苑子歸肝、腎經，溫裡作用明顯，氣味清香能夠養肝，對症治療肝炎、肝硬化、脂肪肝、肝腫大、肝指數高等症。

4 **強陰益精。**據清代醫學著作《本經逢原》記載，沙苑子性降而補，強陰益精，是治療洩精虛勞的要藥，用於腰痛、腰膝酸軟、小便不利等病症。

禁忌與配伍

✔ 牡蠣 + 沙苑子

牡蠣性寒，歸肝、膽、腎經，與沙苑子配伍可強腰膝，治女子帶下病。

✔ 芡米 + 沙苑子

芡米性平，味甘、澀，有收斂固精等功效，適用於慢性泄瀉和小便頻數、夢遺滑精，婦女帶多腰酸等。與沙苑子補腎、強陰的功效相輔相成，同走腎經。二者配伍，可補中益氣、強健筋骨，治療腰膝酸軟、尿頻、胎動、男子滑精等症。

將沙苑子搗碎，與綠茶沖泡，也可以補益肝腎。

從醫 50 年經驗方

生用或製用：生沙苑子是將原材料揀去雜質，洗淨，乾燥。生品偏於養肝明目。鹽沙苑子是取淨沙苑子，用鹽水拌勻，稍燜，用文火加熱，炒至棕黃色，鼓起，有香氣逸出，取出放涼（每 100 公斤沙苑子，用食鹽 2 公斤）。鹽製增強補腎固精的作用。

煎服：文火慢煎，去渣飲汁，用量一般為 10~15 克，早晚各 1 次。治療腎虛腰疼。

藥膳：可入菜餚食用，與其他食材如烏骨雞、鴨等燉服。或者水煎取汁，與白米同煮為粥。可以養肝明目，治療視物模糊、視力減退等。

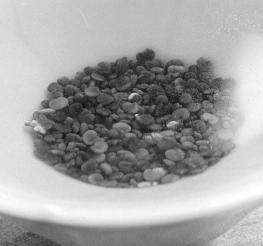

溫裡藥

大棗

補脾胃，生津液

藥典精要：「補中益氣，滋腎暖胃，治陰虛。」——《本草再新》

現代佐證

大棗含蛋白質、脂肪、碳水化合物，具有抗腫瘤、延緩衰老、降血壓、降膽固醇、保肝護肝、提高免疫力、防治腦供血不足、抗過敏等作用。

- 別名：紅棗、乾棗、美棗、良棗等。

- 性味：性溫，味甘。

- 歸經：歸脾、胃、心經。

- 產地：主產於中國新疆、山西、河北、河南、山東、四川、貴州等地。

- 忌服人群：痰濕、積滯、齒病、蟲病者忌服。

- 用法用量：一般用量10~30克，生用、煎湯、藥膳。

功效主治

1 **補脾和胃。** 用於脾胃虛弱所致的氣短懶言、神疲體倦、食慾缺乏、腹脹便溏等。醫學名著《黃帝內經·素問》記載，棗為脾之果，脾虛、胃病最宜吃棗，不但可以補脾和胃，還能夠緩和藥物對脾胃造成的損傷，棗為脾經血分之要藥。

2 **益氣生津。** 用於氣津虧虛所致的氣短聲低、乾咳少痰等。棗性溫，甘潤膏凝，最能調補陰陽、氣血、津液、脈絡、筋俞、骨髓，身體所有的虛損，都可以用棗來調補。如驚悸、怔忡、健忘、精神恍惚、意識不清、昏迷、神不守舍、中氣不和、食慾不振、身體慵懶等病症。

3 **養血安神。** 用於血虛所致的心悸怔忡、頭暈眼花、失眠健忘、婦人臟躁(精神情志異常的疾病)等病症。大棗味濃而質厚，則長於補血，短於補氣，所以能夠偏補脾精氣而養肝血。

4 **緩和藥性。** 用於緩和峻烈藥物的毒性，減少副作用，並保護身體正氣。如在很多藥方中，用大棗來緩解大戟、甘遂、蕪花等藥的烈性，以保護脾胃。

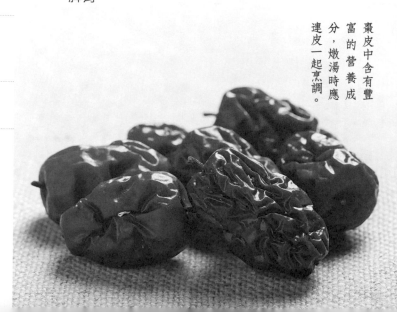

棗皮中含有豐富的營養成分，燉湯時應連皮一起烹調。

禁忌與配伍

✘大蒜 + 大棗

大棗與大蒜一起吃，會引起消化不良，影響胃腸功能，甚至產生便祕等不良症狀。

✔荔枝 + 大棗

荔枝含有豐富維生素，可促進微血管的微循環，與大棗同食，可發揮更好的美容養顏的功效。

✔牛奶 + 大棗

可為人體提供豐富的蛋白質、脂肪、碳水化合物和鈣、磷、鐵、鋅及多種維生素，能補血、開胃、健脾。

從醫 50 年經驗方

煎服：大棗乾品 10~30 克，劈破後文火慢煎 30 分鐘，飲汁食棗，可治療脾虛胃寒引起的食慾不振、臉色蒼白等。

碾泥：將大棗蒸熟，去皮去核，搗爛成泥，拌白糖做成餡心，亦可直接食用。

藥膳：可入菜餚食用，與其他食材如烏骨雞、鴨等燉服或煮食。亦可與白米同煮成粥食用。

生服：每晚睡前 2 小時，嚼食大棗 5~10 枚。可益氣養血。

泡酒：大棗常與其他補益藥或者祛風濕藥合用，發揮矯味、解毒的作用。取大棗適量浸於優質白酒中，浸泡數月後飲酒。

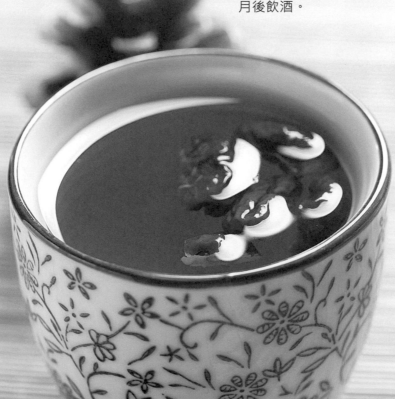

每天用三、五顆大棗泡水喝，可使臉色紅潤。

杜仲

滋腎補肝，堅筋骨

藥典精要：「充筋力，強陽道。」
——《本草再新》

現代佐證

杜仲含有木聚糖類化合物，對血壓有雙向調節的功能，還有抗腫瘤、增強人體免疫功能、抗氧化、抗衰老、抗肌肉骨骼老化、抗菌、抗病毒、抗氧化、降血糖、降血脂、骨細胞增殖、增進膽汁和胃液分泌、利尿、保胎、預防農藥中毒等作用。

- 別名：絲楝樹皮、絲棉皮、思仙、扯絲皮等。

- 性味：性溫，味甘、微辛。

- 歸經：歸肝、腎經。

- 產地：主產於中國四川、陝西、湖北、河南、貴州等地。

- 忌服人群：陰虛火旺者慎服。

- 用法用量：一般用量10~15克，生用、煎湯、藥膳。

功效主治

1 **滋腎強陰。**用於肝腎不足所致的腰膝酸軟疼痛、陽痿、尿頻、小便餘瀝、頭暈目眩，對於其他外邪所致的腰膝疼痛，亦能發揮扶正固本的作用。

2 **固衝安胎。**用於肝腎不足、衝任不固所致的胎動不安、慣性流產、宮寒，伴有腰膝酸軟、頭暈目眩、耳聾耳鳴者尤宜。胎不安源於氣虛，出血不固，杜仲能夠滋補肝腎，順暢經血，可入筋骨精髓之內以補氣安胎。

3 **補肝。**人們關注比較多的是杜仲滋腎強陰的功效，但據《本草綱目》記載，杜仲是潤肝燥、補肝虛的要藥，具有潤肝燥、補肝經風虛的功效。

4 **強筋骨。**肝主筋，腎主骨，腎充則骨強，肝充則筋健，人體肢體屈伸利用，都源於筋。杜仲氣溫平，甘溫能補，微辛能潤，所以能夠補肝腎，從而強筋骨。用於腎冷腰痛、腿腳無力、四肢拘攣、關節痺痛等症。

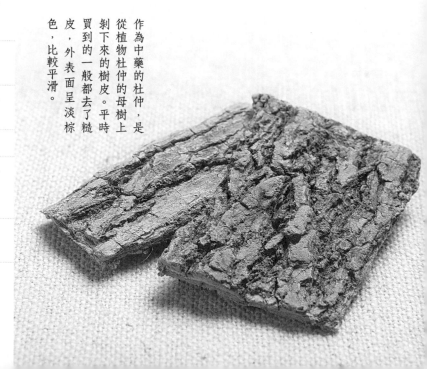

作為中藥的杜仲，是從植物杜仲的母樹上剝下來的樹皮。平時買到的一般都去了糙皮，外表面呈淡棕色，比較平滑。

禁忌與配伍

✘蛇皮＋杜仲

杜仲惡蛇皮，不可同用。

✘元參＋杜仲

古代醫家認為二者不可同用，以免降低杜仲功效。

✔豬腰＋杜仲

豬腰與杜仲同煮，能夠補養肝腎、堅強筋骨、降血壓。適用於中老年人肝腎不足所致的腎虛腰痛、腰膝無力、頭暈耳鳴、高血壓等症。取杜仲10~15克，豬腰1個，同入砂鍋加水煲煮，加鹽調味食用，隔日1次。

効成分更高。

杜仲泡茶時，切忌洗茶，頭泡茶水有效成分更高。

從醫 50 年經驗方

生用或製用：處方中的杜仲指生杜仲，為原藥材去雜質切絲生用入藥者。炒杜仲又名鹽杜仲、鹽水炒杜仲、炙杜仲、焦杜仲等，為淨杜仲絲用鹽水淋噴拌勻，待吸盡，再用文火炒至黃褐色入藥者。引藥走下，補肝腎、壯筋骨作用增強。

煎服：取杜仲10~15克，文火煎煮，去渣飲汁，可治療慣性流產、安胎。杜仲葉15克，決明子10克，制何首烏10克，水煎代茶飲能夠治療高血脂症。

藥膳：可與其他食材如雞、羊肉、牛肉等烹調。取豬骨與杜仲燉湯，可益心脾、補氣血，有良好的滋補功效。

泡茶：杜仲6克，綠茶適量。杜仲研末，用綠茶水沖服，每日2次，每次3克，可補肝腎、強筋骨、降血壓。

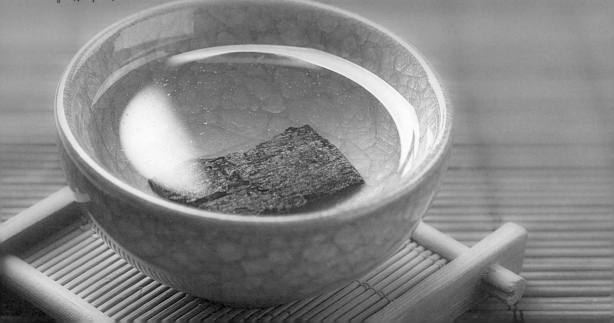

附子

回陽補火，散寒除濕

藥典精要：「補腎命火，逐風寒濕。」——《本草備要》

現代佐證

附子含有烏頭鹼等有效成分，對治療肢冷脈微、陽痿、宮冷、心腹冷痛、虛寒吐瀉、陰寒水腫、寒濕痹痛等效果顯著。有強心、雙向調節血壓、抗休克、抗心律失常、保護心肌、消炎鎮痛等功效。

- 別名：川烏頭、川附子、黑附子等。

- 性味：性熱，味辛、甘。

- 歸經：歸心、脾、腎經。

- 產地：傳統產區主要為中國四川江油及陝西城固、勉縣。

- 忌服人群：陰虛陽盛，真熱假寒及孕婦忌服。

- 用法用量：一般用量3~10克，煎服、藥膳。

功效主治

1. **回陽補火。**用於陰盛格陽（指體內陰寒過勝，陽氣被拒於外）、大汗亡陽（大汗淋漓造成的體內陽氣散失）、吐利厥逆、心腹冷痛、脾洩冷痢、腳氣水腫、小兒驚風、風寒濕痹及一切沉寒痼冷之疾，頭痛暈眩，久瀉不止，寒瘧瘴氣，久病不癒、嘔吐、反胃、打嗝，癥疝不斂，凍瘡等症。

2. **散寒除濕。**附子是治療陰症（虛症、裡症、寒症）的要藥，最適合用於傷寒三陰（三陰經：太陰，厥陰，少陰）及寒中夾陰，身體發熱而脈沉者服用，如果患者手腳厥冷、腹痛、脈象細沉、嘴唇色青則更應該用附子散寒除濕，可退陰回陽，起死回生。

3. **引藥。**附子稟雄壯之質，與其他藥配伍，可以引藥物直達經脈。能引補氣藥行十二經，以追復散失之元陽；引補血藥入血分，以滋養不足之真陰；引發散藥到皮膚，以驅逐人體表的風寒；引溫暖藥達下焦，以祛除體內的冷濕。

4. **補腎強陰。**附子歸心、脾、腎三經，入手 少陽三焦、命門，味辛大熱，為陽中之陽，所以在補腎強陰方面效果顯著，用於小便不通、腎氣上攻、膀胱痛等症。

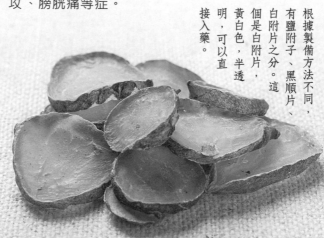

根據製備方法不同，有鹽附子、黑順片、白附片之分。這個是白附片，黃白色，半透明，可以直接入藥。

禁忌與配伍

✘半夏＋附子

附子反半夏，二者不可同用。

✘綠豆＋附子

綠豆破藥性，影響附子功效。

✘甘草＋附子

附子畏甘草，二者不可同用。

✘防風＋附子

附子畏防風，二者不可同用。

✔乾薑＋附子

附子性熱純陽，不僅是回陽主藥，也是溫陽首選藥物，它止痛力強，走而不守，能通內外上下；乾薑守而不走，溫中回陽。二藥配伍，相須並用，使回陽救逆、溫中散寒的作用大增。我臨床中常將製附子與乾薑配，用於脾陽不振、脾胃寒症所致的脘腹冷痛、大便溏洩等症。

從醫 50 年經驗方

煎服：配伍其他藥味一起煎服，一般用量 3~10 克。可以散寒除濕，治療心腹冷痛、四肢水腫、風寒濕痹等。

藥膳：可與其他食材如羊肉、生薑等烹調，可疏解肝鬱之氣。取附子 10 克，白米 100 克，熬粥食用，早晚各 1 次，可調經止痛，適用於肝鬱氣滯型女子不孕症。

做附子粥時可將附子煎煮取汁，再與白米煮；也可以將附子研為細末再煮粥。

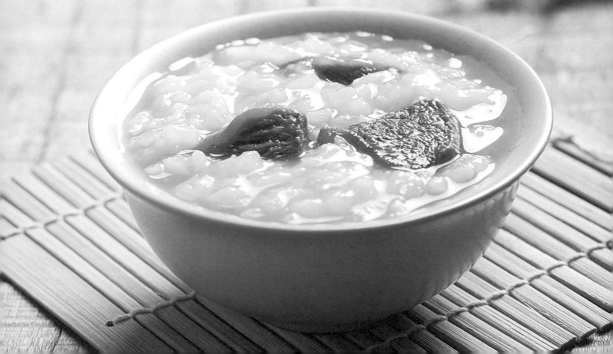

薤白

理氣寬胸，通陽散結

藥典精要：「溫補助陽道。」
——《本草綱目》

現代佐證

薤白含有薤白苷、胡蘿蔔苷、β-穀固醇、棕櫚酸以及多種微量元素。具有降脂、抗動脈粥樣硬化、抗血小板聚集、抗菌、抗氧化等作用。

- 別名：薤根、小蒜、野蒜、薤白頭等。

- 性味：性溫，味辛、苦。

- 歸經：歸肺、心、胃、大腸經。

- 產地：中國大部分地區有分布。

- 忌服人群：氣虛者慎用，發熱者慎用。

- 用法用量：一般用量乾品 5~10 克，鮮品 30~60 克，煎服、藥膳、外用。

功效主治

1 理氣寬胸。 用於胸痺心痛徹背、胸脘痞悶、咳喘痰多等。肺病源於氣血逆行，濁氣不降，所以胸膈閉塞，腸病則陷，清氣不升，所以肛門重墜、泄瀉。

2 通陽散結。 用於陽虛所致的脘腹冷痛、瀉痢後重、白帶清稀量多，以及瘡癤癰腫。薤白，味辛則能散結，散就能夠使滯留在體內上焦（肺、肝等）的寒濕消失；味苦則降，使滯留在體內下焦（膀胱、腎、大腸等）的寒濕下行，所以能夠通陽散結。

3 發散解表。 薤白除寒熱，去水氣，適用於各種瘡癤，將薤白搗碎外敷即可發散解表，用於風疹、水痘等皮膚病症。

4 補虛解毒。 據醫學經典《本草圖經》記載，薤白可以「補虛，解毒」，溫補助陽道，用於腳氣、難產、白帶異常等病症。

薤白其實就是小根蒜曬乾或烘乾後的製品。

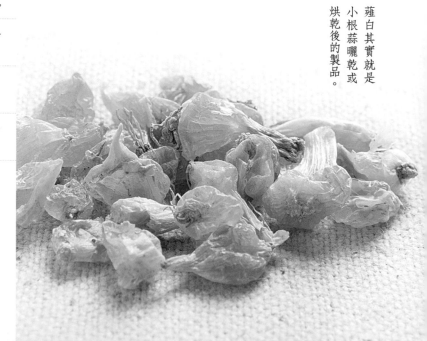

禁忌與配伍

✘韭菜＋薤白

薤白吃多了會發熱，忌與韭菜搭配。

✔瓜蔞＋薤白

薤白味辛性溫，善於化痰濁，通心陽，為治療胸陽不振、痰凝氣滯所致胸悶疼痛之胸痺要藥；瓜蔞性味甘寒，善於清熱潤燥而化熱痰、燥痰，並能寬胸散結，導痰濁下行而治療痰氣互結、胸痺疼痛。二藥配伍，一溫一寒，一通一降，上開胸痺，下行氣滯，通陽化痰、開胸止痛效果更佳。我在臨床常用薤白與瓜蔞配伍治療痰濁蒙閉型冠心病心絞痛。

從醫 50 年經驗方

煎服：單味或者配伍其他藥味一起煎服，乾品一般用量為 5~10 克，鮮品 30~60 克。去渣取汁，可理氣寬胸，治療痰多、咳嗽、哮喘等症。

藥膳：可與其他食材如雞肉、豬肉等烹調食用，常用作調料。取鮮薤白 50 克，白米 100 克，熬煮 30 分鐘，食用，可理氣寬胸、通陽散結，治胸痺心痛、乾嘔等症。

研末：薤白焙乾研成細粉，一般用量為 1~2 克。

外用：鮮品適量搗汁外塗或外敷，可以治療瘡癤等。

薤白粥有少許的蒜味，如果不耐蒜味可以少加點。

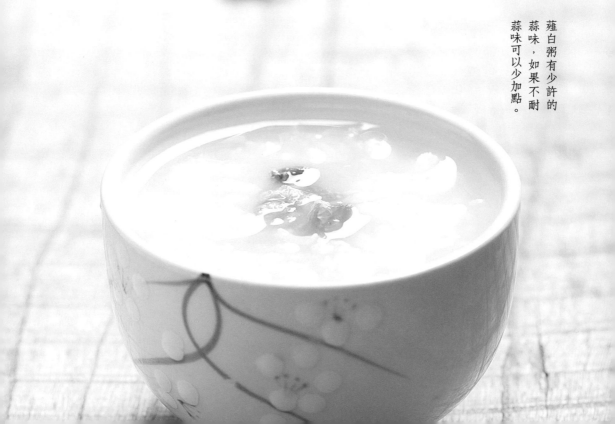

理氣藥

陳皮

破滯氣，益脾胃

藥典精要：「破滯氣，益脾胃。」——《醫學啟源》

現代佐證

陳皮含揮發油，且多含黃酮苷（如陳皮苷）等成分。具有和胃理氣、解痙、消炎、化痰、止咳、平喘、助消化等功效。

- 別名：橘皮、紅皮、黃橘皮。

- 性味：性溫，味苦辛。

- 歸經：歸脾、肺經。

- 產地：主產中國四川、浙江、福建。以廣東新會、四會、廣州近郊產者質佳。

- 忌服人群：氣虛及陰虛燥咳者忌服，吐血症患者忌服。

- 用法用量：一般用量3~10克，煎服、藥膳、泡茶。

功效主治

1 破滯氣，行脾胃之氣。用於脾胃氣滯之脘腹脹滿或疼痛、消化不良、噁心嘔吐等。陳皮能益氣、理氣，加青皮減半可以推陳致新，去滯氣；如果脾虛胃寒，用陳皮不去白，則可補脾胃；若陳皮去白，則能理胸中滯氣。

2 導胸中寒邪。用於濕濁阻中之胸悶腹脹、胃呆便溏；痰濕壅肺之咳嗽氣喘、胸脘脹滿、食慾不振、上吐下瀉、乾嘔、反胃、打嗝、氣脹、胸悶氣短等症。

3 祛濕。據《本草綱目》記載，陳皮味苦，則能瀉能燥；味辛則能散；性溫則可和。陳皮治病的原則是取其理氣燥濕之功，與補藥配伍則能滋補，與瀉藥配伍就可瀉熱，與升藥配伍就能導氣升，與降藥配伍就能引其降。

4 化痰。陳皮是氣實痰滯的必備藥。肺為水上之源，源竭則下流不順暢，使膀胱燥熱，肺得所養而津液灌輸，氣行不暢，生百痰。陳皮可祛脾濕，理肺氣，瀉膀胱燥熱，從而達到化痰的目的。用於脹悶、痰多、咳嗽等症。

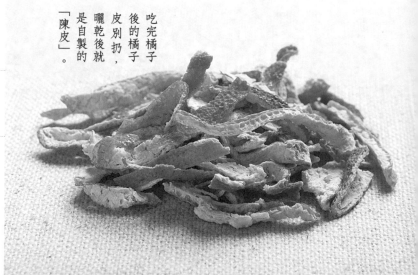

「陳皮」。吃完橘子後的橘子皮別扔，曬乾後就是自製的

禁忌與配伍

✘南星＋陳皮

二者不可同用。

✔海帶＋陳皮

陳皮與海帶煮粥，有補氣養血、清熱利水、安神健身的作用；產婦臨產時食之，對積蓄足夠力氣完成分娩過程有一定幫助。

✔小白菜＋陳皮

陳皮有止咳化痰的功效，配上高膳食纖維的小白菜，能夠促進腸胃蠕動，幫助消化。

✔竹茹＋陳皮

陳皮性溫，可燥濕化痰，和胃止吐；竹茹性微寒，可清熱止嘔，降逆消痰。二藥配伍，一溫一寒，互補互制，清而不寒，溫而不燥，其清熱燥濕、理氣止嘔、化痰止咳作用增強。我常用於痰熱內擾而致胸悶痰多、心煩失眠、嘔吐噁心者，收效頗佳。

從醫 50 年經驗方

煎服： 單味或者配伍其他藥味一起煎服，如山楂、丹參、甘草等，可以降低膽固醇和血脂。一般用量為 3~10 克。

藥膳： 可與其他食材如雞肉、豬肉等烹調食用，常用作調料。取黃耆 30 克煎取濃汁，白米 100 克，陳皮末適量，熬煮成粥，可補氣固表、利水退腫、理氣健脾，預防泌尿系統感染。

泡茶： 取陳皮適量，撕成小片，用沸水沖泡，燜 5 分鐘。待微溫後放入白糖即可，代茶飲。有止咳、化痰、健胃的功效。

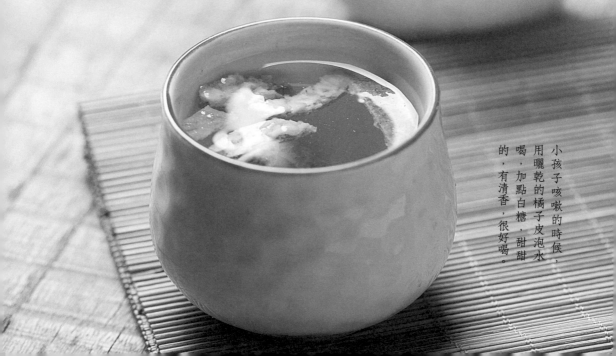

小孩子咳嗽的時候，用曬乾的橘子皮泡水喝，加點白糖，甜甜的，有清香，很好喝。

青皮

破滯氣，疏肝膽

藥典精要∴「疏肝膽，瀉肺氣。」

——《本草綱目》

現代佐證

青皮含陳皮苷等成分，具有祛痰、平喘、升高血壓、疏肝破滯、消食化積等功效。在治療疝氣、消化不良、胃脘痛、傷寒打嗝、肝氣不和、脅肋脹痛等方面效果顯著。

- 別名：青橘皮、青柑皮。

- 性味：性溫，味苦、辛。

- 歸經：歸膽、肝、胃經。

- 產地：主產於中國四川、湖南、江西、浙江、福建、廣東、廣西等南方產橘區。

- 忌服人群：氣虛者忌服。

- 用法用量：一般用量3~10克，煎服、藥膳。

功效主治

1 **理氣散滯。**青皮主氣滯，如果體內有滯氣則散滯氣，若體內沒有滯氣就會損傷真氣。用於肝氣鬱結、胸脅胃脘疼痛、疝氣、胸膈氣逆、飽悶、傷寒打嗝、小腹疝氣、下焦濕寒等病症。

2 **消食化積。**氣滯則脾胃運行不暢，食物堆積在胃，青皮破滯氣，可下食，用於消化不良、積食、打嗝、腹脹嘔吐、食後胃痛、飽悶等病症。

3 **散結化痰。**用於化痰、散結，主治咳嗽痰多、乳房內結節、乳房內腫塊等病症。氣滯肝鬱則有瘀血、結節，《本草綱目》記載，青皮治胸膈氣逆、脅痛、小腹疝氣，消乳腫。可潤肺散結，祛痰潤燥。

4 **疏肝膽。**青皮歸肝、膽二經，一般人肝區疼痛、多怒、煩悶都源於肝氣鬱結、有滯氣，脅下有鬱積，經常會小腹疝痛。服用青皮後可以疏通肝、膽二經，行其氣；若肝膽虛則會先補再行氣。所以青皮疏肝膽、瀉肝熱，用於多怒、憂鬱等症。

青皮飲片類似圓片狀，切面呈黃白色，中間有網狀的瓤囊。

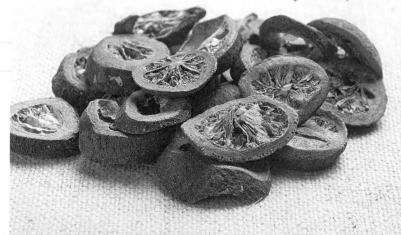

禁忌與配伍

✔生薑＋青皮

理氣散結，舒肝解鬱，益虛健體。

✔枳殼＋青皮

枳殼行氣導滯；青皮疏肝破氣，消積化滯。二者配伍可有效理氣、和胃、止痛。

✔麥芽＋青皮

生麥芽可健脾和胃，與青皮同飲可疏肝解鬱、理氣止痛。

✔佛手＋青皮

舒肝行氣，活血止痛。適用於氣滯血瘀型肝癌。

單味煎煮青皮時，氣虛者尤其不能食。

從醫 50 年經驗方

煎服：單味或者配伍其他藥味一起煎服，如大棗、元胡、甘草等，可以有效緩解胃脘疼痛。一般用量為 3~10 克。取佛手 15 克，青皮 10 克，加水適量，煎煮 2 次，每次 20 分鐘，合併濾汁，待藥汁轉溫後調入蜂蜜即成。可舒肝行氣，活血止痛。適用於氣滯血瘀型肝癌。

藥膳：可與其他食材如南瓜等烹調食用，常用作配料。取豬肚 1 個，青皮 6 克，一齊放入鍋內，加適量清水，大火煮沸後，文火煮 2 小時，加鹽調味即成。青皮疏肝破氣，消積化滯，此湯可理氣和胃、止痛。

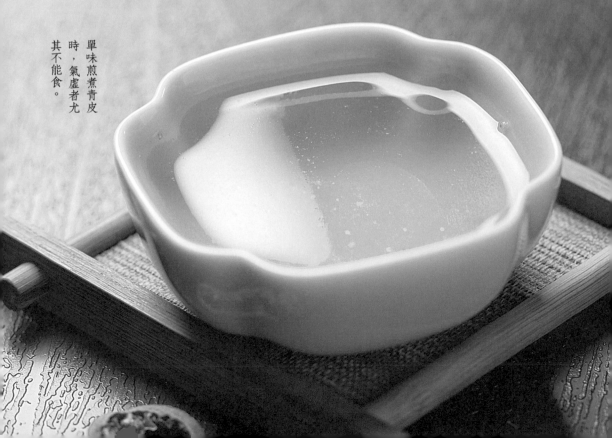

川楝子

行氣，止痛，殺蟲

藥典精要：「瀉心火，堅腎水，清肺金，清肝火。」——《醫林纂要》

現代佐證

川楝子主要含川楝素，為驅除蛔蟲的有效成分。具有行氣、除濕熱、清肝火、止痛、殺蟲的功效，可有效治療熱厥心痛、脅痛、疝痛、蟲積腹痛等。

- 別名：楝實、金鈴子、仁棗、苦楝子、練實。

- 性味：性寒，味苦，有小毒。

- 歸經：歸肝、小腸、膀胱經。

- 產地：產於中國甘肅、湖北、四川、貴州和雲南等省，以四川生產者最佳。

- 忌服人群：脾胃虛寒者忌服。

- 用法用量：一般用量5~10克，生用、炒用、煎湯或入丸、散。

功效主治

1 **行氣解瘀，止痛。**用於燥悶煩熱、疝氣上湧、熱厥心痛、膀胱疝氣、小腸疝痛、小便不利、下腹疼痛等。川楝子苦寒性降，能夠導濕熱下走滲道，行氣解瘀，氣血運行暢通了，自然可以止痛。

2 **除濕熱。**川楝子可以導小腸、膀胱的燥熱，輔之引心胞（即心包，是心臟外面的包膜，具有保護心臟的作用）相火下行，所以是治療心痛、腹痛、疝氣的要藥。用於急性乳腺炎、頭癬、肝火旺盛、淋病、莖痛、遺精等症。

3 **清肝火，瀉心火。**醫學典籍《本經逢原》有記載稱，川楝子主要用於溫疾煩狂，取以引火毒下泄，從而心煩意亂、肝氣鬱結自然就消除了。古代有一個「金鈴子散」就是運用川楝子清肝瀉火的功效，用於治療女性產後血瘀、心疼，配伍散結血的元胡，效果顯著。

4 **驅蟲。**用於蛔蟲引起的腹痛、腹瀉、食慾不振等症。但是川楝子有毒，誤食會引起急性中毒性肝炎、呼吸困難、四肢麻木、陣發性抽搐、血壓升高等中毒症狀，需要注意。

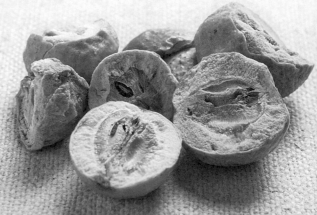

表面呈焦黃色，這是炒過的川楝子，行氣止痛宜用。

禁忌與配伍

✔使君子 + 川楝子

川楝子行氣、止痛、殺蟲；使君子殺蟲消積。二者配伍共奏殺蟲行氣導滯之功，用於治療蟲積而有腹痛者。

✔元胡 + 川楝子

川楝子性味苦寒，善於疏肝行氣止痛，為氣滯痛症屬熱者的要藥；元胡性味辛苦溫，具有良好的辛散溫通氣血之功，可治一身上下內外諸痛。二藥一入氣分，一入血分，相輔相成，氣血並行，對肝鬱化火犯胃及氣鬱血滯諸痛更為合拍。我在臨床中主要運用此配伍治療肝鬱化火與胃熱氣滯型慢性胃炎、急性膽囊炎疼痛及胸腹脅肋脹痛、經痛、疝氣痛等多種痛症。

從醫 50 年經驗方

生用或炒用： 將川楝子揀去雜質，洗淨，烘乾，壓碎或劈成兩半。將壓碎去殼的川楝子肉，用麩皮拌炒至深黃色為度，取出放涼。行氣止痛宜炒用，驅蟲宜生用。

煎服： 單味或者配伍其他藥味一起煎服，如小茴香、木香、吳茱萸等，可治療寒疝、小腸疝痛及小腹墜脹之症。一般用量為 5~10 克。

研末： 川楝子焙乾研成細末，一般用量為 1~2 克。取川楝子 30 克，元胡 30 克，研成末，用酒調好，每次飲用 5~10 克，可治療間歇性心絞痛。

煎煮後的汁液亮黃亮黃的，但脾胃虛寒的人不能喝。

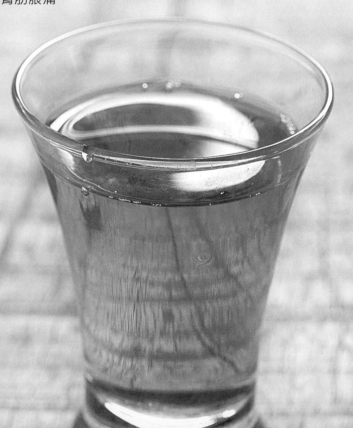

半夏

消痞止嘔，燥濕化痰

藥典精要：「治腹脹，目不得瞑。」——《本草綱目》

現代佐證

半夏塊莖含揮發油、少量脂肪等，有良好的鎮咳作用和抑制腺體分泌、抑制胰蛋白酶、降壓、凝血、抗癌、促進細胞分裂等功效。

- 別名：地文、守田、羊眼半夏、蝎子草、無心菜、地慈姑、和姑等。

- 性味：性溫，味辛，有毒。

- 歸經：歸脾、胃、肺經。

- 產地：中國大部分地區均產，以甘肅隴南地區的質量最好。

- 忌服人群：一切血症及陰虛燥咳、津傷口渴者忌服。

- 用法用量：一般用量為5~10克，煎湯。生半夏有毒，應遵照炮製法加工後使用。

功效主治

1 理氣寬胸。 半夏味辛，辛則能發散。半夏之辛可以散逆氣，理氣寬胸，除煩嘔；辛入肺而散氣，並以散而結氣，用於胸悶、氣短、打嗝、胸中痰滿、臉色枯黃、肢體沉重、腹脹、不消化等病症。

2 燥濕化痰。 用於痰清稀而多之濕痰、寒痰，常配陳皮。治療寒痰及形體寒涼、飲冷傷肺等造成的咳嗽、痰多，半夏可大和胃氣，除胃濕，促進飲食，太陽痰厥頭痛（頭痛有經絡之辨，太陽即在後，痰厥指痰氣上逆）非半夏不能治癒。

3 降逆止嘔。 降逆止嘔之功頗著，可用於各種嘔吐，尤適宜於濕濁中阻所致的脘悶嘔吐，常配生薑、茯苓。熱症嘔吐，應配清熱瀉火藥。

4 消腫止痛。 外用治瘡瘍腫毒、毒蛇咬傷、喉嚨腫痛、口舌生瘡、外傷性出血、牙痛、頭痛、胃痛、急慢性化膿性中耳炎等。須注意的是生半夏有毒，如服用後出現口腔及咽喉部黏膜有灼熱感和麻辣味，胃部不適、噁心及胸前有壓迫感等中毒症狀，應及時就醫。

乾燥後的半夏表面呈白色或淺黃色，看上去會有粉掉下來，聞起來嗆鼻子。

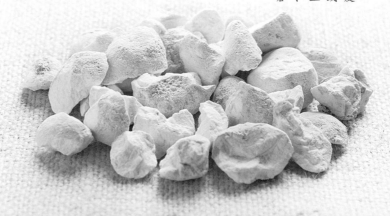

禁忌與配伍

✗ 羊肉 + 半夏

半夏辛溫性燥，羊肉味甘大熱，若同食，則損傷陰液。

✗ 雄黃 + 半夏

半夏畏雄黃，二者不可同用。

✗ 烏頭 + 半夏

半夏反烏頭，二者不可同用。

✔ 陳皮 + 半夏

陳皮辛散苦降，可理氣和胃，降逆止嘔，燥濕化痰；半夏具溫燥之性，燥可去濕，為中醫化濕痰、止嘔惡的主要藥物。半夏得陳皮之助，則氣下而痰清，化痰之力尤佳；陳皮得半夏之輔，則痰清而氣自降，理氣和胃之力尤勝。二藥相使為用，理氣健脾、降逆止嘔、燥濕化痰作用顯著。我在治療慢性胃炎因寒邪而脘痛、嘔吐、打嗝者以及濕痰咳嗽者，多以陳皮與半夏配伍用之，每收良效。

從醫 50 年經驗方

生用：揀去雜質，篩去灰屑。但是生半夏毒性強，一般不適宜口服。炮製後毒性減弱，一般用於口服。

煎服：單味或者配伍其他藥味一起煎服，如與南星一起煎服，可治療肢體沉重、痰濕、咳嗽、嗜睡、腹脹、不消化等。一般用量為 5~10 克。取10 克製半夏，10 克小米，水煎服，去渣取汁，每天 1 劑，治胃弱或消化不良引起的失眠。

喝煎服的湯液時，應少吃辛辣或者刺激性食物。

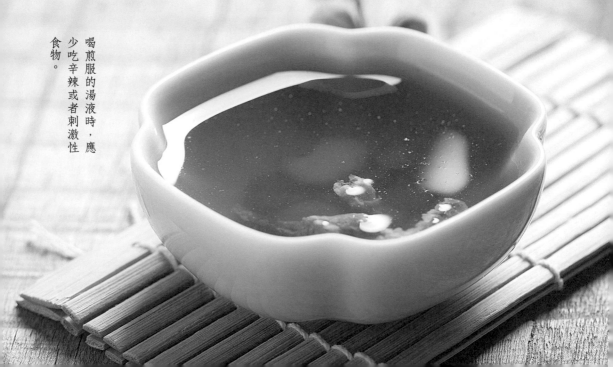

當歸

和血補血，調經止痛

藥典精要：「當歸因能調氣養血，使氣血各有所歸，故名當歸。」
——《藥學辭典》

現代佐證

當歸的化學成分主要為揮發油和水溶性成分兩大部分，具有抗血栓、促進造血功能、抗心律失常、降血脂、抗動脈粥樣硬化、抗衰老、抑制前列腺增生、抗促性腺激素、抗輻射、抗腫瘤、抗炎、鎮痛等作用。

- 別名：乾歸。

- 性味：性溫，味甘、辛。

- 歸經：歸肝、心、脾經。

- 產地：分布於中國甘肅、雲南、四川、青海、陝西、湖南、湖北、貴州等地。

- 忌服人群：熱盛出血患者禁服，濕盛中滿及大便溏洩者慎服。

- 用法用量：一般用量10~15克，煎服、藥膳、泡酒。

功效主治

1 **補血活血。**用於血虛所致的面色萎黃、眩暈心悸、失眠健忘、倦怠乏力等症；也治療血虛瘀滯症，症見手足麻木、拘攣震顫、四肢無力等。據漢代醫學典籍《注解傷寒論》記載，人體的脈絡是血之府，全身的血都屬於心，若要通暢血脈則先補心益血，所以張仲景在治療手足厥寒、脈細欲絕的病症時，都採用當歸之甘溫助心血。

2 **調經止痛。**用於婦科諸症，為婦科要藥。治療血虛或血瘀所致的月經失調、經經閉痛、虛寒腹痛等，也可用於風濕痹痛、跌打損傷、癰疽瘡瘍等病症。

3 **潤腸通便。**當歸質地滋潤，常用於血虛所致的腸燥便祕，適用於久病體弱、產後血虛所致的大便祕結，症見大便排出無力伴有面色少華、倦怠乏力、失眠健忘等。

4 **豐胸暖宮。**當歸活血、去瘀，所以能夠暖子宮、豐胸乳，是女性常備的治病保健藥。取幾片當歸加一點花生、枸杞子、白米，加適量水，煮粥，經期過後連吃7天，同時搭配擴胸運動，可以豐胸、暖宮，並可提高受孕率。

全當歸既能補血，又可活血，統稱和血；當歸身補血，當歸尾破血。

禁忌與配伍

✔ 黃耆 + 當歸

當歸補血活血，調經止痛，潤腸通便；黃耆補氣固表。適用於乳腺癌中、晚期，症見氣血虧虛，電療化療後血液指標下降及其他氣血兩虛的病症。

✔ 川芎 + 當歸

川芎辛散溫通，既能活血，且能行氣，李時珍稱川芎為「血中氣藥」，善治氣滯血瘀病症；當歸擅於補血活血，調經止痛，潤腸通便，其補中有動，行中有補，古代稱之為「血中聖藥」。二藥配伍，互補為用，養血、活血、行氣並舉，且潤燥相濟。當歸質潤，富含油質可制約川芎之溫燥；川芎之燥又能牽制當歸之滋膩，以使補血而不會引起氣滯血瘀，祛瘀又不傷氣血。兩者配伍，互用互制，使活血祛瘀、養血和血功效得以增強。我將二藥配伍用於婦女產後惡露不淨、經痛、月經延後、經閉及頭痛、胸脅痛等病症，每次使用效果都比較不錯。

從醫 50 年經驗方

煎服：當歸配伍其他藥味一起煎服，一般用量為 10~15 克。取黃耆 30 克、當歸 10 克，黃耆切片與當歸煎煮，去渣取汁，可以益氣補血。適用於氣血不足月經失調、量多色淡、質地清稀、神疲倦怠、面色不華、氣短心悸等。

藥膳：可入菜餚食用，與其他食材如烏骨雞、鴨、鱔魚等燉服。對久病身體虛弱，疲倦無力有很好的療效。

泡酒：當歸浸入適量優質白酒中，浸泡數月後飲酒。能夠活血化瘀、調經止痛。

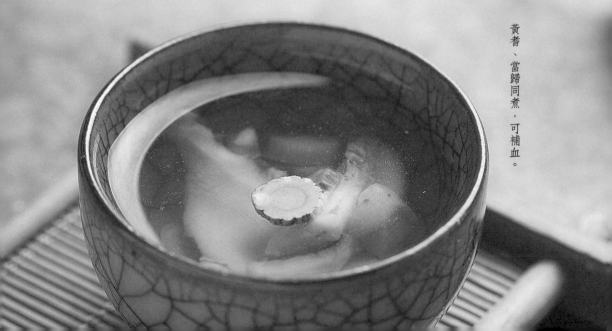

黃耆、當歸同煮，可補血。

白芍

養血斂陰，柔肝止痛

藥典精要：「止瀉利，和血，固腠理，瀉肝，補脾胃。」——《醫學啟源》

現代佐證

白芍含白芍總苷，有擴張血管、增加器官血流量的作用，還具有明顯鎮痛、解痙、抗炎、抗潰瘍、抗菌、保肝、解毒、抗誘變、抗腫瘤作用。此外，對細胞免疫和體液免疫均有增強作用。

- 別名：白芍藥、金芍藥。

- 性味：性微寒，味苦、酸。

- 歸經：歸肝、脾經。

- 產地：分布在中國浙江、安徽、黑龍江、吉林、遼寧、河北、河南、山東、山西、陝西、內蒙古等地。

- 忌服人群：虛寒之症不宜單獨應用。

- 用法用量：一般用量10~15克，煎服、藥膳、泡酒。

功效主治

1. **補血養血。**用於血虛所致的面色少華、面色萎黃、倦怠乏力、頭暈眼花、心悸胸悶等症，亦適用於陰虛所致的潮熱盜汗；尤其用於女性的各種病症，如產前貧血、產後瘀血、產後缺乳、月經失調、絕經、心煩氣躁等。

2. **緩中止痛。**用於肝陰不足所致的胸脅隱痛、手足拘攣作痛、經痛、腹瀉便血、便膿；金屬所致的傷口流血不止、疼痛等症。

3. **平抑肝陽。**據醫學經典《本草崇原》記載，心主血，肝藏血，白芍稟木氣而治肝，稟火氣（五行之中，肝屬木，心屬火）而治心，由此可以平抑肝陽、散惡血、逐賊血，從而治療各種血液運行不暢、阻滯經絡之症。用於肝陽偏亢所致的頭痛眩暈、煩躁易怒、月經失調等病症。

4. **斂陰收汗。**白芍微苦能補陰，略酸可收斂，所以白芍既能補又能瀉，一般用於女性經孕帶產（月經、懷孕、白帶、生產）的各種病症、男性的各種肝病。

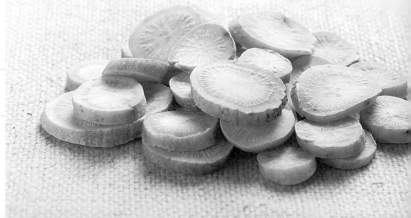

乾燥切片後的優質白芍，斷面呈灰白色，表面比較乾淨，聞起來沒有氣味。

禁忌與配伍

✗ 藜蘆 + 白芍

屬「十八反」範圍(請見 P.180),所以不能同用。

✔ 川芎 + 白芍

川芎為「血中氣藥」,活血行氣,走而不守;白芍養血斂陰,柔肝緩急止痛,守而不走。兩藥配伍,一走一守,一散一斂,動靜結合,斂散同用,互相牽制,其活血養血、柔肝止痛功效更佳。我常將此配伍用於婦女經閉、經痛、月經失調及血管神經性頭痛、脅肋神經痛、風濕性關節炎等病症。

✔ 桂枝 + 白芍

桂枝解表發汗力緩和,與益陰斂陰的白芍配伍,一散一收,邪散汗止,故可用於表虛自汗。桂枝雖在藥物著作中歸類於解表類,實際上它兼有溫裡作用,對中虛裡寒、脘腹疼痛喜按喜溫者也有良效,與緩急止痛的白芍配伍,止痛效果更佳,且能牽制桂枝辛散而不致傷陰,防止白芍酸寒而不致戀邪,如小建中湯。

從醫 50 年經驗方

煎服:白芍配伍其他藥一起煎服,一般用量為 10~15 克。取白芍 15 克,澤蘭葉 12 克,當歸 15 克,水煎煮取汁,分 2 次溫服。此飲養血通經,適用於月經推後、量少者。

生用或製用:生用偏於養陰斂液、平抑肝陽,炒用能減輕白芍的寒性,醋炒偏於柔肝止痛。

藥膳:可入菜餚食用,與其他食材如雞、豬蹄等燉服。

泡酒:白芍浸入適量優質白酒中,浸泡數月後飲酒。可以補血養陰。

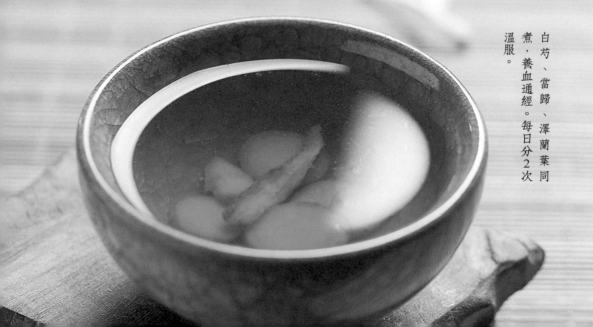

白芍、當歸、澤蘭葉同煮,養血通經。每日分 2 次溫服。

雞血藤

行血補血，通經活絡

藥典精要：「去瘀血，生新血，流利經脈。」——《飲片新參》

現代佐證

雞血藤藤莖含表無羈萜醇、胡蘿蔔苷等，能促進造血功能、擴血管、抗血小板聚集、抗腫瘤、降血壓、抗動脈粥樣硬化。

- 別名：山雞血藤。

- 性味：性溫，味苦、甘。

- 歸經：歸肝、腎經。

- 產地：中國大部分地區均有生產。

- 忌服人群：陰虛火亢者慎用。

- 用法用量：一般用量10~30克，煎服、藥膳、泡酒。

功效主治

1. **補血活血**。雞血藤可去瘀血，生新血，是強壯性的補血藥。用於白血病、月經失調、經行不暢、經痛、貧血性神經麻木、血虛、臉色萎黃、經閉等婦科病。

2. **舒經活絡**。用於風濕所致的腰膝關節疼痛、風濕痹痛、肢體麻木、肢體癱瘓。因雞血藤尚能補血活血，所以血虛血瘀所致的肢體痹痛也適用此藥。

3. **補中暖胃**。雞血藤性溫，可暖胃、補中氣，用於胃寒脾虛所致的面色萎黃、羸瘦、四肢無力、消化不良、腹脘冷痛、產後便祕等症。

4. **暖腰膝，益精補氣**。雞血藤苦而不燥，溫而不烈。據清代醫學典籍《本草綱目拾遺》記載，具有「暖腰膝」的功效，用於關節痹痛、遺精、小便不利等症。與杜仲配伍可益精補氣、補腎壯骨。

顏色看起來呈紅棕色或棕色，外形是不規則的斜切片，比較硬，味道澀澀的。

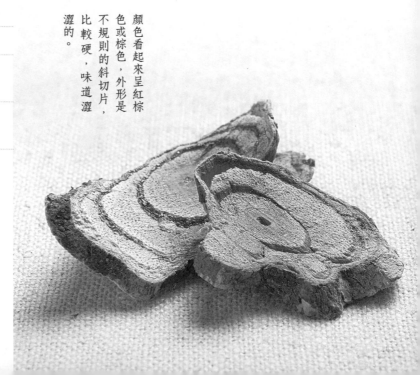

禁忌與配伍

✔ 香附 + 雞血藤

香附理氣解鬱、調經止痛,與雞血藤活血補血的功效可以相輔相成。

✔ 玫瑰花 + 雞血藤

二者配伍可以疏肝解鬱,活血消斑。

✔ 益母草 + 雞血藤

益母草性微溫,味甘、辛,具有活血、祛瘀、調經、消水的功效,主治月經失調、崩漏、難產、胞衣不下等症;雞血藤補血活血、舒經活絡。二者配伍可有效緩解女性經痛、月經失調等婦科疾病。

從醫 50 年經驗方

煎服:雞血藤配伍其他藥味一起煎煮,一般用量為 10~30 克。取雞血藤 30 克,水煎煮,去渣取汁,每日 1 劑,可調經,治療停經。

藥膳:可入菜餚,與其他食材如雞、雞蛋等烹調後食用。取雞血藤 30 克,雞蛋 2 個,加適量水煎煮雞血藤 20 分鐘,再放雞蛋煮熟。吃雞蛋喝湯,可疏肝解鬱、活血消斑。

泡酒:雞血藤浸入適量優質白酒中,浸泡數月後飲用。能夠補血活血,治療經痛、月經失調等其他婦科病。

煎服雞血藤時,30 克為最大劑量,不能再多了。

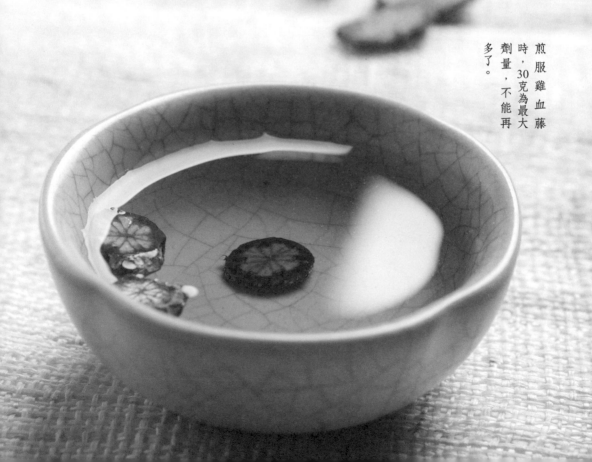

理血藥

阿膠

補血止血，
滋陰潤燥

藥典精要：「和血滋陰，除風潤
燥，化痰清肺。」——《本草綱
目》

現代佐證

阿膠含有多種氨基酸及微量元素。阿膠為常用補血藥，對造血系統及免疫系統的功能有增強的作用，還具有抗疲勞、抗輻射損傷、耐缺氧、耐寒冷、抗肌肉萎縮、抗休克、止血、利尿消腫、抗骨質疏鬆、抗衰老等作用。

- 別名：傅致膠、盆覆膠、驢皮膠。

- 性味：性平，味甘。

- 歸經：歸肝、肺、腎經。

- 產地：中國山東東阿縣。

- 忌服人群：脾胃虛弱、消化不良者慎服。

- 用法用量：一般用量10~20克，生用、烊化、藥膳。

功效主治

1 **補血止血**。一般女性病都源於精血虛、肝腎不足，所以治療原則為補肝益血。阿膠和血補血，用於血虛所致的頭暈目眩、心悸、失眠、健忘、臉色萎黃、肢體乏力等；也可用於各種出血，如吐血、咯血、鼻出血、便血、尿血、崩漏等症。

2 **滋陰潤燥**。阿膠歸肺經，肺主氣，陰氣潤下（肺陰得以滋潤）則可化痰、治喘，用於陰虛所致的午後低熱、咽乾口燥、咳嗽少痰、痰中帶血絲等症。

3 **益肺氣**。據《本草綱目》記載，不論是肺虛、肺實所導致的咳喘，都以阿膠為肺經要藥，可下氣可溫肺、安肺潤肺。用於哮喘、久咳、小兒肺虛、氣粗喘促、痰多等症。

4 **堅筋骨**。據唐代醫學典籍《本草拾遺》記載，阿膠治內傷腰痛，強力伸筋，添精固腎，補精氣。

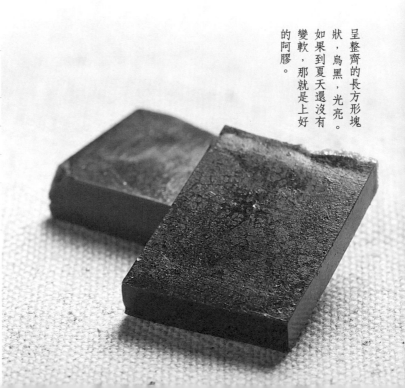

呈整齊的長方形塊狀，烏黑，光亮。如果到夏天還沒有變軟，那就是上好的阿膠。

禁忌與配伍

✗大黃＋阿膠

大黃涼血、祛瘀、瀉火，與阿膠補血止血的功效相反。

✔大棗＋阿膠

二者同用可補血活血。

✔雞蛋＋阿膠

養心安神、補血滋陰的雞蛋，與補血佳品阿膠搭配，具有補血、安胎的功效，非常適合孕婦食用。

✔糯米＋阿膠

滋陰補虛，養血止血。

很滋補的一碗阿膠母雞湯，但感冒時就不要吃了。

從醫 50 年經驗方

生用或炒用： 滋陰補血多生用，清肺化痰用蛤粉炒，止血用蒲黃炒。

烊化： 阿膠 10~20 克研碎，黑芝麻、核桃仁適量炒熟，研末；阿膠加入等量料酒加熱，使阿膠溶化，加入黑芝麻、核桃仁，冷後切塊即食。益氣養血，適用於更年期之頭暈目眩、厭食乏力等症。

藥膳： 可入菜餚，與其他食材如雞、鴨等烹調後食用，或煎取汁液與白米同煮為粥。取阿膠 15 克，母雞 1 隻，待母雞燉熟後，加入阿膠，待溶化後加鹽調味。可補腎益精，養血調經。

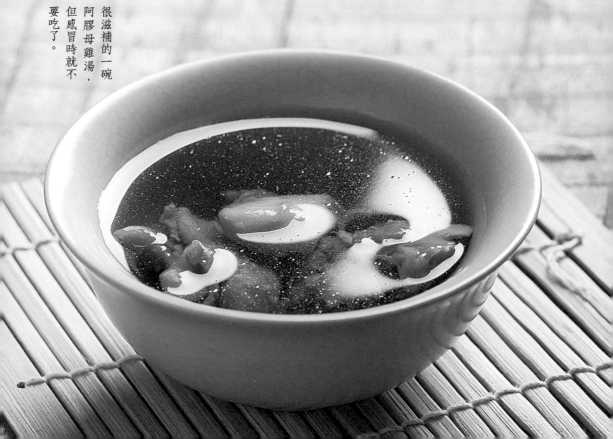

桂圓肉

補血健脾，安神益智

藥典精要：「壯陽益氣，補脾胃。」
——《泉州本草》

現代佐證

桂圓肉富含高醣類、蛋白質。有延壽作用，這是因為它能抑制使人衰老的黃素蛋白的活性。桂圓肉中所含維生素P有保護血管、防止血管硬化和脆性的作用。此外，桂圓肉還有抗腫瘤的作用。

- 別名：蜜脾、龍眼肉。

- 性味：性溫，味甘。

- 歸經：入心、脾經。

- 產地：龍眼在中國福建、廣東、廣西、四川等省都有栽種，以福建產量最高。

- 忌服人群：脾胃有痰火及濕滯停飲、消化不良、噁心嘔吐者忌服；孕婦、小兒、體壯者也應少食；糖尿病患者不宜多服。

- 用法用量：一般用量10~30克，煎服、藥膳、泡茶、生用。

功效主治

1 **補血養血。**用於心血虧虛所致的心悸怔忡、健忘失眠、頭暈目眩、神經衰弱等。桂圓肉大補陰血，與不同的藥配伍補益不同，如深思勞倦、心經血少則配伍生地、麥冬補養心血；若筋骨過勞，肝血空虛則與熟地、當歸配伍滋補肝血。

2 **健脾止瀉。**脾生血，脾旺才能統血歸經，桂圓肉大補陰血，所以可養脾，用於脾虛所致的倦怠乏力、面色萎黃、大便溏洩、腹瀉、消化不良等症；治療氣虛水腫、女性產後浮腫。

3 **安眠寧神。**用於心脾兩虛所致的失眠、心神不寧、神經衰弱、多夢等症。桂圓肉與人參、白糖、枸杞子等配伍可有效養心安神。

4 **溫補，益智。**據宋代醫學典籍《開寶本草》記載，桂圓肉稱為益智子，源於其味甘歸脾經，可保心血，潤五臟，益智安神。

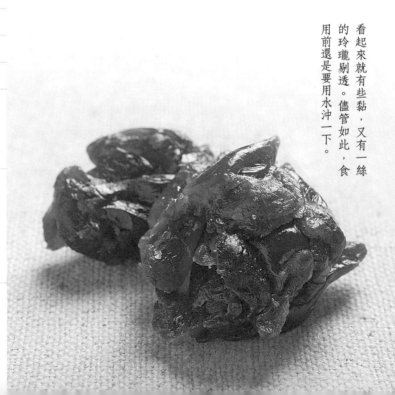

看起來就有些黏，又有一絲的玲瓏剔透。儘管如此，食用前還是要用水沖一下。

禁忌與配伍

✗番石榴 + 桂圓肉

番石榴與桂圓肉的鉀含量都很高，經常一起食用，容易出現肌肉無力、心律不整等症狀。

✔懷山藥 + 桂圓肉

二者煮粥服用，可健脾益氣、雙補心脾，女性月經期食用，有助於氣血恢復。

✔人參 + 桂圓肉

人參、桂圓肉都具有滋養強壯的作用，做成飲品飲用，可使身體保暖、增強體力。

✔大棗 + 桂圓肉

桂圓肉具有養血安神的功效，大棗也是補血養血的食物。兩者同食，對經閉有一定療效。取桂圓肉 30 克，去核大棗 10 枚，白米 100 克加清水熬煮成粥，再加適量紅糖調味，早晚各 1 碗，可以補心脾、益氣血。

從醫 50 年經驗方

生用：桂圓肉可以直接嚼服，每次食用量以乾品 6 克為宜。治療大便溏瀉、失眠健忘、神經衰弱等。

煎服：桂圓肉單用或者配伍其他藥味一起煎煮。將西洋參 30 克放入鍋中，加水煎煮取汁，然後放入 10 克桂圓肉，文火煮 20 分鐘，調入白糖即可。滋陰降火，適用於相火亢盛所致遺精早洩、心煩盜汗、頭暈耳鳴等症。

藥膳：可入菜餚，與其他食材如大棗、雞蛋、人參、山藥等烹調後食用，或與蓮子、大棗等同煮為八寶粥。

制膏：桂圓肉 200~500 克兌入煎好的湯劑中，酌情加入白糖或者蜂蜜，文火熬膏。

泡茶：桂圓肉乾品取 10~30 克，用沸水沖泡，加蓋燜數分鐘，趁熱溫服，能夠養血寧神。

西洋參和桂圓肉一起煮，可滋陰，不上火。

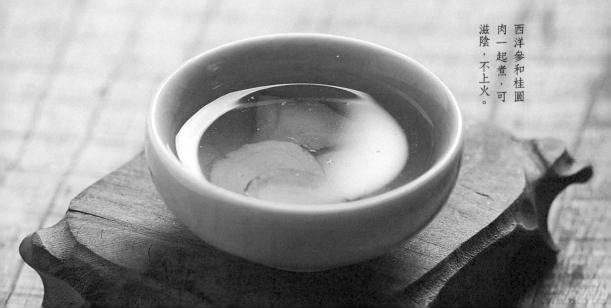

甘草

潤肺止咳，解百藥毒

藥典精要：「溫中下氣，止渴，通經脈，利血氣，解百藥毒。」
——《名醫別錄》

現代佐證

甘草的主要有效成分是甘草甜素、甘草素及異黃酮類等。甘草可鎮咳、鎮痛，還有抗潰瘍、抗炎、抗驚厥、抗腫瘤、抗愛滋病毒、抗變態反應、解毒、解痙、降低血膽固醇、增加膽汁分泌等藥理作用。

- 別名：甜草根、紅甘草、粉甘草、粉草等。

- 性味：性平，味甘。

- 歸經：歸心、肺、脾、胃經。

- 產地：中國內蒙古、山西，甘肅乾旱、半乾旱的荒漠草原、沙漠邊緣和黃土丘陵地帶。

- 忌服人群：實症中滿腹脹者忌服。

- 用法用量：一般用量3~5克，煎服、藥膳、泡茶、生用或炙用。

功效主治

1. **潤肺止咳。**甘草可除五臟六腑寒熱邪氣、通九竅、理胃氣，用於哮喘、久咳、乾咳少痰、胸悶氣短、支氣管哮喘等症。

2. **補益心脾。**用於心氣虛所致的心胸隱痛、面色淡白、胸悶氣短、動則氣喘。亦常用於婦人臟躁，症見急躁易怒、情緒起伏大。還常作輔助藥，用於脾胃虛弱所致的腹脹、便溏、倦怠乏力、少氣懶言等症。

3. **和中益氣，補虛解毒。**生用甘草涼而瀉火，散皮膚、體表的邪氣，消癰腫、利咽痛、解百藥毒、除胃積熱；用炙甘草溫而補中，主脾虛滑洩、胃虛口渴、肺熱咳嗽、氣短困倦等，但炙甘草不宜多用，易造成不思食。

4. **緩和藥性。**減輕其他藥味的毒副作用，調和藥味，常用作佐使藥。如附子調中理氣與甘草配伍，可以緩和附子下降胃氣的作用；與柴胡、黃芩搭配，緩和其寒，與人參、半夏搭配，調和其溫。

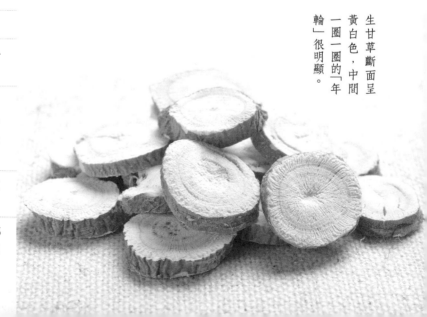

生甘草斷面呈黃白色，中間一圈一圈的「年輪」很明顯。

禁忌與配伍

✘ 大戟 + 甘草

甘草反大戟，不宜同用。

✘ 甘遂 + 甘草

二者不宜同用。

✘ 鯉魚 + 甘草

鯉魚和甘草性味相反，一起吃對身體健康不利，且甘草不宜和任何魚類搭配食用。

✔ 桔梗 + 甘草

桔梗上行入肺，善宣肺氣，肺氣宣通則咳止痰消，桔梗也具有良好的宣肺利咽功效而用於咽喉腫痛、失聲；甘草生用瀉火解毒，且可潤肺化痰、緩急止痛。桔梗配甘草，古方稱為甘桔湯，可標本兼治，相輔相成，使宣肺化痰、解毒利咽之力增強。我在臨床常將此配伍用於急性支氣管炎所致咳嗽及急慢性咽炎、扁桃體炎。

從醫 50 年經驗方

生用或炙用： 炙用氣溫，補脾胃不足；生用瀉心火、解毒、通淋。

煎服： 甘草同其他藥配伍使用，一般量為 3~5 克，取其補益作用時用量宜大，可用至 50 克，但大劑量時不宜長期服用。馬蘭頭 50 克，甘草 10 克，同煎取汁，即飲，可清熱解毒、涼血止血、利濕消腫。適用於伴有發熱胸悶、頭昏乏力、小便短赤的風熱感冒。

藥膳： 將甘草加適量水煎取汁液，與白米同煮成粥，長期食用則補氣健脾效果更佳。

泡茶： 取生甘草 5 克，用沸水沖泡，加蓋燜數分鐘，趁熱溫服，可治療慢性咽炎。

外用： 將甘草和蜂蜜煎煮後塗於燙傷部位，可以緩解疼痛。

用生甘草泡茶，對慢性咽炎很有效。

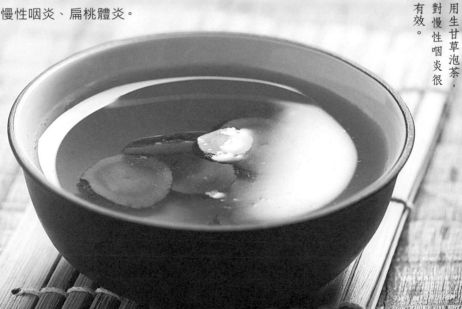

白果

益肺氣，定喘嗽

藥典精要：「生搗能浣油膩，則其去痰濁之功，可類推矣。」——《本草綱目》

現代佐證

白果能抑制結核桿菌的生長，對多種體外細菌及皮膚真菌有不同程度的抑制作用。適量進食白果，能保護神經細胞，防止或減低癡呆症的發生。此外，白果還具有免疫抑制、抗過敏、抗衰老、減輕缺血症狀、收斂等作用。

- 別名：銀杏、公孫樹子。

- 性味：性平，味甘、苦、澀，有小毒。

- 歸經：歸肺、腎經。

- 產地：中國北自瀋陽，南達廣州，東起華東，西南至貴州、雲南都有栽培。

- 食用禁忌：禁止生食，每次食用量不宜過大。

- 用法用量：一般用量 10~30 克，煎服、藥膳。

功效主治

1. **斂肺止咳。**據《本草綱目》記載，食用熟白果可以溫肺益氣，定咳喘，上斂肺氣除咳喘，下行濕濁化痰，用於肺氣虛所致的哮喘、痰嗽、氣短、氣促等病症。

2. **縮尿止帶。**白果氣薄味厚，性澀而收，用於腎氣虛所致的白帶量多、白帶異常、淋病、小便頻數、小便清長等病症，對男科、婦科方面的疾病有一定的治療效果。

3. **排毒拔膿。**據明代醫學典籍《滇南本草》記載，將白果搗爛敷在太陽穴上可以止頭風眼痛、消無名腫毒，用於酒糟鼻、頭面癬瘡、陰部疳瘡、乳癰潰爛等症。

4. **補氣養心，固腎。**白果歸腎經，可益腎滋陰，用於遺精、遺尿等。但是白果食用過量則可能中毒，出現頭痛、發熱、抽筋、煩躁不安、嘔吐、呼吸困難等中毒現象。用白果殼 30 克，煎服服用可解毒；用生甘草 50 克，煎服也能解毒。

外殼呈黃白色，種仁很飽滿，這才是好的白果。為了預防白果中毒，應熟食、少食。

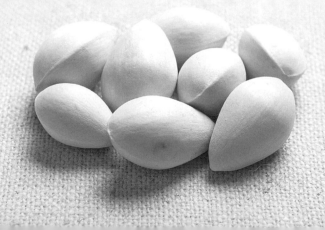

禁忌與配伍

✗ 鰻魚 + 白果

白果與鰻魚同食患軟風（小兒痿症），不宜同食。

✔ 雞肉、排骨等 + 白果

燒雞、燉排骨時放幾粒白果，會讓菜餚更美味。

✔ 蘆筍 + 白果

二者同食，可潤肺定喘，對高血脂症、心臟病、高血壓、動脈硬化及癌症也有特殊的療效。

從醫 50 年經驗方

煎服： 白果同其他藥配伍使用，一般量為 10~30 克。

藥膳： 白果除可炒食、煮食外，還可加工製成蜜餞、罐頭、飲料等，如將白果鹽水烹炒，糖水煮熟，略加桂花糖漬，或配成八寶飯等甜食。白果還可製成各種色香味形俱全的佳珍美饌。取白果 20 克，蓮子 30 克，藕粉 50 克，白果去殼、蓮子去心，浸泡 30 分鐘；藕粉用冷水攪勻。將白果、蓮子放入鍋中，加適量清水，同煮約 30 分鐘，慢慢倒入藕粉，調入冰糖，稍煮即可。此羹補氣養陰，活血化瘀，常服可扶正抗復發。

泡酒： 取白果 3 粒，用酒煮熟，食用。每天 1 次，連服 4~5 次，可治夢遺。

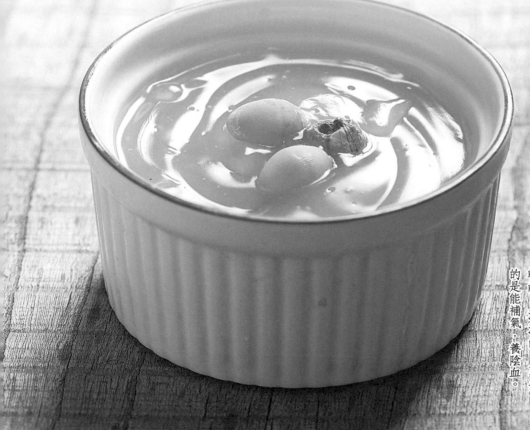

白果蓮子藕粉羹吃起來軟軟、滑滑的。重要的是能補氣、養陰血。

止咳化痰藥

百合

滋陽潤肺，安神益智

藥典精要：「主邪氣腹脹、心痛，利大小便，補中益氣。」

——《神農本草經》

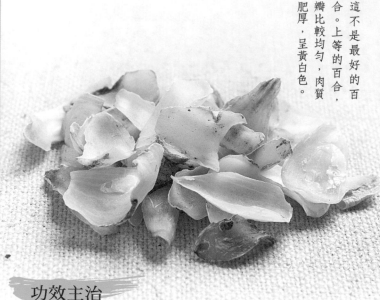

這不是最好的百合。上等的百合，瓣比較均勻，肉質肥厚，呈黃白色。

現代佐證

百合含蛋白質、脂肪、膳食纖維、碳水化合物、多種維生素和氨基酸，具有止咳、祛痰、平喘、強壯、耐缺氧、鎮靜、提高免疫力、抗腫瘤、止血、抗潰瘍、抗痛風等作用。

- 別名：白百合、蒜腦薯。
- 性味：性微寒，味甘。
- 歸經：歸心、肺經。
- 產地：蘭州百合在全球享有很高聲譽。
- 忌服人群：風寒咳嗽者忌服，中寒便溏者禁服。
- 用法用量：一般用量6~12克，煎服、藥膳。

功效主治

1. **止咳化痰。**百合歷來是止咳化痰的藥食兩用佳品，用於肺癆久咳、咳嗽痰血、肺病吐血等症，但百合性寒，不適合風寒咳嗽。

2. **滋陰潤肺。**一般傷寒病後體熱餘熱未消，所以神志恍惚、肺熱脾燥，百合能清泄肺胃之熱，通調水道，導洩鬱熱，所以可滋陰潤肺。用於肺熱乾咳、肺癰（肺部發生癰瘍，咳嗽膿血疾患）、久咳聲啞、陰虛勞嗽、乾咳痰黏、咳嗽咯血等病症。

3. **清心安神。**百合安心益智，源於祛除體內邪熱而扶助正氣，不是直接以性寒來祛熱，可用於熱病後期餘熱未清或情志不遂所致的虛煩驚悸、失眠多夢、精神恍惚等病症。

4. **清熱祛邪，補中益氣。**據明代醫學典籍《本草經疏》記載，百合主要用於邪氣腹脹，邪氣就是指邪熱，邪熱堆積在腹部，所以腹脹、腹痛，清邪熱則腹脹消；甘能補中，清熱則氣生，所以能夠補中益氣。

禁忌與配伍

✔白米＋百合

白米與百合煮粥，對中老年人及病後身體虛弱而有心煩失眠、低熱易怒者尤為適宜。

✔雞蛋＋百合

雞蛋與百合同食，具有滋陰潤燥、補血安神、清心除煩的功效。

✔芹菜＋百合

芹菜性味甘涼，富含膳食纖維，可清胃、滌熱、袪風；百合味甘，可潤肺止咳、清心安神。

✔蓮子＋百合

蓮子與百合煲粥是一個極富營養的搭配，可潤燥養肺、滋補強身，還可治療神經衰弱、心悸、失眠等。

從醫 50 年經驗方

煎服：單味或者配伍其他藥味一起煎服，一般用量為 6~12 克，鮮品可用 30~60 克。將鮮百合除去雜質（除去外衣），在清水中反復漂洗幾次，放入鍋內加水，用文火煮爛。出鍋前加入適量冰糖，吃百合喝湯。可除心煩、靜心。

藥膳：百合可以燉、燒、蒸、煮、做湯、做粥、調餡，或用鮮品拌、炒食用。取西芹 300 克，鮮百合 150 克，調料適量，拌炒食用。此菜入心經，清心除煩，寧心安神。

西芹炒百合，白綠相間，看著就很清爽，適合午餐或晚餐吃。

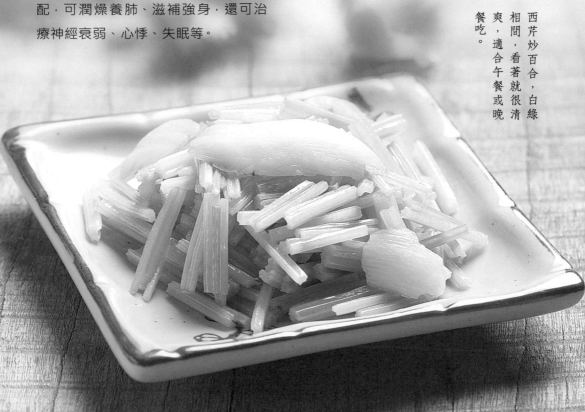

百部

止咳化痰，殺蟲滅蝨

藥典精要：「治肺家熱，上氣，咳嗽，主潤益肺。」──《藥性論》

百部表面黃白色至土黃色，皺皺縮縮的，質地比較硬，但容易折斷。斷面呈淡黃白色至暗棕色。以粗壯、肥潤、堅實、色白者為佳。

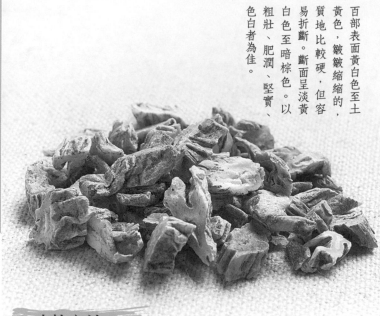

現代佐證

百部含多種生物鹼，可抑制呼吸中樞的興奮性，發揮鎮咳、祛痰的作用；還可有效鬆弛支氣管平滑肌，對百日咳、慢性支氣管炎、肺結核、老年咳喘、蛔蟲、蟯蟲、濕疹均有治療作用。

- 別名：嗽藥、百條根、百好、九叢根、山百根等。

- 性味：性微溫，味甘、苦。

- 歸經：歸肺經。

- 產地：中國安徽、浙江、湖北等地。

- 忌服人群：腎水不足、心火旺者忌服。

- 用法用量：一般用量3~15克，煎服、泡酒。

功效主治

1 止咳化痰。
古人多用百部治療久咳、痰多，因久咳者肺氣素虛，百部可根據寒熱區別調理止咳化痰。風寒咳嗽則佐以生薑；肺熱咳嗽則和蜜。用於肺結核、長期咳嗽、肺癆咳嗽、百日咳、哮喘等病症。

2 溫潤肺氣。
肺氣上逆則氣喘咳嗽，百部苦而下泄，善降氣，所以能夠下氣散肺熱，主潤肺。用於肺寒咳嗽、肺結核等症。

3 散熱解表。
百部潤而不燥，能開洩降氣，清肺熱而解表，用於皮膚疥癬、濕疹、牛皮癬、遍身黃腫、皮炎、濕疹等症。

4 殺蟲滅蝨。
據清代醫學典籍《本草新編》記載，百部殺蟲而不損耗氣血，最有益於人，但是殺蟲時需要量大一點，才能有效。同時與人參、茯苓、白朮等配伍可以降低百部味苦對胃氣的損傷。外用於頭蝨、體蝨、蟯蟲、陰部搔癢、蛔蟲等病。

禁忌與配伍

✘天冬＋百部

百部性微溫而不寒，用於治療寒氣引起的咳嗽多痰；天冬性寒而不熱，與百部相反，用來治療風熱咳嗽，所以二者不可配伍。

✔黃耆＋百部

黃耆性溫，味苦，清熱燥濕，瀉火解毒，止血，止咳化痰；百部用於肺熱咳嗽，高熱煩渴等。二者配伍，止咳化痰效果良好。

✔紫菀＋百部

紫菀味苦而辛，性溫而不熱，質潤而不燥，功專開洩肺鬱，為化痰止咳要藥；百部甘潤苦降，微溫不燥，功專潤肺止咳。二藥配伍，相得益彰，止咳化痰功效倍增。我在臨床上，無論外感、內傷，不論屬寒、屬熱咳嗽，不分暴咳、久咳，皆用二藥配伍治之，收效甚捷。

從醫 50 年經驗方

煎服：取苦參 15 克，百部 15 克，大蒜 10 瓣，加清水同煎，去渣取汁，每天 2 次，連服 3~7 天，可除濕解毒殺蟲，主治黴菌性陰道炎，症屬濕熱蘊結。

泡酒：生百部取根浸在酒裡，每次 1 杯，每日 3 次，可治療突發性、連續性咳嗽。

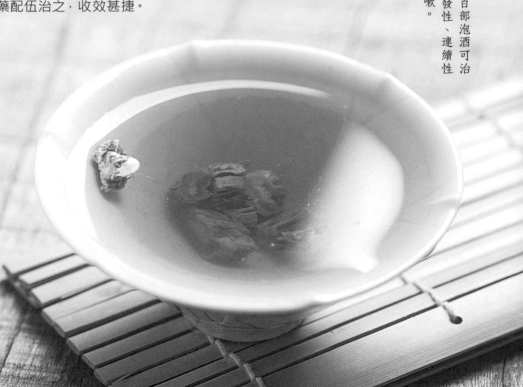

生百部泡酒可治突發性、連續性咳嗽。

止咳化痰藥

枇杷葉

止咳嗽，消痰定喘

藥典精要：「清肺氣，降肺火，止咳化痰。」——《本草再新》

枇杷在南方很常見，將枇杷葉洗淨陰乾後就可以當藥用了，止咳效果很好。

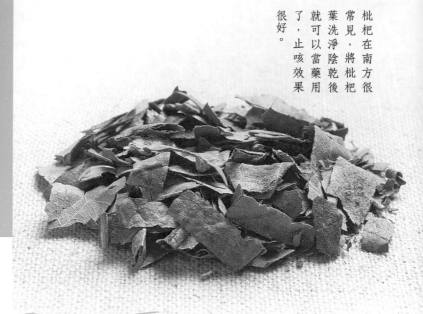

現代佐證

枇杷葉含揮發油，主要成分為橙花椒醇和金合歡醇。是止咳化痰的常用藥，具有清熱、潤肺、止咳化痰、降逆止嘔等功效。對治療肺熱咳嗽、氣逆喘急、胃熱嘔吐、口乾消渴、肺風面瘡、粉刺等效果顯著。

- 別名：巴葉。

- 性味：性微寒，味苦。

- 歸經：歸肺、胃經。

- 產地：分布於中國陝西、甘肅、江蘇、安徽、浙江、江西、福建、四川、貴州、雲南以及台灣等地。

- 忌服人群：胃寒嘔吐及肺感風寒咳嗽者忌服。

- 用法用量：一般用量5~15克，煎服、藥膳。

功效主治

1 止咳化痰。 據明代醫學典籍《滇南本草》記載，枇杷葉止咳嗽，消痰定喘，能斷痰絲，化頑痰，散氣喘，止氣促，用於久咳、乾咳、痰多、胃熱嘔吐等症。

2 清肺。 取其下氣之功，從而氣逆者不逆，乾嘔者不嘔，煩渴者不渴，乾咳者不咳。潤肺理氣，用於肺熱久咳、全身發熱、肺癆、羸瘦、口乾舌燥等症。

3 和胃降氣。 用於心氣虛所致的心胸隱痛、面色淡白、胸悶氣短、動則氣喘。亦常用於婦人臟躁，症見急躁易怒、情緒起伏大。還常作輔助藥，用於脾胃虛弱所致的腹脹、便溏、倦怠乏力、少氣懶言等症。

4 養肝腎，涼心火。 口乾舌燥一般源於體內虛火灼熱，以養腎氣入手可止乾渴；熱渴不解源於心火長盛不息，以涼心而敗火。用於口舌生瘡、聲音嘶啞、口角潰爛等症。

禁忌與配伍

✔陳皮＋枇杷葉

二者配伍可治療肺熱咳嗽，打嗝嘔吐。

✔桑葉＋枇杷葉

桑葉清肝瀉火，祛風化痰解表，與枇杷葉配伍適合於肝陽上亢、肝火犯胃所致的頭重腳輕、口乾口苦以及血壓升高等症狀。此兩味均是寒涼之品，飲茶後若出現脘腹、小腹冷痛、泄瀉，即刻停用；素體陽虛怕冷之人慎用。

從醫 50 年經驗方

煎服：將鮮枇杷葉 400 克洗淨，去毛，加適量清水，煎煮至濃稠，去渣，調入蜂蜜，攪勻，晾涼後即食。清解肺熱，化痰止咳。適用於痤瘡、酒糟鼻等症。

藥膳：枇杷葉 15 克洗淨，切碎，裝入紗布袋內，放入鍋中加適量清水煎煮，去渣取汁；白米洗淨，放入鍋內，加枇杷汁液和適量清水，熬煮成粥即可。此粥清熱化痰，降氣止咳。適用於急性支氣管炎。

泡茶：取菊花 10 克，枇杷葉 10 克，製成粗末，以沸水沖泡，代茶飲，具解表功效，對風熱感冒之咽喉疼痛、發熱、咳嗽氣喘、咯吐黃痰、血壓高等效果顯著。

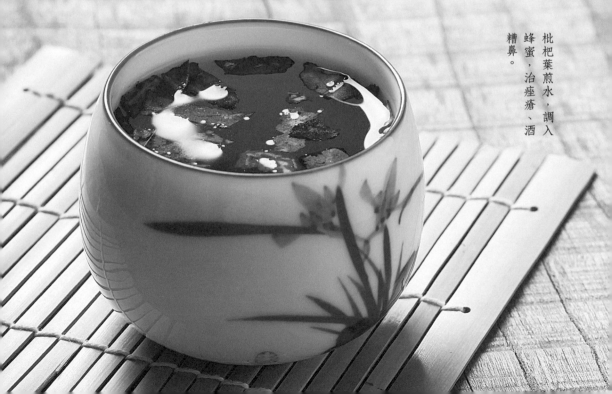

枇杷葉煎水，調入蜂蜜，治痤瘡、酒糟鼻。

枸杞子

養肝腎，補精氣

藥典精要：「堅筋耐老，除風。」
——《食療本草》

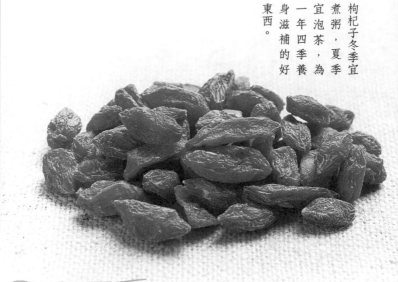

枸杞子冬季宜煮粥，夏季宜泡茶，為一年四季養身滋補的好東西。

現代佐證

枸杞子含有生物鹼、甾醇類化合物，對免疫有促進作用，同時具有免疫調節作用。此外，枸杞子可提高血睪酮水準，發揮強壯作用，還有抗衰老、抗突變、抗腫瘤、降血脂、保肝及抗脂肪肝、降血糖、降血壓、促進造血功能、升白細胞等作用。

- 別名：枸杞豆、枸杞果等。

- 性味：性平，味甘。

- 歸經：歸肝、腎經。

- 產地：中國寧夏中寧縣是著名的枸杞之鄉。

- 忌服人群：脾虛便溏者慎服。

- 用法用量：一般用量5~15克，藥膳、含服、泡茶。

功效主治

1 **滋補肝腎，平熄肝風。**枸杞子以甘寒性潤補腎水虧損，從而陰從陽生，腎水至而肝風熄（即滋水涵木之義），用於肝腎精血虧虛所致的頭暈目眩、腰膝酸軟、遺精滑洩、耳聾耳鳴、鬚髮早白、失眠健忘等症，亦用於肝腎陰虛所致的潮熱盜汗、五心煩熱，還可以用於糖尿病。

2 **益精明目。**枸杞子潤而滋補，兼能退熱，熱退則陰生，陰生則助生陰血，肝開竅於目，神光屬腎，二臟之陰氣滋生，則目自明。用於肝腎陰血虧虛所致的目昏不明、視力減退等症。

3 **滋陰補氣。**枸杞子味甘而純，所以能補陰，陰中有陽，所以可補氣，從而滋陰但是不致陰衰，助陽而使陽旺。用於氣色蒼白、羸瘦、睡眠質量低等症。

4 **補益筋骨，去虛勞。**枸杞子長期服用可以堅筋骨，耐寒暑，補內傷虛空，強陰，利大小腸，可以長肌肉，益顏色，肥健人。用於勞傷虛損、氣色不好等症。

禁忌與配伍

✘ 綠茶 + 枸杞子

綠茶富含的鞣酸具有收斂吸附作用，會吸附枸杞子中的微量元素，生成人體難以吸收的物質，應避免同食。

✘ 空心菜 + 枸杞子

空心菜和枸杞子都是含鉀很高的食物，一起大量食用，容易出現腹脹、腹瀉等症狀。

✔ 羊肉 + 枸杞子

羊肉止渴健胃、涼血解毒，枸杞子清肝去火，同食對腰酸背痛、頭昏耳鳴、兩目模糊有療效。

✔ 蓮子 + 枸杞子

枸杞子補腎潤肺、生精益氣、補肝明目，與蓮子同食，具有健美抗衰、烏髮明目、健身延年的功效。

從醫 50 年經驗方

藥膳： 枸杞子可與其他食材如雞、豬肉等烹調，或與白米同煮為粥。取枸杞子 15 克，桂圓肉 30 克，一起入鍋中水煮半小時即可飲用。此飲可滋養肝腎、益血明目，適用於老年性肝腎陰虛型白內障。

含服： 枸杞子洗淨後放入口中含服至淡而無味後咀嚼咽服。可滋補肝腎，治療失眠、健忘、心煩、耳鳴等。

泡茶： 枸杞子用沸水沖泡，加蓋燜 5 分鐘，可沖泡數次，代茶飲，至淡而無味時食渣。一般用量為 10 克。可去疲勞、補精氣，適合氣虛脾寒的人服用。

喝水時在杯子中放幾顆枸杞子，很適合用眼過度者。

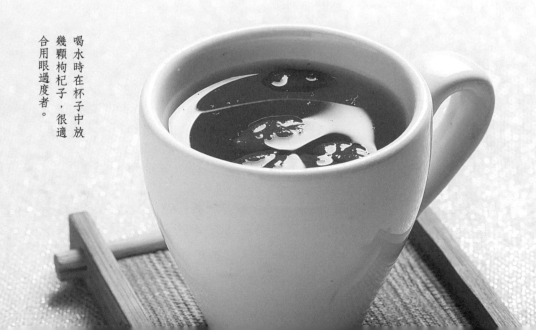

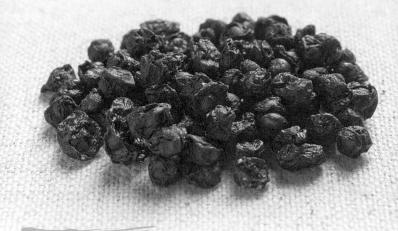

從顏色上來判斷，一等品呈紫紅色或紅褐色，二等品呈黑紅、暗紅或淡紅色。

平肝熄風藥

五味子

平肝明目，止咳嗽

藥典精要：「酸鹹入肝而補腎，辛苦入心而補肺。」

——《本草綱目》

現代佐證

五味子含揮發油、檸檬酸、蘋果酸、酒石酸、甾醇、樹脂、鞣質、多種維生素等成分。具有鎮痛、保肝、擴血管、抗衰老、鎮咳、祛痰、抗潰瘍、增強免疫力等作用。

- 別名：玄及、會及。

- 性味：性溫，味酸、甘。

- 歸經：歸肺、心、腎經。

- 產地：主產於中國黑龍江、遼寧、吉林、河北等地。

- 忌服人群：外有表邪，內有實熱者忌服；咳嗽初起、麻疹初發者忌服。

- 用法用量：一般用量3~15克，煎服、藥膳、泡茶。

功效主治

1 **平肝明目。**肝為陰陽二氣的轉折點，肺氣隨陰以下降，則氣化精而精盈；腎水從陽以上布，則精化氣而氣盛。五味子專精於肝，而交合肺腎，於是可平肝熄風，明目寧神。

2 **斂肺氣，止咳嗽。**據明代醫學典籍《本草經疏》記載，肺主諸氣，五味子以酸收氣，從而入肺補肺，斂肺氣。咳嗽源於氣逆上行，氣虛則上壅而不歸元，酸以收之，攝氣歸元，所以為咳嗽要藥。用於肺寒咳嗽、哮喘等症。

3 **斂氣生津。**一般氣虛喘急、精神不足、肢體羸弱源於精元耗竭，五味子用其酸斂生津，保固元氣，然後上入肺生津濟源，下入腎固精壯陽。用於多汗、盜汗、咽乾口渴、遺精、肢體羸瘦等症。

4 **養五臟，澀精固腎。**專補腎，兼補五臟。腎藏精，精盛則陰強，收攝則真氣歸元，從而丹田暖，促進消化，棄其糟粕而留取精華，則精自生。用於夢遺滑精、尿頻遺尿、久瀉不止等症。

禁忌與配伍

✔桂圓肉＋五味子

補心腎、滋陰液、健脾胃。

✔雞肉＋五味子

補益虛弱。

✔核桃＋五味子

治療糖尿病。

✔鴨肉＋五味子

五味子益氣生津，補腎養心，收斂固澀，用於肺氣耗傷；鴨肉清熱健脾。二者搭配補肺益腎，止咳平喘。

堅持飲用五味子枸杞子茶，能很好地緩解體軟無力。

從醫 50 年經驗方

煎服：單味或者配伍其他藥味一起煎服，一般用量為 3~6 克。山楂 15 克，五味子 15 克，麥芽 50 克，水煎服，每日 1 劑，日服 2 次，可治療乳腺增生。

藥膳：五味子可與其他食材如雞、豬肉等烹調。取五味子 15 克，鴨肉 150 克，一起入鍋中煮熟，加適當調料，飲湯吃肉，可補肺益腎，止咳平喘。

泡茶：取五味子 5 克，枸杞子 5 克，用沸水沖泡，燜 3 分鐘，代茶飲，可治肝腎陰虛，症見眩暈體倦、兩腳酸軟、心煩自汗等。

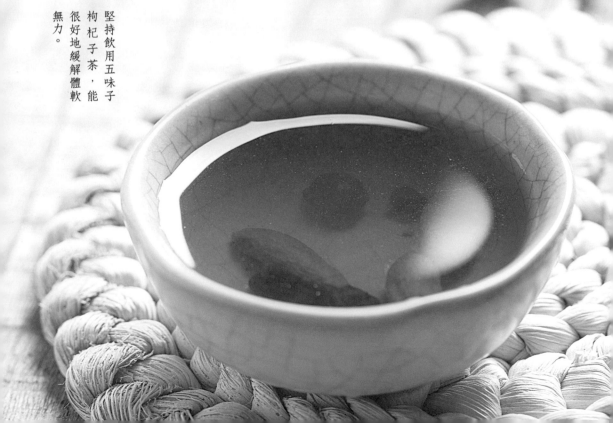

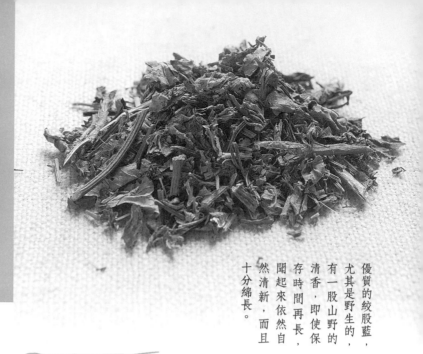

絞股藍

清肝養肝，益氣健脾

藥典精要：「飲用絞股藍，治療偏頭痛、降血壓、降血脂等。」
——《中國中草藥彙編》

優質的絞股藍，尤其是野生的，有一股山野的清香，即使保存時間再長，聞起來依然自然清新，而且十分綿長。

現代佐證

絞股藍至少含有 4 種以上與人參皂苷完全相同的有效成分，具有提高人體免疫力、提高抗氧化能力、降血脂、抗血栓作用，還具有延緩衰老、抗潰瘍、鎮靜催眠、鎮痛、抗腫瘤作用。

- 別名：五葉參、小苦藥、七葉膽和七葉參等。

- 性味：性寒，味苦、甘。

- 歸經：歸肺、脾、腎三經。

- 產地：以中國長江南岸、神農架、星斗山等地產的絞股藍質量較為上乘。

- 忌服人群：虛寒症忌用；不可超量使用。少數人服用本品會出現噁心嘔吐、腹脹腹瀉、頭暈眼花的症狀。

- 用法用量：一般用量10~20克，煎服、藥膳、泡茶。

功效主治

1 **清肝養肝**。作為保肝、治療肝炎的主要中藥，絞股藍可恢復肝臟正常的排毒功能，將體內藥毒、酒毒等及時排出體外；清除肝臟以及血液中的多餘脂肪，平衡人體脂肪代謝，解決代謝障礙。用於急慢性肝炎、高血壓、高血脂、脂肪肝等病症。

2 **益氣健脾，養心安神**。俗語稱「北有長白參，南有絞股藍」，證明絞股藍益氣、安神的功效與人參是相仿的。一般用於心脾氣虛所致的體倦乏力、動則氣喘、胸悶氣促、心慌失眠、納食不佳、食少便溏 等病症。

3 **清熱解毒**。絞股藍可清理體內毒素，抑制細胞癌變和殺滅癌細胞，刺激細胞分裂，適用於各種腫瘤、癌變、潰瘍、咽喉腫痛等病症。

4 **補肺潤燥，止咳祛痰**。絞股藍歸肺經，性寒降熱，可益肺氣，清肺熱。用於肺陰虛所致的肺中燥熱、咳嗽痰黏、乾咳無痰、慢性支氣管炎等病症。

禁忌與配伍

✔ 杜仲 + 絞股藍

本方用二者降血壓，絞股藍兼以清熱、安神。用於高血壓病、眩暈頭痛、煩熱不安、失眠煩躁。

✔ 金錢草 + 絞股藍

絞股藍清熱解毒，金錢草清熱利濕、退黃。用於病毒性肝炎，症見濕熱發黃，小便黃赤短少。

✔ 大棗 + 絞股藍

絞股藍與甘潤溫和、補脾胃、益氣血的大棗配合，能發揮很好的抗疲勞、促深睡、提高思維能力及記憶力的作用。

✔ 銀杏葉 + 絞股藍

取絞股藍 20 克，銀杏葉 30 克，一起入鍋水煎取汁，趁熱飲，當日飲完。可降低血脂，軟化血管。主治各種類型高血脂症，對血脂增高伴有動脈硬化肥胖症、肝病者尤為適宜。

從醫 50 年經驗方

煎服：取本品 10~20 克，用適量水煎 2 次，兩煎藥汁混合，代茶飲，每日 1 劑。可養心安神，治療胸悶氣短、心慌失眠等。

藥膳：可入菜餚食用，與其他食材如雞、鴨等燉服，或者煎取汁液，加入白米煮為稀粥食用。

泡茶：取絞股藍 10 克，用沸水沖泡，加蓋燜數分鐘，趁熱溫服，沖茶至味淡。可降血脂、降血壓、軟化血管。

絞股藍和銀杏葉煎煮，對各種類型的高血脂症很有幫助。

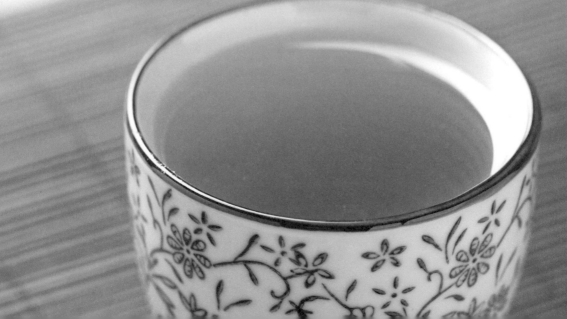

石決明

鎮肝，明目，治暈眩

藥典精要：「主青盲內障，肝肺風熱。」——《海藥本草》

石決明是鮑科動物的貝殼。曬乾碾碎後即為生石決明。

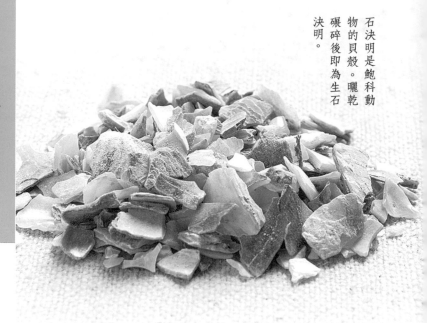

現代佐證

石決明有清熱、鎮靜、降血壓、擬交感神經、抗感染、抗病毒的作用，可有效治療病毒性感冒、急慢性肝炎等。

- 別名：真珠母、鰒魚甲、九孔螺、千里光、鮑魚皮、金蛤蜊皮等。

- 性味：性寒，味鹹。

- 歸經：歸肝、腎經。

- 產地：中國廣東、海南、遼寧、山東等地。

- 忌服人群：脾胃虛寒者慎服，消化不良、胃酸缺乏者忌服。

- 用法用量：一般用量10~30克，煎湯。

功效主治

1 **平肝鎮肝。**石決明味鹹清熱，質重潛陽，專入肝經，有平肝陽、清肝熱的功效，是涼肝、鎮肝之要藥。用於肝腎陰虛、肝陽眩暈症，肝陽上亢、肝火亢盛、頭暈頭痛、煩躁易怒等症。

2 **明目去翳。**據明代醫學典籍《本草經疏》記載，足厥陰肝經開竅於目，雙目得到血液的供給才能看清，血虛、血熱就會影響雙目。石決明鹹寒入血除熱，所以能治療眼睛方面的疾病。用於肝火上炎、目赤腫痛、風熱目赤、翳膜遮睛、陰虛血少之視物不清、眼花等病症。

3 **清熱，解毒，鎮靜。**用於肺熱引起的咽喉腫痛、頭疼、腸胃不適、消化不良、胃脹氣、目眩、視物不清等症。

4 **止頭暈、頭痛。**腦中充血、頭痛、暈眩等源於肝氣逆行、肝火挾血上沖，石決明可平肝陽、清肝熱，以止頭暈、治頭痛。用於頭暈目眩等症。

禁忌與配伍

✗旋覆花 + 石決明

古人認為，石決明畏旋覆花，二者不可同用。

✗雲母 + 石決明

古人認為，石決明反雲母，二者不可同用。

✔珍珠母 + 石決明

二藥均為鹹寒之品，皆能平肝潛陽、清肝明目，治療肝陽上亢引起的頭痛、眩暈等症。珍珠母另有鎮心安神、制酸收斂作用。二者配伍，相須為用，功效倍增。我在臨床常配伍用於高血壓肝陽上亢型患者，改善頭痛、眩暈、頭重腳輕、面部生火等症狀明顯。煎湯內服，必須煅用打碎先煎。

從醫 50 年經驗方

煎服：單味或者配伍其他藥味一起煎服，如生地黃、白芍、牡蠣等，可有效治療肝腎陰虛，一般用量為10~30克。取生石決明 30 克，生牡蠣 30 克，生地黃 15 克，菊花 9 克，水煎取汁。每日服 3 次，可治療高血壓病。

石決明單味煎服時應先打碎，有清熱，鎮靜、降血壓功效。

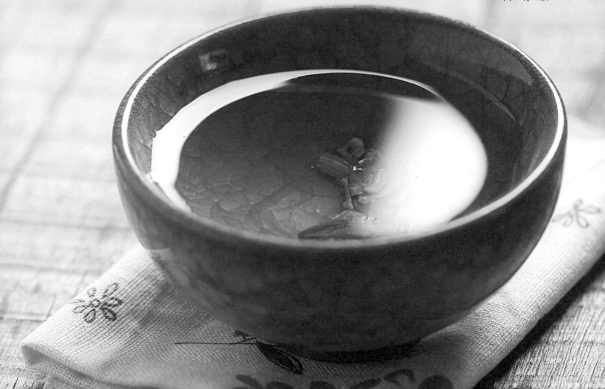

平肝熄風藥

熄風，定驚

天麻

藥典精要：「主諸風濕痺，四肢拘攣，利腰膝，強筋力。」——《開寶本草》

功效主治

1. **平肝熄風。**中醫認為「肝苦急，以甘緩之」，肝屬木，膽屬風，若肝虛不足，則導致肝急堅勁，不能養膽，則膽腑風動，肝膽之病就困擾而來。天麻味甘，可緩和肝的堅勁，補肝養膽，用於中風、驚風、頭風、暈眩等症。

2. **定驚安神。**據清代醫學典籍《本草正義》記載，天麻厚重堅實，富於脂肪，所以能平靜鎮定。用於小兒熱痰驚風、神經衰弱、語多恍惚、小兒癲癇等症。

3. **祛風滲濕，溫通行痺。**據明代醫學典籍《本草新編》記載，天麻能止昏眩，療風去濕，對症治療筋骨拘攣癱瘓，可通血脈、開竅。用於關節痺痛、風濕等症。

4. **通經活絡。**一般風濕痺痛、半身不遂等源於外邪甚盛、壅塞經絡、氣血不通，天麻可以引經使氣血直達壅塞之處，使氣暢血通。

現代佐證

天麻中含量較高的主要成分是天麻苷（天麻素）。鎮痛作用效果顯著，對三叉神經痛、血管神經性頭痛、腦血管病頭痛、中毒性多發性神經炎有緩解作用；具有鎮靜、抗驚厥、降低血壓、增智、熄風、定驚等作用。

- 別名：明天麻、鬼督郵、冬彭（藏名）、定風草、離母、白龍皮等。

- 性味：性平，味甘。

- 歸經：歸肝經。

- 產地：主產於中國安徽大別山，陝西秦巴山區，四川、雲南、貴州等地。

- 忌服人群：津液衰少，血虛、陰虛者等慎服；天麻不宜久服。

- 用法用量：一般用量5~10克，生用、煎服、藥膳。

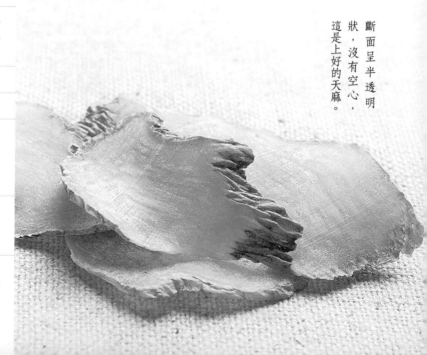

斷面呈半透明狀，沒有空心，這是上好的天麻。

禁忌與配伍

✗川芎 + 天麻

有醫家認為二者不可同用，易患腸梗塞。

✔雞蛋 + 天麻

二者配伍適用於肝腎虧損、肝陽上擾所致頭暈耳鳴、腰酸尿頻等症。

✔綠茶 + 天麻

二者同用可平肝熄風，緩解頭痛、眩暈等症。

✔鉤藤 + 天麻

天麻、鉤藤皆入肝經，均有平肝潛陽熄風功效，為治療眩暈常用妙藥。天麻味薄通利，通經活絡，對風濕痹痛、肢體麻木、手足不遂也有良好效驗；鉤藤性寒清熱，熄風止痙，為治療熱病驚癇抽搐之要藥。二藥配伍，平肝熄風之效大增。我常用二藥配伍用於高血壓病、內耳迷路引起的眩暈症，收效良好。鉤藤不耐久煎，煮沸 20 分鐘，其降壓的鉤藤鹼等成分可大部分被破壞，故應後下，不可忽視。

從醫 50 年經驗方

生用或炒製：天麻揀去雜質，大小分檔，用水浸泡至七分透，撈出，晾乾，再潤至內外熟度均勻，切片，曬乾。炒製天麻時先用文火將鍋燒熱，隨即倒入天麻片，以炒至微黃色為原則。

煎服：單味或者配伍其他藥味一起煎服，如附子、半夏、木香等，對治療偏頭疼、頭昏目眩、不能起床等症效果顯著。一般用量為 5~10 克。天麻 3 克，綠茶 5 克，將天麻、綠茶放入鍋中，加水煎煮，去渣取汁，代茶飲。此飲可平肝熄風，能緩解頭痛、眩暈等症。

藥膳：天麻可與其他食材如雞蛋、雞肉、南瓜、豬腎等烹調，有養肝護肝的功效。取天麻 30 克，老母雞 1 隻，將天麻擇洗乾淨塞到母雞肚子裡，將母雞放進砂鍋燉熟爛，加鹽調味。喝湯吃肉。此湯補血益腎、通絡健腦、補心安神。

天麻綠茶飲能緩解頭痛、眩暈。

麻黃

發表散邪，宣肺平喘

藥典精要：「散赤目腫痛，水腫，風腫。」——《本草綱目》

現代佐證

麻黃含麻黃鹼、黃酮苷、鞣質等成分，可溫和而持久地收縮血管，治療鼻黏膜腫脹、低血壓；同時麻黃鹼能夠引起精神興奮、失眠、不安、震顫等現象；但麻黃可有效抗肢體疲勞，是治療重症肌無力的常用藥。

- 別名：龍沙、狗骨、卑相、卑鹽等。

- 性味：性溫，味辛、微苦。

- 歸經：歸肺、膀胱經。

- 產地：分布於中國內蒙古、吉林、遼寧、河北、河南、山西、陝西等乾燥高地和山岡、山田中。

- 忌服人群：因體虛而多汗、盜汗、氣喘者忌服。

- 用法用量：一般用量1~5克，生用、煎服、藥膳。

功效主治

1 **發汗解表。**麻黃為發表散邪第一要藥，但是元氣虛及四肢無力者不能使用，否則會發汗不止，損傷元氣。春分前後，人體元府（腠理、毛孔）大開，麻黃要酌情減量；夏至前後，肌膚開洩，人大多氣虛，不可太發汗。用於傷寒表實、發熱惡寒無汗、頭痛鼻塞、骨節疼痛、脈浮緊等症狀。

2 **宣肺平喘。**據清代醫學典籍《本草正義》記載，麻黃清輕上浮，專疏肺鬱，宣洩氣機，散風寒而平喘，用於風寒感冒、氣熱息粗、胸悶喘咳、支氣管咳嗽等症。

3 **利水消腫。**麻黃發汗利水，有助於消散水腫，用於水腫而兼表症，如全身浮腫、小便不利、目赤腫痛等。

4 **散陰疽，消癥結。**麻黃溫散寒邪，與其他中藥如熟地、肉桂、白芥子等配伍可用於風濕痺痛、皮下腫塊、皮膚搔癢、皮膚毒瘡、毛囊炎等症。

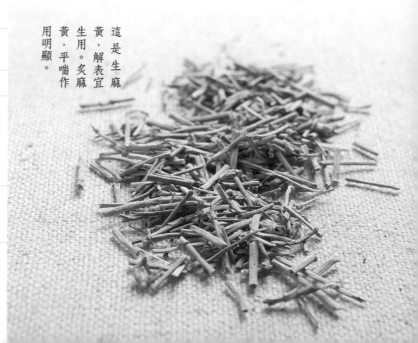

這是生麻黃，解表宜生用。炙麻黃，平喘作用明顯。

禁忌與配伍

✘辛夷＋麻黃

麻黃惡辛夷，二者不可同用。

✔石膏＋麻黃

麻黃味辛入肺，善於解表平喘，以宣發肺氣為主，長於發汗利水；石膏大寒，善清肺熱，為清解氣分熱之要藥。二藥一溫一寒，一散一清，殊途而同歸。二藥相配清肺熱而平喘，宣肺氣而利水，達到表里相應之妙，如麻黃苦杏仁甘草石膏湯。我在臨床常用於急性支氣管炎、大葉性肺炎見肺熱咳喘者。

✔桂枝＋麻黃

麻黃辛溫，輕清上浮，開腠發汗力強，善走衛分，為發散風寒第一藥；桂枝辛溫發汗力弱，透達營衛。二藥相須而用，發汗解表、除痺止痛作用加強，為風寒表實症之重劑，如麻黃湯。我在臨床用於風寒表實無汗及風寒濕痺，每每奏效。

從醫 50 年經驗方

生用或蜜製： 取麻黃原藥材，除去殘根、木質莖等雜質，洗淨，潤透，切中段，乾燥。蜜製麻黃時先取煉蜜用適量開水稀釋後，加入麻黃段拌勻，燜透，置炒藥鍋內，用文火加熱，以炒至不黏手為原則，取出放涼。麻黃每 100 克，用煉蜜 20 克。

煎服： 單味或者配伍其他藥味一起煎服，一般用量為 1~5 克，有宣肺透表、利水消腫的功效。與益母草、桔梗、生甘草配伍可止咳、化痰、消炎。

藥膳： 麻黃 5 克，白蘿蔔 200 克，蜂蜜適量。白蘿蔔洗淨，切塊；與麻黃、蜂蜜放入碗內，隔水蒸熟，去掉麻黃，吃蜂蜜蘿蔔即可。可解表散寒，行氣化痰，止咳。

也可以用麻黃煎煮液燉蘿蔔。

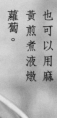

苦杏仁

祛痰止咳，潤腸通便

藥典精要：「止咳嗽，消痰潤肺，潤腸胃。」——《滇南本草》

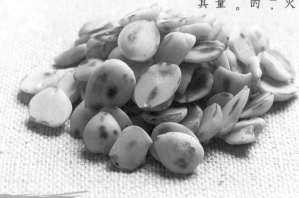

去皮，文火炒至微黃色，就是藥用的炒杏仁了。但不能大量食用，尤其是苦杏仁。

現代佐證

苦杏仁含苦杏仁苷、脂肪油、蛋白質等有效成分，止咳平喘，潤腸通便，可抗癌、抗腫瘤，治療肺病、咳嗽等疾病；苦杏仁還含有豐富的黃酮類和多酚類成分，能夠有效降低膽固醇，降低心臟病和多種慢性病的發生率。

- 別名：杏核仁、杏子、木落子、苦杏仁、杏梅仁等。

- 性味：性微溫，味苦，有小毒。

- 歸經：歸肺、大腸經。

- 產地：主要分布於中國河北、遼寧和甘肅等地。

- 忌服人群：陰虛咳嗽及大便溏洩者忌服。

- 用法用量：一般用量5~10克，煎服、藥膳、外用。

功效主治

1 **祛痰止咳。**用於外感風寒引起的咳嗽、痰多、胸悶氣短、咽喉腫痛等症；對肺熱、心燥、胸悶氣短、喘粗氣等症效果顯著。南方產的苦杏仁偏於滋潤，治肺虛肺燥引起的咳嗽；北方產的苦杏仁善於降肺氣平喘，治肺實（肺部實症，邪氣盛）引起的咳喘。

2 **潤腸通便。**苦杏仁含油脂而質潤，味苦而下氣，所以能潤腸通便。用於腸燥便祕，但苦杏仁只適用於腸燥等實症，凡陰虧、鬱火者不宜長期服用苦杏仁。

3 **潤肺，平喘。**肺主臟氣，降於胸膈而行於經絡，氣逆上行則胸膈閉阻而生喘咳，臟病而不能降，經病而不能行，於是腫痛。苦杏仁疏利開通、破壅降逆，善於開痹而治喘，消腫而潤燥，調理氣分之鬱。用於喉嚨生瘡、哮喘、肺喘、肢體浮腫等症。

4 **散風，降氣。**據《本草綱目》記載，苦杏仁能散能降，所以散風、降氣、潤燥、消積，用於口舌生瘡、視物不清、咽喉腫痛等症。

禁忌與配伍

✘菱角 + 苦杏仁

菱角與苦杏仁一起吃，不利於蛋白質的吸收，會降低人體對其營養的吸收和利用率。

✘小米 + 苦杏仁

小米性味甘、鹹、微寒，與苦杏仁同食，易使人吐瀉。

✔桔梗 + 苦杏仁

疏風清熱，宣肺通竅，抑制鼻塞鼻癢。

✔麻黃 + 苦杏仁

麻黃辛散輕浮，能散邪宣肺以平喘止咳；苦杏仁味苦性降，功能降洩肺氣，止咳潤腸。麻黃、苦杏仁同入肺經，一宣一降，相輔相成，能明顯增強定喘止咳效果。凡寒性咳喘痰白、胸悶氣逆均可配伍運用。古人有「苦杏仁是麻黃的臂膀」之說，如三拗湯。這裡的麻黃應用炙麻黃，苦杏仁應為苦杏仁。

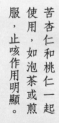

苦杏仁和桃仁一起使用，如泡茶或煎服，止咳作用明顯。

從醫 50 年經驗方

生用和炒製：將苦杏仁揀淨雜質，在沸水中略煮，當苦杏仁皮微微發皺的時候撈出，浸在涼水中，脫去種皮，曬乾，簸淨即可。炒製苦杏仁時將乾淨的苦杏仁放在鍋裡用文火炒至微黃色，取出放涼即可。

煎服：單味或者配伍其他藥味一起煎服，如麻黃、薏仁、甘草等，可治療風寒感冒引起的痰多、咳嗽、咽喉腫痛等症，一般用量為 5~10 克。

藥膳：苦杏仁可與其他食材如紅糖、桃仁、牛奶、薏仁、赤小豆、百合等烹調，可潤肺平喘，止咳祛痰，促進腸胃吸收與運動。杏仁 15 克，核桃仁 15 克，微炒研末後開水沖服，用於久患喘咳、肺腎兩虛、乾咳無痰、少氣乏力等症。

外用：苦杏仁連皮帶肉，碾碎，每日早晨擦患處，擦至發紅，晚上臨睡時再擦 1 次，可緩解白斑症狀。

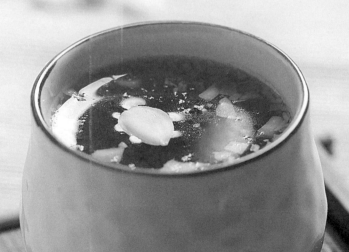

金銀花

疏熱散邪，解毒排膿

藥典精要：「清熱，解諸瘡。」

——《滇南本草》

現代佐證

金銀花含木犀草素、肌醇及皂苷、鞣質等成分，具有抗菌、消炎、降低癌細胞活躍性、降低肝指數等作用。金銀花可涼血止痢、疏熱散邪，對外感風熱或溫病初起、身熱頭痛、心煩少寐、神昏舌絳、咽乾口燥等有一定作用。

- 別名：忍冬花、銀花、蘇花、金花、金藤花、雙花、二花、二寶花等。

- 性味：性寒，味甘。

- 歸經：歸肺、胃經。

- 產地：中國各地均有生產，其中河南封丘、山東平邑、河北鉅鹿、湖南漵浦質量最優。

- 忌服人群：脾胃虛寒及氣虛瘡瘍膿清者忌服。

- 用法用量：一般用量10~15克，煎服、泡茶、泡酒。

功效主治

1 清熱。金銀花性寒，可疏利咽喉、消暑除煩，用於暑熱症、瀉痢、流感、瘡癤腫毒、急慢性扁桃腺炎、牙周炎等病。

2 解毒排膿。據明代醫學典籍《本經逢原》記載，金銀花解毒去膿，瀉中有補，為癰瘡潰瘍後的聖藥。毒未成者能散，毒已成者能潰，但其性緩，效果不是很顯著，需要加倍藥量，或者用酒煮服，或搗爛成汁摻在酒裡每頓飲用。用於蕁麻疹、創口感染等一切腫毒。

3 止瀉，順氣。大部分醫學典籍裡有介紹金銀花的解毒功效，根據明代醫學典籍《本草通玄》記載，金銀花可用於腹脹、消化不良、腹瀉等症。

4 殺菌消炎。金銀花性微寒，可清火除濕熱，解瘟疫穢惡濁邪，熄肝膽浮越風陽，用於急性乳腺炎初期、痢疾、傷口感染等症。

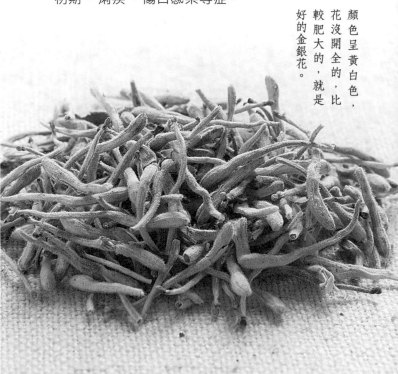

顏色呈黃白色，花沒開全的，比較肥大的，就是好的金銀花。

禁忌與配伍

✔桔梗 + 金銀花

金銀花可清熱解毒，長於內清外散；桔梗止咳平喘。二者配伍適用於支氣管炎併發哮喘。

✔陳皮 + 金銀花

二者配伍適合咽喉腫痛、風火目赤、肥胖症和肝熱型高血壓的人服用。

✔連翹 + 金銀花

金銀花、連翹均有良好的清熱解毒作用，為溫熱病及熱毒瘡瘍所常用。金銀花又能治熱毒血痢，並能清泄暑熱；連翹則善於清心經邪熱，並能散鬱結。兩者配伍，並走於上，輕清宣散，清熱解毒力量倍增，不僅解表透熱，並能清解裡熱，消腫散結。我在臨床將兩藥配伍用於外感風熱表症、溫熱病初起邪在表以及癰腫瘡瘍三類病症。

從醫 50 年經驗方

煎服： 單味或者配伍其他藥味一起煎服，如連翹、大青根、黃芩、野菊花，可治療膽道感染、創口感染等，一般用量為 10~15 克。

泡茶： 金銀花用沸水沖泡，加蓋燜 3 分鐘，可沖泡數次，代茶飲，一般用量為 10 克。有清熱解毒、利咽消炎功效，用於治療感冒、各種炎症。

泡酒： 將金銀花單味或者配伍其他藥味一起泡酒，如金銀花與黃耆、甘草一起泡酒。煎煮 2~3 個小時後飲用可治療皮膚毒瘡疼痛、熱癢、創口潰瘍並變紫黑。

三五克金銀花泡茶喝，清熱解毒，利咽消炎。

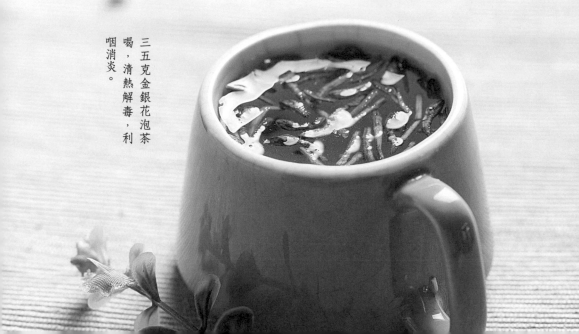

菊花

疏風，清熱，明目，解毒

藥典精要：「能治熱頭風旋倒地，腦骨疼痛，身上諸風令消散。」——《藥性論》

現代佐證

菊花含揮發油、腺嘌呤、膽鹼、水蘇鹼等，可抗病原體、殺菌、消炎、增強微血管抵抗力。可散風清熱，平肝明目。

- 別名：甘菊、節華、金精、真菊、家菊、藥菊、甜菊花等。

- 性味：性涼、微寒，味甘、苦。

- 歸經：歸肺、肝經。

- 產地：中國各地均有生產，其中河南、河北、四川、浙江、杭州質量最佳。

- 忌服人群：氣虛胃寒，食少泄瀉者慎服。

- 用法用量：一般用量5~15克，煎服、泡茶、藥膳。

功效主治

1 疏風清熱。 據《本草綱目》記載，菊花能除風熱，益肝補陰。肺屬金，腎屬水，補水能治火（心屬火），益金所以平木（肝屬木），木平則風熄，火降則熱除。可用於頭痛、暈眩、心胸煩熱、疔瘡、腫毒、腸胃燥熱、便祕、咳嗽、胃氣上逆等症。

2 清肝明目。 疏風解表的藥都會先入肝，肝開竅於雙目，風為陽邪，勢必走上，血虛則熱，熱則生風。菊花可瀉火疏風，從而清肝明目，用於目赤腫痛、視物不清、迎風流淚、目赤腫痛等症。

3 解毒。 皮膚壞死、惡風濕痺源於血熱而脈絡不潔，漸漸污穢堆積成腐、毒。菊花苦辛宣絡，能理血中熱毒，熱毒消，而脈絡中的污濁散去，痺著的肌膚就可以痊癒了。

4 洩陽明胃火。 陽明內熱一般採用陰寒之藥來瀉火，如石膏、知母，但是這些藥性太烈，易以寒氣傷胃，如果用菊花30~50克，配伍同劑量的元參、麥冬煎煮服用，既能平胃中之火，又不會損傷胃氣。

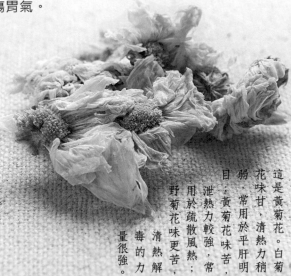

這是黃菊花。白菊花味甘，清熱力稍弱，常用於平肝明目；黃菊花味苦，泄熱力較強，常用於疏散風熱；野菊花味更苦，清熱解毒的力量很強。

禁忌與配伍

✔胡蘿蔔 + 菊花

菊花清熱解毒，與胡蘿蔔配伍，營養豐富，可滋肝、養血、明目、清熱，常食可防止眼花。

✔金銀花 + 菊花

二者清熱解毒，主治由胃火引起的牙齦腫痛。

✔桑葉 + 菊花

兩者辛涼性味相同，均可清疏肺肝風熱，為疏風散熱佳品。桑葉清疏之力較強，能走肺絡；菊花清上焦風熱，平肝力較顯。二者配伍，對外可發散風熱，對內可平肝清肝。我在臨床常配伍用於初期風熱感冒，對高血壓病及動脈硬化引起的頭暈目眩、面部升火、目赤腫痛等症狀的改善效果十分明顯，且有一定的降血壓作用。

從醫 50 年經驗方

煎服：單味或者配伍其他藥一起煎服，如石膏、川芎，可治風熱頭痛；與枸杞子、熟地黃、山萸肉、白茯苓、牡丹皮等搭配煎服，可治療肝腎不足引起的目赤腫痛、久視昏暗、迎風流淚等，一般用量為 10~15 克。

泡茶：菊花用沸水沖泡即可，可沖泡數次，代茶飲，一般用量為 5 克。有清熱解毒、利咽消炎、清肝明目的功效，可治療咽喉腫痛、高血壓和冠心病，若加入少許甘草則效果更佳。

藥膳：菊花可與其他食材如絲瓜等配合烹煮，二者搭配食用，有祛風化痰、清熱解毒、涼血止血的功效，常食還可養顏潔膚、除雀斑。還可與銀耳、胡蘿蔔、木耳、花生、綠茶、白糖搭配烹煮。

菊花茶最適合夏秋季喝了。

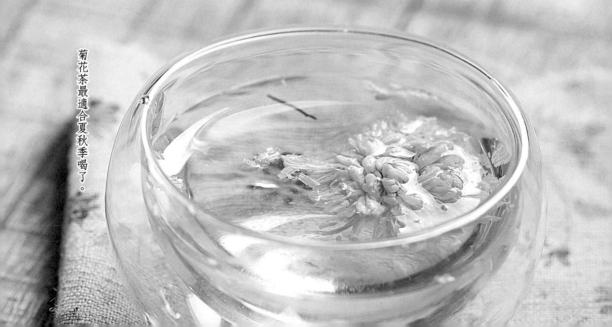

柴胡

解熱除煩，升達膽氣

藥典精要：「傷寒發汗解表要藥。」——《滇南本草》

解表退熱用生柴胡，用量大；疏肝解鬱用醋炙柴胡，昇陽舉陷用生柴胡或醋炙柴胡，用量都稍輕。

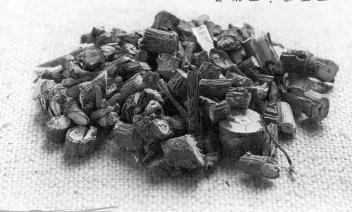

現代佐證

柴胡含有揮發油、柴胡醇等有效成分。具有解熱、鎮痛、抗炎、抗病原體、降低肝指數、疏肝利膽等作用，用於肝炎、咽喉腫痛、感冒發燒等。

- 別名：地熏、茈胡、山菜、柴草。

- 性味：性涼，味苦。

- 歸經：歸肝、膽經。

- 產地：主產於中國湖北、四川等地。

- 忌服人群：真陰虧損、肝陽上亢者忌服。

- 用法用量：一般用量2~4克，煎服、藥膳。

功效主治

1 **解熱。**柴胡性涼，所以解肌表潮熱、肝膽火炎、血室受熱；柴胡性散，可治療傷寒邪熱未解、溫病熱盛、少陽頭痛等。用於五臟煩熱、胃火上升、胸脘疼痛等症。

2 **升達膽氣，散結氣。**據醫學典籍《本草經解》記載，柴胡是解心腹腸胃中結氣的要藥。心腹腸胃，也就是五臟六腑，共十二經，其中十一經取決於膽，柴胡輕清，升達膽氣，膽氣條達，則十一經宣化，所以五臟六腑的結氣就都消散了。

3 **養胃健脾，化積食。**中氣不得宣散而致腸胃中飲食痰水停滯積聚，柴胡能鎮舉其清陽，斡旋大氣，使積滯自化，從而養胃健脾，不傷五臟。用於消化不良、食慾不振等症。

4 **疏泄外邪，解表。**外邪寒熱致病，則必寒熱往來，邪氣已經侵入體內，不在肌膚表面，單純的散表藥無法透達至內。柴胡氣味輕清芳香可疏泄，因而舉止以驅邪，入裡解表。用於外表風寒、中暑、中風、頭暈目眩等症。

禁忌與配伍

✘皂莢 + 柴胡

柴胡畏皂莢，二者不可同用。

✔防風 + 柴胡

二者配伍可治外感風寒、發熱惡寒、頭疼身痛。

✔黃連 + 柴胡

黃連清熱燥濕，瀉五臟火，配伍柴胡可有效瀉肝火，解肝鬱。

✔白芍 + 柴胡

白芍養血斂陰，且能柔肝、平肝；柴胡善於疏肝、解鬱、升清。二藥一補血一理氣，一柔肝一疏肝，一升一降，一陰一陽，互補互制，氣血雙調，柔疏相配，氣疏鬱解，肝氣自平。二藥配伍，養血柔肝、疏肝解鬱效力顯著。柴胡有劫肝陰之弊，配以白芍陰柔的牽制，可更好地發揮柴胡疏肝解鬱功效，又避免了耗肝陰的不良反應。

從醫 50 年經驗方

煎服：取柴胡50克（去苗）、甘草0.5克（研末），取1碗水，1把白茅根，同煎至7分，去渣取汁，代茶飲，1日飲盡，可治黃疸。

藥膳：柴胡可與其他食材烹調，可健脾清熱、去火。取帶肉草魚頭1個，柴胡2克，加香菇、冬筍各50克，燉濃湯飲服，可治療頭痛。

用柴胡、甘草、白茅根煎煮，治黃疸。

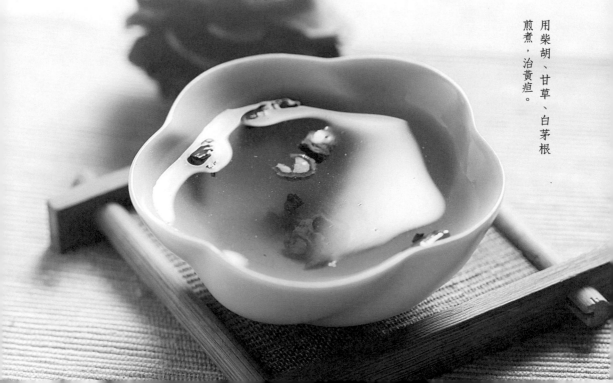

黃芩

清熱，解毒，安胎

藥典精要：「治風熱、濕熱、頭疼。」——《本草綱目》

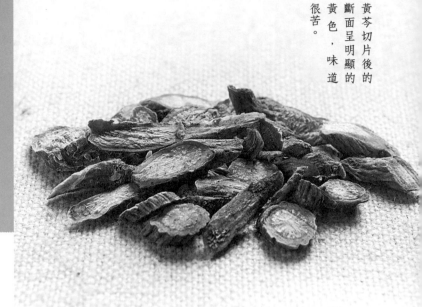

黃芩切片後的斷面呈明顯的黃色，味道很苦。

現代佐證

黃芩含黃芩苷元、黃芩苷、漢黃芩素等，具有抗炎、抗菌、解熱、降壓、利尿、降低血脂及血糖、利膽解痙的作用。能夠瀉實火、除濕熱、止血、安胎。

- 別名：腐腸、空腸、元芩、土金菜根等。

- 性味：性寒，味苦。

- 歸經：歸心、肺、膽、大腸、脾、胃、小腸經。

- 產地：主要分布於中國河北、山西北部、內蒙古中東部和東北三省大部，其中河北承德、內蒙古赤峰等地品質最佳。

- 忌服人群：脾肺虛熱者忌服。

- 用法用量：一般用量3~10克，泡茶、製酒、製丸。

功效主治

1. **清熱燥濕。**據金代醫學典籍《醫學啟源》記載，黃芩是治肺中濕熱，治療目赤腫痛、瘀血壅盛的聖藥。黃芩性清肅，所以除邪；味苦，燥濕，陰寒所以勝熱，所以治療一切熱病。用於溫熱病、上呼吸道感染、肺熱咳嗽、濕熱黃疸、肺炎、痢疾、咳血、目赤、癰腫瘡瘍等症。

2. **瀉實火，解毒。**黃芩，味苦而薄，所以能夠清肺火而解肌熱，瀉肺中火邪上逆於膈上，補膀胱之寒水不足，乃滋其化源。用於膈上熱痰、慢性支氣管炎、月經失調等症。

3. **安胎。**胎孕需要清熱涼血，血不妄行的情況下才能安穩，黃芩性寒，所以黃芩配白朮則是安胎的聖藥。黃芩乃上、中二焦藥，降火下行，白朮補脾，二者安胎最好。用於胎熱躁動不安。

4. **止血，降血壓。**用於心臟積熱所致的吐血、崩中下血、高血脂、高血壓等症。

禁忌與配伍

✘丹砂 + 黃芩

黃芩畏丹砂，會降低藥效，二者不可同用。

✘牡丹皮 + 黃芩

黃芩畏牡丹皮，不可配伍。

✘藜蘆 + 黃芩

不可同用。

✔黃連 + 黃芩

兩者苦寒清熱之性味、功效相同，皆善於清熱燥濕，瀉火解毒。黃芩尤以清泄肺、心、肝、膽之火為主；黃連尤長於清泄心、胃、肝經之熱。二藥合用以清泄上焦、中焦邪熱見長，清熱燥濕，瀉火解毒效果更加顯著。可用於口臭、口苦、口舌生瘡、口腔潰瘍、胃炎急性發作期、濕熱泄瀉、急性膽囊炎、黃疸型肝炎等病症。

從醫 50 年經驗方

泡茶：取黃芩5克，用沸水沖泡，悶3分鐘，代茶飲，可清熱解毒降火。但黃芩味苦，可在茶中放適量冰糖，以調節口味。

酒黃芩：取黃芩片噴淋黃酒，拌勻，用文火微炒，取出，晾乾。每100克黃芩，用酒10~15克。取酒黃芩5克，研末，用酒送服，可治灸瘡出血。

酒製：將黃芩切片，用酒浸透，曬乾，研末，每次服3克，用酒或者茶送服，可以治療頭痛、偏頭痛。

製丸：將黃芩10克與白朮10克研末，用炒曲合成丸，用溫水送服，可以安胎。

黃芩5克泡水喝，清熱解毒，降火。

清熱藥

瀉五臟火，止痢

黃連

藥典精要：「點赤眼昏痛，鎮肝去熱毒。」——《藥性論》

現代佐證

黃連含有小蘗鹼、黃連鹼等成分，具有抗菌、興奮心臟、增加冠狀動脈血流量、擴張血管、降壓、興奮平滑肌、促進膽汁分泌、抗癌、抗放射的功效，可有效治療時行熱毒、傷寒、熱盛心煩等。

- 別名：王連、支連等。
- 性味：性寒，味苦。
- 歸經：歸心、肝、胃、大腸經。
- 產地：中國四川、湖北兩地品質最佳。
- 忌服人群：凡陰虛煩熱、胃虛嘔吐、脾虛泄瀉、五更泄瀉者忌服。
- 用法用量：一般用量1~5克，泡茶、製酒、製丸。

功效主治

1 **清熱燥濕。**苦入心，寒除熱，黃連之苦，可導心下之虛熱，去中焦濕熱而瀉心火，若脾胃氣虛，不能運轉，則以茯苓、黃芩代替。用於咽喉腫痛、燥熱、風濕痺痛等症。

2 **瀉五臟火。**若目赤腫痛，則是肝之邪熱；打嗝噁心、吞吐酸苦，則是脾之邪熱；脅肋脹滿、灼熱、心下痞滿，則是肝脾的邪熱；口舌生瘡、有口氣、唇齒燥裂，則是心脾的邪熱，都屬於火熱內盛，陽盛陰衰，用黃連則可治之。

3 **解毒，殺蟲。**用於蛔蟲病、疳積、咽喉腫痛、口瘡、濕疹等症。

4 **止痢。**止痢止瀉宜用辛苦寒藥，辛能發散，開通鬱結，苦能燥濕，寒能勝熱，使氣宣平，一般的苦寒藥都導致腹瀉，但黃連性冷而燥，能降火祛濕，從而止痢。

黃連的表面比較粗糙，斷面不整齊，味道極其苦，有俗語云「啞巴吃黃連，有苦說不出」，即道出了其中滋味。

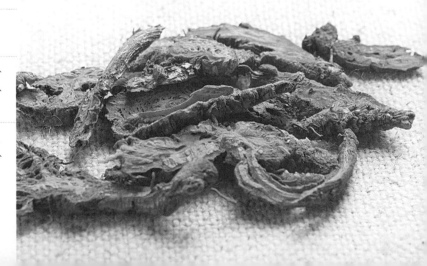

禁忌與配伍

✘ 款冬花 + 黃連

古代醫家認為黃連畏款冬花，會降低藥效，二者不可同用。

✔ 木香 + 黃連

黃連性味苦寒，長於清熱瀉火、燥濕解毒，為治療胃腸濕熱之泄瀉及痢疾的要藥，與擅長行氣止痛的木香配伍，一寒一溫，苦辛通降，既可清熱燥濕，又能行氣導滯。兩者配合，即《太平惠民和劑局方》中的香連丸。我在臨床湯劑處方中，常配伍用於急性腸炎、細菌性痢疾及急性胃炎。

從醫 50 年經驗方

煎服：取黃連 2~5 克，用水煎服，可清熱解毒、除心煩。

泡茶：取黃連 2 克，用沸水沖泡，悶 3 分鐘，代茶飲，可清熱解毒降火。但黃連性寒味苦，可在茶中放適量冰糖，以調節口味，不可久服。

研末：取黃連、吳茱萸（炒）、白芍各 30 克，研末，以麵粉加水製成綠豆大小的丸粒，每次 20 丸，空腹服用，用米湯送服，連服 3 天。可治療腹瀉不止、腸胃不消化、肚臍刺痛等。

黃連 2 克泡茶，清熱解毒，降火，但不可久服。

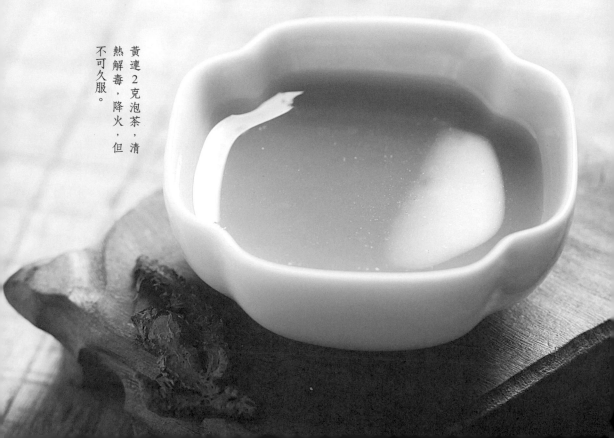

吳茱萸

止痛，止瀉，除濕

藥典精要：「開鬱化滯。」
——《本草綱目》

一粒一粒的，表面比較粗糙，顏色呈暗綠黃色至褐色，聞起來香氣濃郁。

現代佐證

吳茱萸含有吳茱萸烯的揮發油，具有驅蛔蟲、興奮中樞、鎮痛、鎮靜、催眠、促進腎上腺素分泌、鬆弛小腸平滑肌等功效，對肝胃虛寒、陰濁上逆所致的頭痛或胃脘疼痛效果顯著。

- 別名：吳萸、茶辣、漆辣子等。

- 性味：性熱，味辛、苦，有小毒。

- 歸經：歸肝、脾、胃、腎經。

- 產地：中國各地均有生產，生於溫暖地帶山地、路旁或疏林下。

- 忌服人群：陰虛火旺者忌服。

- 用法用量：一般用量1~5克，煎服、外用、入丸散。

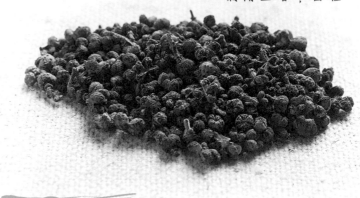

功效主治

1. **清熱、散寒、止痛。**據《本草綱目》記載，吳茱萸辛熱能散能溫，苦熱能燥能堅，所以以其散寒溫中、燥濕解鬱之功清熱、散寒、止痛，用於肝胃虛寒所引起的腹脘脹痛、頭痛、經痛、關節疼痛等症。

2. **降逆止嘔、止瀉。**用於胃寒吐瀉、噁心、打嗝吞酸、口腔潰瘍、濕疹、黃水瘡、高血壓、腳氣、水腫、口苦及胃熱型慢性胃炎等症。

3. **溫中除濕。**凡脾胃之氣，喜溫而惡寒，遇寒則中氣不能運化，或者冷食不消化，或者引起腹內絞痛，或寒痰停積以致氣逆發咳、五臟不利，可用吳茱萸，辛溫暖脾胃而散寒邪，則中自溫、氣自下，而諸症消除。用於胃火上逆、疝氣、消化不良、胸肋脹滿、嘔吐等症。

4. **解肝鬱。**據清代醫學典籍《本草便讀》記載，吳茱萸辛苦而溫，芳香而燥，為肝之主藥，而兼入脾胃，因為脾喜香燥，胃喜降下。吳茱萸極能宣散鬱結，治療肝氣鬱滯，治肝治胃以及中下寒濕滯濁。

禁忌與配伍

✗ 丹參 + 吳茱萸

丹參養血安神，吳茱萸興奮中樞神經，二者同用會抵消功效。

✗ 紫石英 + 吳茱萸

吳茱萸畏紫石英，二者不可同用。

✔ 黃連 + 吳茱萸

黃連配吳茱萸見於《丹溪心法》左金丸。黃連長於清胃火，且能瀉火解表，清心除煩；吳茱萸辛溫，擅長溫胃散寒止痛，降逆止吐，與黃連配伍後可反佐牽制黃連之大苦、大寒。二藥配用，一主一輔，一寒一溫，肝胃兼顧，清胃火、瀉肝火、降逆和胃功效倍增。

用吳茱萸 10 克煎水，能治老年人腹瀉。

從醫 50 年經驗方

外用：取吳茱萸用水煎湯，取熱湯擦髮根，能夠治療頭風；將吳茱萸研末，用醋適量，調成糊，塗在腳心，半個小時後洗去，可治療口舌瘡、咽喉腫痛。

煎服：取吳茱萸 5 克，用清水泡 1 個小時，煎汁，加少許鹽，服藥汁，能夠暖膀胱、清腸道，治療老年人腹瀉。

丸製：吳茱萸 30 克，去梗，炒製，黃連去鬚取 30 克，白芍取 30 克研末，用麵糊製成綠豆大小的丸粒。每次服 10 丸，每日 3 次，空腹用米湯送服，可治療脾濕腹瀉、消化不良、肚臍疼痛，小兒食慾不振、面黃肌瘦、腹瀉等症。

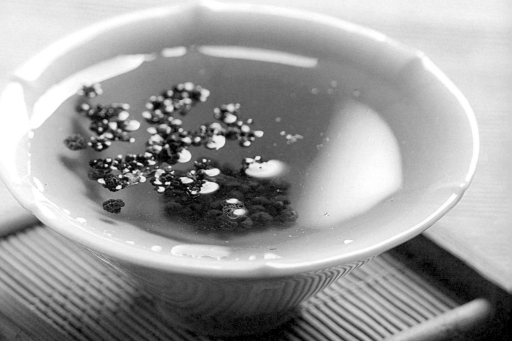

知母

清熱瀉火，潤燥滑腸

藥典精要：「主治心煩躁悶，骨熱勞往來。」——《藥性論》

現代佐證

知母含有皂苷，具有抗菌、消炎、解熱、減肥、降脂、降血糖、降血壓等功效，可用於治療肺熱咳嗽、三高症、肥胖症、腸燥便祕等。

- 別名：蚳母、連母、野蓼、地參、水參、水浚、貨母等。

- 性味：性寒，味甘、苦。

- 歸經：歸肺、胃、腎經。

- 產地：中國各地均有生產，河北安國、易縣，安徽亳州品質最佳。

- 忌服人群：脾胃虛寒、大便溏洩者忌服。

- 用法用量：一般用量5~15克，煎服、藥膳、入丸散。

功效主治

1. **清熱瀉火。** 用於胃熱、肺燥引起的煩熱消渴、骨蒸勞熱、肺熱咳嗽、頭痛、牙痛、胸悶氣短、熱傷風、肢體浮腫、化痰、口臭等症。

2. **潤燥滑腸。** 用於腸燥引起的大便乾結、便祕、小便不利等症。

3. **涼心滋陰。** 據醫學典籍《本經逢原》記載，知母可以除邪氣侵體引起的肢體浮腫，運行下水，補不足，益氣，乃濕熱相火有餘，灼爍精氣之候，所以涼心滋陰、去邪熱。與貝母配伍，不是用來清痰，專為滋陰。

4. **潤腎燥，瀉肺火。** 腎苦燥，應多吃甘寒的中藥來滋潤；肺苦逆，應多吃味苦的東西來瀉，知母辛涼苦寒，下則潤腎燥而滋陰，上則清肺金瀉火。用於肺癆實熱、氣虛勞傷、面黃肌瘦、煩熱等。

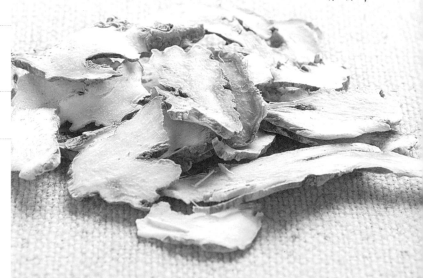

斷面呈黃白色，很容易折斷，嚼起來黏黏的，有點苦味。

禁忌與配伍

✔黃柏＋知母

知母味辛、苦，下可以潤腎燥而滋陰，上可以清肺熱而瀉火；黃柏則是腎經血分藥，可引知母的藥效直達腎等臟器，所以二者宜配伍。

✔百合＋知母

知母能清熱瀉火，生津潤燥；百合能清心除煩，寧心安神。二者配伍適用於冠心病、胸悶灼痛等症。

✔石膏＋知母

石膏大寒，入肺經，能清肺胃實火，主要用於溫熱病邪導致的大熱、大汗、大渴、脈洪大及胃火上炎而致的頭痛、牙痛、咽痛；知母清熱瀉火，且能滋陰降火，清肺潤燥，與石膏配伍，相使為用，其清氣分實熱，胃經實火之力得以增強。我在對肺炎等溫熱病氣分引起的高熱、胃火牙痛、咽痛、糖尿病胃熱甚者，常以石膏 30 克配知母 10 克治療，效果顯著。

從醫 50 年經驗方

煎服：取知母 5 克，黃柏 5 克，當歸 5 克，水煎服，可治療頭痛暈眩、昏迷、遺尿、汗多、脾陰不足等。

丸製：知母 30 克，洗乾淨，晾乾，研末，糊成綠豆般大小的丸粒，每日服 1 丸，用人參湯送服，可有效治療妊娠反應強烈、胎動不安、煩躁失眠等。

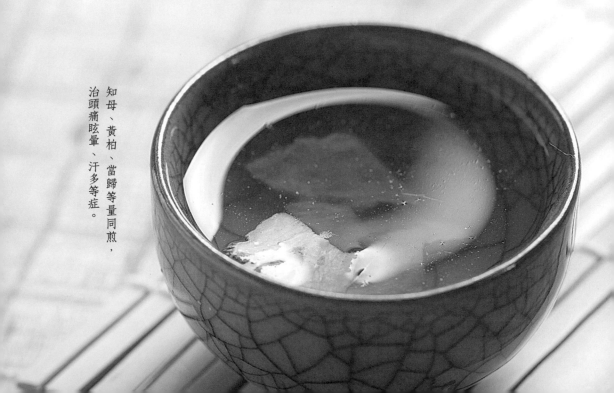

知母、黃柏、當歸等量同煎，治頭痛眩暈、汗多等症。

清熱藥

防風

逐濕淫，通關節，止疼痛

藥典精要：「主大風頭眩痛，惡風，風邪。」——《神農本草經》

現代佐證

防風根含色酮類成分，具有鎮痛、消炎、抗過敏、提高免疫力、促進新陳代謝、降血壓、抗菌、抗腫瘤等作用，可去水腫、風腫，散結去癮，降低血壓。

- 別名：銅芸、茴雲、茴草、百枝、百蜚、風肉、屏風等。

- 性味：性微溫，味甘、辛。

- 歸經：歸膀胱、肝、脾經。

- 產地：分布於中國東北、華北及陝西、甘肅、寧夏、山東等地。

- 忌服人群：陰虛而無濕熱者慎服。

- 用法用量：一般用量5~10克，研末、煎服、炒製。

功效主治

1. **疏風解表**。據清代醫學典籍《本草正義》記載，防風通治一切風邪，生發而能散，故治療頭暈目眩、惡風風邪、周身骨節疼痛。用於外感風寒、風寒溫瘧、頭痛、咽喉腫痛、眼睛紅腫；胃虛陰虛導致的盜汗、舌乾口苦、小便不利、咳嗽氣喘等症。

2. **通經通絡，止痙攣**。用於四肢腫痛、風濕痹痛、骨節酸痛、關節腫痛等症。

3. **止痛、止癢**。治療一身疼痛，隨所引而至，乃風藥中潤劑，用於腳氣（中醫指腳弱病，初先從腳起，後即脛腫，非現在所指之腳氣）、手足痙攣、骨頭酸痛、風疹搔癢、腹瀉腹痛等症。

4. **除濕斂汗**。防風氣味俱輕，所以散風邪，治一身之痛，療風眼，止眼流冷淚，風能勝濕，除全身濕瘡。如果跟實表補氣的藥如人參、黨參等配伍，可以斂汗，升舉陽氣。用於風濕痹痛、盜汗、自汗等。

防風比較輕，斷面不平坦，很容易折斷。

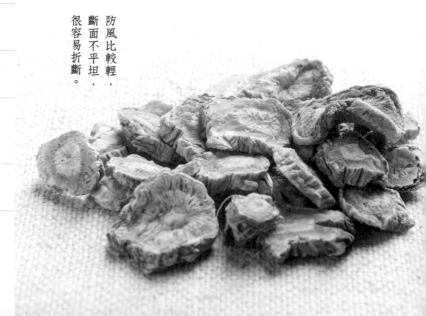

禁忌與配伍

✘ 細辛 + 防風

防風惡細辛，二者不可配伍。

✔ 蒼耳子 + 防風

蒼耳子散風除濕，通竅；防風發表袪
風，利濕止痛。二者配伍可袪風除濕、
止癢。

✔ 荊芥 + 防風

荊芥、防風性味均為辛溫，皆可袪風
解表清熱，前者溫而不燥，發汗力較
後者為著，且能透疹、止血；後者性
溫而潤，袪風止痛功效為優。二者配
伍並用，既可用於風寒表症，又能配
伍他藥用於風熱症，日常並稱「荊防」。

從醫 50 年經驗方

研末： 取防風 3 克，葶藶 3 克，研
末，每天 1 次，用糯米湯送服，可
治療肺咳、氣喘、痰多。

煎服： 取防風 5~10 克，文火慢煎，
飲汁，可治療小便不利、腹瀉、高
血壓等。

炒製： 將防風 30 克洗乾淨，用水浸
透撈出，切片，曬乾。用鍋慢慢炒至
變色，加入生薑 15 克，炒好後用水
煎服，1 天 2 次，餐與餐中間服用，
可治療水腫、腹脹。

防風 5 至 10 克煎水，可降血壓。

大黃

蕩滌腸胃，通利水穀

藥典精要：「利水腫，破痰實，利大小腸。」──《藥性論》

現代佐證

大黃含有幾種葡萄糖苷（蒽醌衍生物），具有瀉下的作用；又含有大黃鞣酸等物質，具有抗菌、抗腫瘤的功效，可對症治療便祕、疔瘡、吐血、經閉等。

- 別名：將軍、黃良、火參、膚如、錦紋大黃、川軍等。

- 性味：性寒，味苦。

- 歸經：歸脾、胃、大腸、肝、心包經。

- 產地：中國陝西、甘肅東南部、青海、四川西部、雲南西北部及西藏東部品質最佳。

- 忌服人群：凡表症未罷、血虛氣弱、脾胃虛寒，胎前、產後均應慎服。

- 用法用量：一般用量3~12克，製膏、煎服、丸製。

功效主治

1 **瀉熱毒，破積滯。**用於實熱便祕、積食、反酸、水腫、淋病、小便不利、黃疸、咽喉腫痛、目赤、口舌生瘡、內熱嘔吐、跌打損傷、熱毒、燙傷等症。

2 **行瘀血。**據清代醫學典籍《本草正義》記載，大黃迅速善走，直達下焦，深入血分，無堅不破，蕩滌積垢，破一切瘀血，亦能調氣，治各種瘀血、氣瘀作疼。用於便血、尿血、蓄血、經閉、產後瘀滯腹痛等症。

3 **瀉下通便，利二便。**大黃大苦大寒，性稟直遂，長於下通，故為瀉傷寒溫病、熱病、濕熱、熱結中下二焦，通暢二便，用於便祕、小便不利、淋病等症。

4 **瀉脾濕，下氣。**據《本草綱目》記載，張仲景用大黃、黃連瀉心湯治療心下痞滿、脾胃濕熱，病發於陰而反下，所以心下痞滿、邪氣乘虛結於上焦，胃之上脘在於心，表面上是瀉心，實則瀉脾。

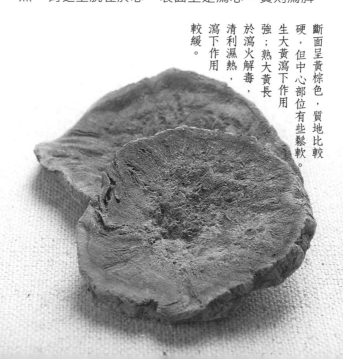

斷面呈黃棕色，質地比較硬，但中心部位有些鬆軟。

生大黃瀉下作用強；熟大黃長於瀉火解毒，清利濕熱，瀉下作用較緩。

禁忌與配伍

✘ 乾漆 + 大黃

大黃惡乾漆,二者不可同用。

✔ 綠茶 + 大黃

二者搭配可治口臭、口腔潰瘍、降火、通便、減少贅肉、抗衰老。

✔ 枳實 + 大黃

大黃蕩滌腸道積滯,苦寒瀉火,攻積通便,以瀉下為主;枳實下氣除痞,且有升提作用,以破氣為主。二藥一瀉下一破氣,行瀉相和,瀉熱除積、破氣消痞效力大增。我常用大黃配枳實治療熱積引起的便祕、腹滿脹痛及大腸濕熱導致的瀉痢腹痛、裡急後重。

從醫 50 年經驗方

膏製: 取大黃 30 克,研末,放醋熬製,直至成膏,製成如綠豆大小丸粒。每天用溫醋化 5 丸服用,可治療產後惡血、胎衣不下、腹中血塊等。

煎服: 選取大黃 3~12 克,加適量水,去渣取汁飲用,可瀉下通便。大黃宜後下,不可久煎。

丸製: 取大黃 50 克,芍藥 50 克,研末,用蜂蜜製丸,如綠豆大小,每次服 4 丸,可有效治療腹脹、不消化、大小便不通等。

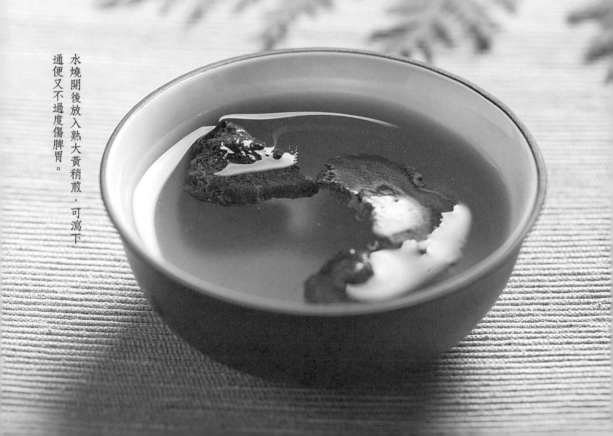

水燒開後放入熟大黃稍煎,可瀉下通便又不過度傷脾胃。

芒硝

瀉下通便，去實熱

藥典精要：「滌三焦腸胃濕熱。」
——《本草再新》

現代佐證

芒硝主要成分為硫酸鈉，具有瀉下功效，有減輕闌尾炎症狀、促進腸蠕動、消腫止痛、利尿等功效，主治便祕、痔瘡、尿毒症、破傷風、驚厥、高血壓等症。

- 別名：盆消、芒消。

- 性味：性寒，味苦、鹹。

- 歸經：歸胃、大腸經。

- 產地：主要分布在中國西藏、內蒙古、黑龍江、山西、吉林等地。

- 忌服人群：脾胃虛寒及孕婦忌服。

- 用法用量：一般用量5~10克，外敷、外用。

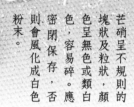

芒硝呈不規則的塊狀及粒狀，顏色呈無色或類白色，容易碎。應密閉保存，否則會風化成白色粉末。

功效主治

1 瀉下通便。芒硝歸胃、大腸經，利大小便而散胃熱，用於實熱便祕、大便燥結、積滯腹痛，對治療大小便不利、手足出汗、腹脘脹痛等效果顯著。《肘後方》以芒硝100克，炭火燒製，然後煎湯服用，治療大小便不通，脹滿欲死，效果顯著。

2 軟堅，去實熱。鹹味下泄為陰，鹹以軟之；熱淫於內，治以鹹寒。芒硝味苦鹹，氣堅者以鹹軟之，熱盛者以寒消之，故芒硝可軟堅，去實熱。用於癰腫、牙痛、口舌生瘡等症。

3 清火消腫。用於兩眼紅腫、雙眼紅爛、咽喉腫痛、口舌生瘡、風疹等症，效果顯著。

4 活血化瘀。據唐代醫學典籍《藥性論》記載，芒硝主時疾熱癰，能散惡血。用於月經失調、經閉、絕經、黃疸、產後缺乳、乳腺炎等症。

禁忌與配伍

✔吳茱萸＋芒硝

吳茱萸清熱散寒，配伍芒硝可治療食物過飽不消，遂成痞膈。

✔大黃＋芒硝

大黃為苦寒瀉下要藥，能蕩滌腸道積滯，且有清熱瀉火、止血、解毒、活血祛瘀、利膽退黃等多種功效；芒硝性味鹹苦寒，性寒清熱，鹹以潤燥軟堅，本品瀉下通便泄熱之力甚捷，與大黃配伍，相須為用，軟堅攻下，瀉火清熱，「釜底抽薪」之力倍增。我在治療溫熱病或雜病出現熱積便祕、脘腹脹痛、腹痛拒按者，均以大黃配芒硝來通腑去熱。

從醫 50 年經驗方

外敷： 取芒硝適量，敷於雙乳上，可在斷奶時輔助消腫。取芒硝 30 克，平鋪於兩層紗布的夾層中（中心處稍厚），將紗布四周縫合後覆蓋患處，固定好繃帶。每日敷藥 2 次，可治療急性乳腺炎，只適用於早期，開始化膿者無效。

外用： 取芒硝 150 克，用熱水浸泡片刻，用湯水洗傷口，可治療漆瘡。

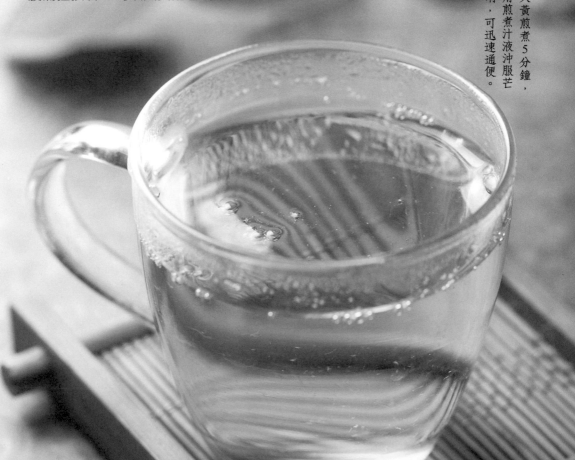

大黃煎煮 5 分鐘，用煎煮汁液沖服芒硝，可迅速通便。

火麻仁

化燥氣，通淋活血

藥典精要：「治大腸風熱結澀及熱淋。」——《藥性論》

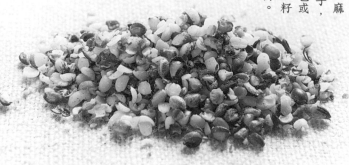

火麻仁是大麻乾燥後的種子，顏色呈灰綠色或灰黃色，以籽粒飽滿的為好。

現代佐證

火麻仁含脂肪油，對心血管系統有積極作用，可降血壓、潤燥、滑腸、通淋、活血，治療腸燥便祕，調整女性經期。

- **別名**：大麻仁、火麻子、大麻子、麻子、麻子仁、白麻子、冬麻子等。

- **性味**：性平，味甘，小毒。

- **歸經**：歸脾、胃、大腸經。

- **產地**：中國黑龍江、遼寧、吉林、四川、甘肅、雲南、江蘇、浙江均有產，雲南品質最佳。

- **忌服人群**：女性慎用，腸滑者忌用。

- **用法用量**：一般用量10~15克，藥膳、煎服。

功效主治

1 潤燥滑腸，通便。 潤可去枯，腸胃乾燥，應以甘潤之物為主。火麻仁味甘，性最滑利，可潤腸去燥，專利大腸氣結便閉。大腸閉結不通，不宜推盪，也不能長久閉合，應潤肺氣，滋大腸，使其自行便利。用於腸燥便祕、消渴、大腸風熱、小便不利等症。

2 通淋活血。 甘能補中、益血，血脈腹則積血破。火麻仁益血補陰，可破瘀血，非血藥而有化血之液，不益氣而有行氣之用。用於痢疾、月經失調、疥瘡、關節僵直、脫髮、缺乳、難產、橫生逆產、跌打損傷等症。

3 入脾滋陰。 火麻仁甘平滑利，柔中帶剛，能入脾滋其陰津，與白芍配伍，可脾胃兼治。

4 補虛勞，長肌肉。 陰虛氣弱者出汗不止，火麻仁調和陰陽二氣，使風邪去而止汗，用於身體疲乏、骨節疼、羸瘦、面色蒼白等症。火麻仁有小毒，過量食用炒熟的火麻仁可能中毒，出現噁心、嘔吐、腹瀉、四肢發麻等中毒症狀，應及時就醫。

禁忌與配伍

✘牡蠣＋火麻仁

火麻仁畏牡蠣，二者不可同用。

✘茯苓＋火麻仁

火麻仁惡茯苓，會降低火麻仁的功效。

✔黑槐＋火麻仁

黑槐涼血止血，火麻仁潤燥滑腸、通便。二者配伍可清濕熱，涼血止血，適用於痔瘡疼痛、出血症。

✔郁李仁＋火麻仁

兩者均為植物的成熟種子，入大腸經，質潤多脂，擅長潤腸通便，為潤下類最常用的藥物。郁李仁的潤下作用強於火麻仁，且能利水消腫，兩者配伍後，潤腸通便作用更佳。二者用於老年人、產婦及體弱津血不足的患者，可收到「增水行舟」之效。

從醫 50 年經驗方

藥膳：取火麻仁汁適量，與白米同煮熬粥食用，可去五臟風、潤肺，治療便祕、嘔吐、關節僵直、關節疼痛、脫髮。

煎服：火麻仁 20 克，荔枝草 30 克，加水適量，煎煮三四沸，取湯飲用。可治療尿痛、有灼熱感、尿路感染等症。

單味煎煮後的湯黃亮亮的，可以潤腸去燥。

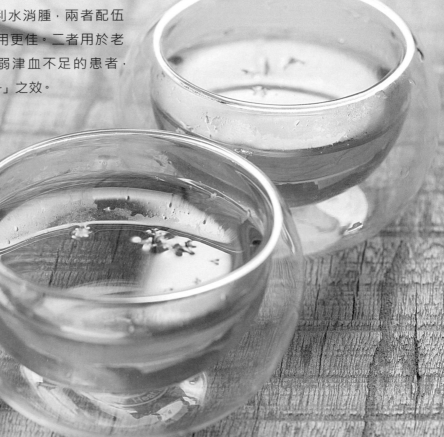

番瀉葉

通便止血，利水消腫

藥典精要：「治食物積滯，胸腹脹滿，便祕不通。」——《現代實用中藥》

現代佐證

番瀉葉含番瀉苷、大黃酸和大黃酚等成分，瀉下功效顯著，具有抗菌、降血糖功效。主治急性便祕、食物積滯、消化不良等。番瀉葉為刺激性瀉藥，透過腸黏膜和神經從而刺激腸蠕動，屬於猛藥，使用要慎重。

- 別名：旃那葉、瀉葉、泡竹葉等。

- 性味：性寒，味甘、苦。

- 歸經：歸大腸經。

- 產地：中國廣東、雲南、海南有栽培。

- 忌服人群：中寒泄瀉者忌服。孕婦慎用。

- 用法用量：一般用量2~5克，煎服或泡服。

功效主治

1 **瀉下通便。**番瀉葉性寒味苦，是刺激性瀉藥，透過刺激腸黏膜和腸神經，達到促進腸蠕動的效果。性烈而藥猛，一般用於結腸，幾個小時內即可生效，運用須謹慎。用於急性便祕、肛腸病術前清潔灌腸等。

2 **止血。**番瀉葉中的番瀉苷等成分，可有效止血，用於急性胰腺炎、膽囊炎、膽結石及消化道出血。

3 **養胃，促消化。**據《現代實用中藥》記載，番瀉葉取少量運用，是苦味健胃藥，能夠養胃健脾，促進消化，但脾胃虛寒者應慎用。適用於消化不良、食慾不振、積食等。

4 **利水消腫。**用於四肢水腫、脹滿、小便不利等。番瀉葉服用過量會引起噁心、嘔吐、腹痛、腹脹等症狀，所以要注意控制用量，緩瀉2克、大瀉5克足矣。

番瀉葉的味道有點苦。以葉片大而完整，梗少的，沒有泥沙的，顏色綠的為優。

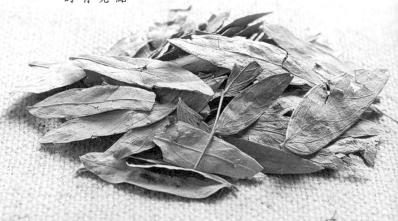

120

禁忌與配伍

✔肉蓯蓉＋番瀉葉

番瀉葉性寒，瀉下的時候可傷人體正氣，配伍肉蓯蓉可降低對氣的損傷。

✔地黃＋番瀉葉

地黃生精血、益腎水，配伍番瀉葉可緩解其大寒之氣。

✔鎖陽＋番瀉葉

鎖陽補腎助陽，潤燥滑腸，在潤下的同時可以及時地養陰、補腎，所以既達到緩解大腸祕結的作用，又保護人體不受損傷；番瀉葉性寒，在運用過程中，難免會損傷人體正氣。二者配伍，以少量番瀉葉緩下，可以有效根治便祕等症。

從醫 50 年經驗方

煎服或泡服：取番瀉葉2克，重症可加到5克，用水煎煮，後下或開水泡服，飲湯。可治療腸燥便祕、水腫、胸腹脹滿、消化不良等。取番瀉葉3克，開水泡服，也可促進腸手術早期恢復。

這一碗黃湯不可小覷，用量很重要。番瀉葉煎煮或泡服，宜從 2 克開始試用。

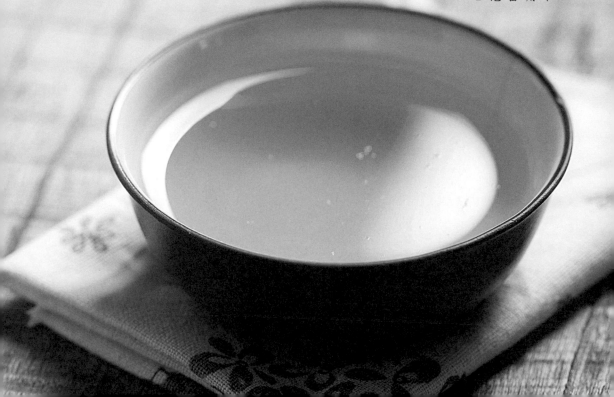

瀉下藥

枳實

消積健脾，止咳化痰

藥典精要：「破氣，化痰，消食寬腸。」——《本草再新》

現代佐證

枳實含橙皮苷等有效成分，可收縮血管，有效升高血壓。具有促進腸胃運動、收縮子宮、鎮定、利尿等作用，用於消化不良、胃腹脹滿、子宮脫垂等症。

- 別名：鵝眼枳實。

- 性味：性微寒，味苦、辛、酸。

- 歸經：歸脾、胃經。

- 產地：中國四川、江西、福建、江蘇產的質量最好。

- 忌服人群：脾胃虛弱及孕婦忌食。

- 用法用量：一般用量3~5克，生用或炒製、入丸、煎服。

功效主治

1 **消積食，健脾胃。**進食堆積不化，多因脾胃虛，不能運化所致。枳實歸脾、胃二經，可助運化、消積食，積滯去則脾胃自健，所以自古就被稱為益脾胃之要藥，不僅有消積食的功效，同時還可以補益脾胃。用於消化不良、胃腹脹滿等。

2 **破氣散痞。**胃上面稱之為賁門，賁門與心相連，胃氣壅則心不暢，壅堵脹痛，邪塞中焦，氣上升下降不順暢，若氣上逆，肝木鬱於下，則不能條達而脅痛。枳實有破氣散痞之力，用於胸腹脹滿、心絞痛、心煩意亂等。

3 **止咳化痰。**氣順而肺清，腸寬而沒有廢物堆積，於是止咳化痰、清體內糟粕，用於痰多、積食、胸悶氣短、急慢性咽喉炎等。

4 **潤腸通便，止便溏。**枳實功效較強（較和緩的應為枳殼），能夠在通便的同時安胃氣，從而止便溏；苦能潤燥，用於大腸乾燥祕結、胃熱導致的便祕等。

切面果瓢呈棕褐色，聞起來有一股清香味，嘗起來苦中帶點酸。

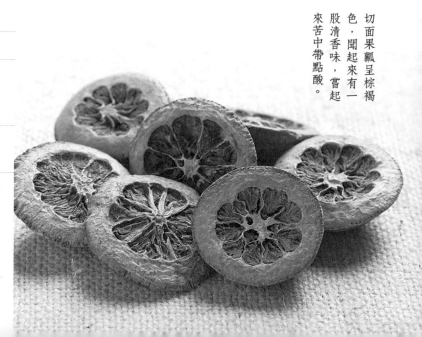

禁忌與配伍

✔ 茯苓＋枳實

茯苓利水滲濕，益脾和胃，與枳實配伍可養胃、去燥，治療便祕。

✔ 皂莢＋枳實

二者配伍可治療大便不通，清熱解燥。

✔ 白朮＋枳實

白朮健脾益氣，枳實破氣散痞。二者合用可消食、強胃。

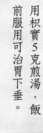

用枳實 5 克煎湯，飯前服用可治胃下垂。

從醫 50 年經驗方

生用或炒製： 將枳實揀淨雜質，用水浸泡至八成透，撈出，潤透，切片，晾乾。炒枳實時先將麩皮撒勻於加熱的鍋內，有煙冒出時，加入枳實片，拌炒至微呈焦黃色，取出，篩去麩皮，放涼。(每枳實片 50 克，用麩皮 5 克)

丸製： 將晾乾的枳實取適量搗成末，用水糊成綠豆大小的丸粒，每日 3 次，每次 10 丸，睡前加服 1 次，可有效治療胸痺痛。

煎服： 將枳實洗淨，取 5 克，用水浸泡 24 小時，待發脹變軟時取出，剪為細條，在浸泡的水中煎煮 1.5 個小時，濾渣。加水再煎，共煎 3 次。去渣留汁，每日 3 次，每次 10~20 毫升，飯前半小時服用，可治療胃下垂。

祛風濕藥

仙茅

祛寒濕，補暖腰腳

藥典精要：「其葉似茅，久服輕身，故名仙茅。」——《本草綱目》

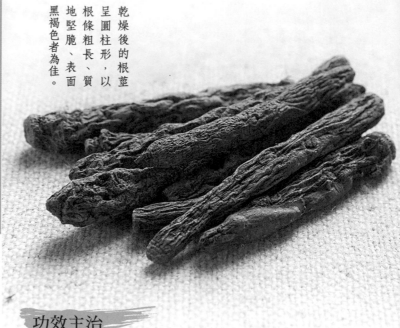

乾燥後的根莖呈圓柱形，以根條粗長、質地堅脆、表面黑褐色者為佳。

現代佐證

仙茅具有調節免疫、抗氧化、保肝、抗高血糖、抗骨質疏鬆、抗炎、抗驚厥、鎮靜催眠和抗氧化等作用。

- 別名：獨茅根、茅爪子、山黨參、地棕根、地棕等。

- 性味：性溫，味辛，小毒。

- 歸經：歸腎、肝經。

- 產地：中國四川、貴州、福建、雲南、海南。

- 忌服人群：陰虛火旺、實熱者忌服。元陽虛脫所致的陽痿不宜服用。

- 用法用量：一般用量10~15克，煎服、製酒、外用。

功效主治

1. **祛寒濕。** 據明代醫學典籍《本草正義》記載，古人常說的虛勞之疾，都屬於虛寒致病，以仙茅之溫祛寒濕，除虛勞。用於寒濕痺症見心腹冷痛、四肢拘急、行走不利、筋骨痿軟、畏寒肢冷等症。

2. **固精止氣。** 仙茅性溫，能入腎，與附子、肉桂不同，仙茅雖溫，但是沒有發揚之氣，擅長閉精，閉精則不易洩，止溺則氣不外走，所以元陽衰弱所致的陽痿不能用仙茅，用於下元虛弱、精冷、不育等。

3. **溫腎助陽。** 仙茅是補陽溫腎的專藥，與巴戟天、淫羊藿功效類似，但是比它們猛烈，用於腎陽虛衰所致的腰膝酸軟、頭暈耳鳴、畏寒肢冷、帶下清稀量多、小便頻多、滑精、宮冷不孕等症。

4. **強筋骨，益精神。** 用於肢體勞乏、精神恍惚等症。仙茅有小毒，如果出現中毒症狀，含服一片大黃即可解毒。

禁忌與配伍

✗牛奶 + 仙茅

牛奶會降低仙茅的功效。

✔淫羊藿 + 仙茅

二藥均可溫腎壯陽,強壯筋骨,祛風寒濕邪。尤其淫羊藿的壯陽作用較強,與仙茅配伍,相須為用,補腎壯陽功效更佳。二藥性溫熱辛燥,陰虛火旺者忌服。我在臨床用於男子陽痿少精,腰膝冷痛無力,女子衝任虛損、宮冷不孕及婦女更年期高血壓、老年人肺腎虛損的咳喘,頗為合拍。

從醫 50 年經驗方

酒製:取淨仙茅與黃酒 10:1 拌勻,潤透後,置鍋內,文火微炒至乾,取出,晾乾。每日服用 1 片,可溫腎強筋。

煎服:取仙茅 15 克,淫羊藿 15 克,一起入鍋水煎,去渣取汁,每日 1 劑,可有效治療更年期症候群。

泡酒:仙茅浸入適量優質白酒中,浸泡數月後飲用。可驅體寒、強筋骨,用於腰膝酸軟、尿頻、陽痿、不孕不育等症。

外用:新鮮仙茅搗爛外敷或者乾品煎汁外塗,用於治療癰疽火毒。

這一碗紅紅的湯汁,是用仙茅和淫羊藿一起煎的,對更年期高血壓有效。

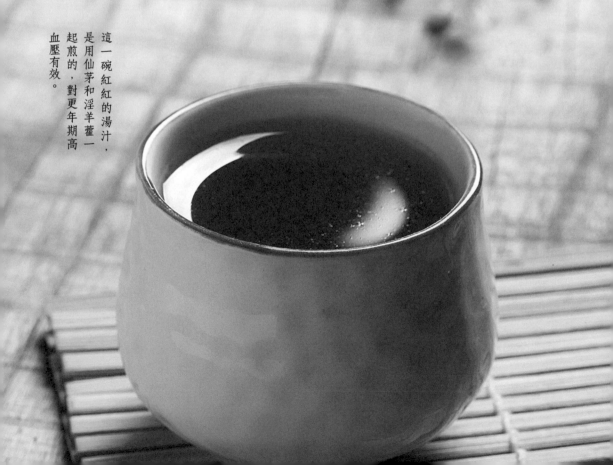

祛風濕藥

巴戟天

祛風除濕，補腎助陽

現代佐證

巴戟天含有苷類、葡萄糖、甘露糖、β-穀固醇、棕櫚酸、維生素及多種微量元素。能夠促進體重增長、抗疲勞、提高免疫力、抗炎、升高白細胞、抗氧化等。

- 別名：巴戟、雞腸風、兔仔腸。

- 性味：性微溫，味甘、辛。

- 歸經：歸肝、腎經。

- 產地：主產中國廣東、廣西、福建（南靖、平和、詔安、龍溪、永定等）、海南等省區。

- 忌服人群：陰虛火旺及有濕熱之症者禁服。

- 用法用量：一般用量100克，製酒、生用、鹽製。

功效主治

1. **祛風除濕。**用於寒濕痺症見心腹冷痛、風濕痺痛、行走不利、筋骨痿軟、畏寒肢冷等。

2. **補腎助陽。**據清代醫學典籍《本草匯》記載，巴戟天為腎經血分之藥，補助元陽則胃氣滋長，使身體各種虛空消退，且性溫，與黃柏、知母配伍則可強陰；與肉蓯蓉、鎖陽配伍則助陽。用於腎陽虛衰所致的腰膝酸軟、小便頻多、陽痿、滑精、宮冷不孕、頭暈耳鳴、畏寒肢冷、帶下清稀量多等症。邪風侵體，其氣必虛，巴戟天能補助元陽，散邪祛風，補益真元。用於陽痿、肢體勞乏等症。

3. **健脾開胃。**命門火衰則脾胃虛寒，這時不能大進飲食，不能大補。巴戟天性微溫則可補其火而不會太過，溫而不熱，健脾開胃，既益元陽，又可填陰水。用於消化不良、食慾不振等症。

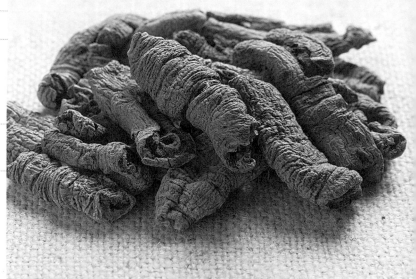

長長短短，像雞腸一樣，灰黃色，味道有些澀。

126

✘丹參 + 巴戟天

巴戟天惡丹參，二者不可配伍。

✔覆盆子 + 巴戟天

覆盆子可佐使巴戟天，提高藥效。

✔肉蓯蓉 + 巴戟天

巴戟天可補腎助陽，祛風除濕，強筋健骨；肉蓯蓉可補腎陽，益精血。二者配伍可溫腎益氣，收攝肛門。

泡酒：巴戟天 100 克浸入適量優質白酒中，浸泡數月後飲酒。每天 1 小杯，可除風濕、強筋骨。

生用或製用：巴戟天鮮品揀去雜質，用熱水泡透後，趁熱抽去木心，切段，曬乾，此為生巴戟天。取甘草，搗碎，置鍋內加水煎湯，撈去甘草渣，加入揀淨的巴戟天，煮至鬆軟能抽出木心時（此時餘湯不宜多）取出，趁熱抽去木心，曬乾（每 50 公斤巴戟天，用甘草 3.2 公斤），此為製巴戟天。前者偏於強筋骨，祛風濕。後者增強其補益作用。

鹽製：取揀淨的巴戟天，用鹽水拌勻，入籠蒸透，抽去木心，曬乾（每 50 公斤巴戟天，用鹽 0.5 公斤，加適量開水化開澄清）。鹽製多用於補腎助陽，強筋健骨。

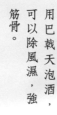

用巴戟天泡酒，可以除風濕，強筋骨。

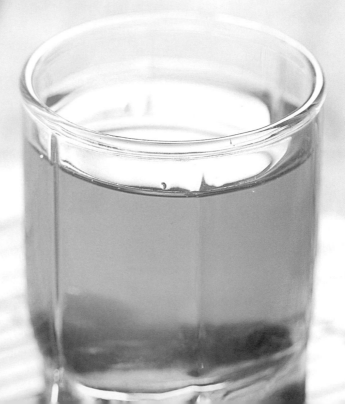

祛風濕藥

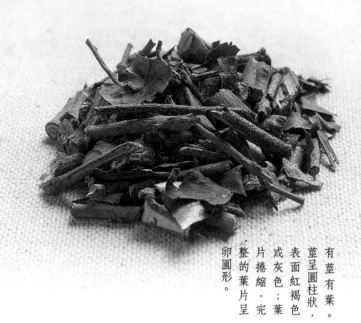

桑寄生

補腎，安胎，除風濕

藥典精要：「散瘡瘍，追風濕，卻背強腰痛。」——《本草蒙筌》

有莖有葉。莖呈圓柱狀，表面紅褐色或灰色；葉片捲縮，完整的葉片呈卵圓形。

現代佐證

桑寄生含黃酮類化合物，主要為廣寄生苷、槲皮素、槲皮苷、萹蓄苷及少量的右旋兒茶酚胺等成分。具有降壓、增加冠脈流量、改善冠狀動脈循環、抗病原微生物、抗乙肝表面抗原、利尿等作用。

- 別名：蔦、桑上寄生、寄屑、寄生樹、寄生草、蔦木、冰粉樹、蠹心寶、寓木、宛童。

- 性味：性平，味苦、甘。

- 歸經：歸肝、腎經。

- 產地：產於中國福建、廣東、廣西、雲南以及台灣等地。

- 忌服人群：無禁忌。

- 用法用量：一般用量10~15克，煎服、藥膳、泡酒。

功效主治

1 補腎，強筋骨。 據清代醫學典籍《本草求真》記載，桑寄生，補腎之要藥。桑寄生味苦，苦入腎，腎主骨，腎得補則筋骨有力，不致痿痺而酸痛。用於腰膝酸痛、筋骨痿弱、肢體偏枯（偏廢不用）等病症。

2 安胎。 女性崩漏及內傷不足，源於血虛內熱；產後各種病症，都源於血分；乳汁不下，也是因血虛而致。桑寄生性平和，不寒不熱，可益血安胎。用於肝腎虧虛所致的胎漏、胎動不安、慣性流產、產後乳汁不下等病症。

3 除風濕，通經絡。 據清代醫學典籍《本經逢源》記載，桑寄生因為寄生在桑樹下，集桑之餘氣而生，性專祛風逐濕，通條血脈，通經活絡。用於風濕痺痛、女性腰痛等症。

4 補血和血。 桑寄生味甘，甘能補血，血充盈則充肌膚、堅髮、堅齒、長鬚眉。用於鬱血性腎炎、月經失調、咯血、少年白、牙齒鬆動等症。

禁忌與配伍

✔ 杜仲 + 桑寄生

杜仲與桑寄生搭配，可補肝腎、降血壓，適用於高血壓並伴有肝腎虛弱、耳鳴眩暈、腰膝酸軟者。

✔ 雞蛋 + 桑寄生

強壯筋骨、養血祛風、安胎。適合孕婦食用。

從醫 50 年經驗方

煎服： 文火慢煎，去渣飲汁，用量一般為10~15克。每天 1 劑，可治療腰膝酸痛、風濕痹痛、胎動、慣性流產等。

藥膳： 可入菜餚食用，與其他食材如烏骨雞、鴨等燉服。或者水煎取汁，與白米同煮為粥。取桑寄生 50 克與兩個雞蛋放在砂鍋內，煲煮1.5 個小時，加適量紅糖，吃雞蛋喝湯。強壯筋骨、養血祛風、安胎。適合孕婦食用。

泡酒： 桑寄生浸入適量優質白酒中，浸泡數週後飲酒。

外用： 鮮品搗爛外敷患處，可以治療瘡癤、潰瘍等。

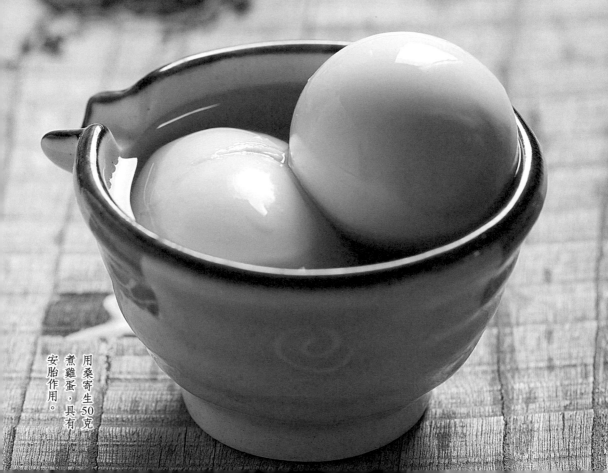

用桑寄生50克煮雞蛋，具有安胎作用。

狗脊

祛風濕，補肝腎

藥典精要：「強肝腎，健骨，治風虛。」——《本草綱目》

現代佐證

狗脊含有綿馬酚、碳水化合物、多種微量元素等成分。具有抗氧化、增加心肌血流量等作用。

- 別名：金毛狗脊、金毛狗、金狗脊、金毛獅子、猴毛頭、黃狗頭等。

- 性味：性溫，味苦、甘。

- 歸經：入肝、腎經。

- 產地：主產於中國福建、四川、雲南、廣西等地。

- 忌服人群：腎虛有熱，小便不利或短澀赤黃，口苦舌乾皆忌服；肝虛有鬱火忌用。

- 用法用量：一般用量10~15克，藥膳、研末、外用。

功效主治

1 祛風濕，益腰背。
腰酸背痛源於腎虛而濕邪乘虛而入，氣血不足，更給了濕邪可乘之機。狗脊歸肝、腎二經，除濕益腎、驅寒邪、補氣血，所以可以有效緩解腰酸背痛。用於風寒濕痹痛、肢體關節疼痛、腰背僵直等症。

2 滋腎氣，緩痹痛。
腎虛則腰背僵痛，各個關節活動不靈活，所以滋腎就能益氣血，氣血通暢，腰背、頸椎則不僵不痛；全身痹寒濕痛源於腎氣不足，狗脊性溫，能緩解全身痹痛。用於腎氣不足所致的腰膝酸軟疼痛、陽痿、遺精、尿頻、遺尿、頭暈目眩、鬚髮早白等症。

3 補肝腎，利老人。
老年人一般腎氣衰乏，肝氣血虛，所以筋骨不健、關節不靈活、身老體乏。據清代醫學典籍《本草經疏》記載，狗脊補腎入骨，益肝腎，最適合老年人。用於老年人尿多、二便不利等症。

4 補血，益氣。
性溫可養氣；味甘能益血，活血化瘀，血補而筋自強，氣通則血暢。適合一切骨疾、各種風疾。

外觀呈不規則的長塊狀，表面深棕色，不容易折斷。熟狗脊片呈黑棕色，質地堅硬。

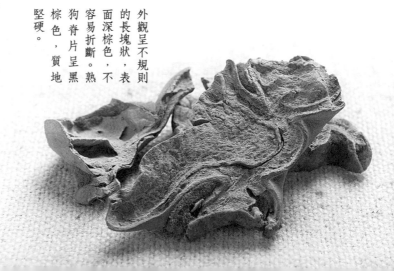

禁忌與配伍

✔**續斷 + 狗脊**

狗脊補肝腎，健腰腳，利關節；續斷補肝腎，續筋骨，活血止痛。兩藥配伍，相須為用，補益肝腎，通利血脈。治腎虛腰痛，白帶，尿頻。

✔**當歸 + 狗脊**

當歸養血補血，活血止痛。兩藥配伍，養血補血，祛風除濕。治血虛風濕，四肢酸麻，病後足腫等症。

✔**千斤拔 + 狗脊**

千斤拔可祛風濕，強腰膝；狗脊可祛風濕，補肝腎，強腰膝。二者搭配適用於濕熱傷絡引起的腰痛。

從醫 50 年經驗方

煎服：配伍其他藥味一起煎服，一般用量 10~15 克。

藥膳：可與其他食材如雞、羊肉、牛肉等烹調。將千斤拔 15 克、狗脊 15 克放入鍋中，煎煮取汁；豬尾去毛，洗淨，切段；將豬尾、薑片放入鍋中，加入煎取汁液和適量清水，燉煮 2 小時，加鹽調味即可。此湯適用於濕熱傷絡引起的腰痛。

研末：狗脊研末，用溫開水沖服，每日 2 次，每次 3 克，用於補肝腎、強筋骨、降血壓。

外用：狗脊鮮品搗爛外敷，用於治療水火燙傷、癰疽瘡瘍。

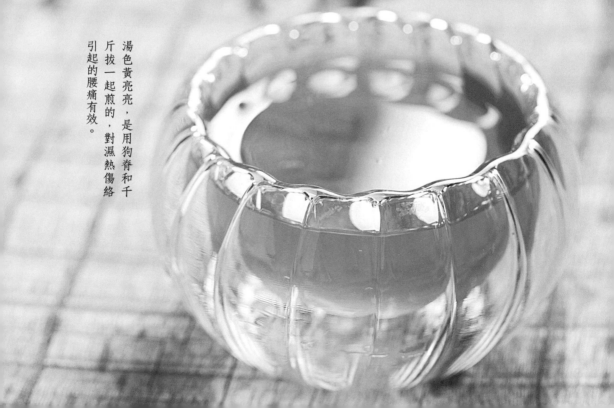

湯色黃亮亮，是用狗脊和千斤拔一起煎的，對濕熱傷絡引起的腰痛有效。

祛風濕藥

淫羊藿

補腰膝，強心力

藥典精要：「治偏風手足不遂，四肢皮膚不仁。」——《醫學入門》

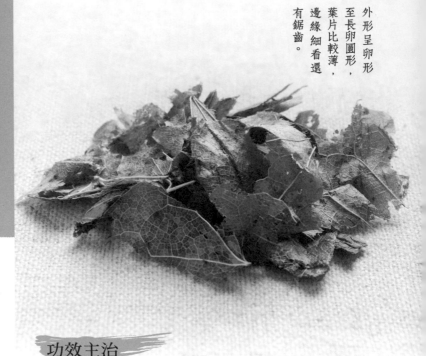

外形呈卵形至長卵圓形，葉片比較薄，邊緣細看還有鋸齒。

現代佐證

淫羊藿具有延緩衰老、降血壓、降血糖、降血脂、改善腦缺血缺氧、降低血液黏度、抑制體外血栓形成、刺激骨髓 DNA 的合成、增加外周白血球及骨髓造血幹細胞的數量、提高免疫力、對抗抗癌藥物的副作用、促進骨骼生長、預防骨質疏鬆、抗炎、抗病毒、抗腫瘤等作用。

- 別名：仙靈脾、剛前、仙靈毗、放杖草、千兩金、三枝九葉草、牛角花等。

- 性味：性溫，味辛、甘。

- 歸經：歸肝、腎經。

- 產地：主產於中國福建、四川、雲南、廣西等地。

- 忌服人群：陰虛火旺者忌服；實熱者忌服。

- 用法用量：一般用量10~15克，煎服、藥膳、泡酒。

功效主治

1 **強陽補腎，利小便。** 據明代醫學典籍《本草正義》記載，淫羊藿，味辛性溫，專壯腎陽，治陽痿、莖中痛，暖腎臟祛虛寒。特別適用於老人及虛寒所致的不舉、小便不利，得淫羊藿補助腎陽從而利小便。用於腎虛陽痿、遺精早洩、腰膝痿軟、下肢畏寒等症。

2 **祛風濕。** 風寒濕痺、偏癱等病源於氣血不通、寒濕入體，淫羊藿性溫以溫通氣血，以消除凝結，通經活絡。用於風濕痺痛偏於寒濕者，症見四肢拘攣麻木、心腹冷痛、筋骨痿軟。

3 **強筋骨。** 肝主筋，腎主骨，淫羊藿辛以潤腎，甘溫益陽氣，入腎而助元陽，即是補腎氣，而溫腎則益肝，所以可以強筋骨、益氣力。

4 **強心力，鎮靜，降脂。** 淫羊藿可明顯擴張冠狀動脈、改善心肌缺血。用於冠心病、心絞痛、更年期綜合症、高血脂等症。

禁忌與配伍

✔ **五味子 + 淫羊藿**

五味子斂肺氣、斂氣生津，配伍淫羊藿可有效治療咳嗽、氣不順、食慾不振。

✔ **桑寄生 + 淫羊藿**

桑寄生性平，味甘、苦，具有除風濕、消腫清熱的功效；淫羊藿走腎經，強腰膝，與桑寄生相輔相成，可除濕祛風，補腎氣，強心力。二者合成的注射液可治療小兒麻痺症。

從醫 50 年經驗方

煎服： 不拘多少，將淫羊藿磨成粗末，煎湯漱口，可以治療牙痛。

藥膳： 可與其他食材如雞、羊肉、牛肉等烹調製成藥膳，補腎虛、助陽。

散劑： 淫羊藿 100 克，威靈仙 100 克，川芎 100 克，桂枝 100 克，蒼耳子 100 克，共研細末，裝瓶備用。每服 10 克，溫酒或溫開水送服，每日 2 次，祛風除濕，溫腎助陽。

丸劑： 淫羊藿 250 克，煅牡蠣 150 克，覆盆子 150 克，共研成細末，調入蜂蜜，製成丸。每服 10 克，淡鹽水送服，每日 2 次，固腎攝精。

泡酒： 淫羊藿 30 克，白酒 500 毫升，將淫羊藿放入白酒中，密封，浸泡 7 日。每日早晚空腹飲用，每次 15 毫升左右，可連服至血壓升到正常或自覺症狀消失以後，再續服 1 個月。此酒可益氣溫陽，適用於心腎陽虛引起的低血壓患者。

淫羊藿煎湯漱口，可以治牙痛。

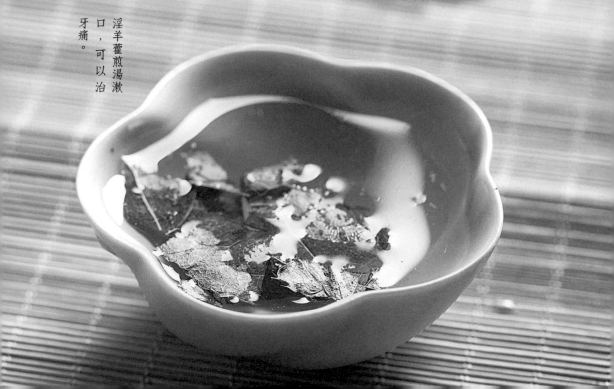

山楂

化積食，健胃活血

藥典精要：「治脾虛濕熱，消食磨積，利大小便。」——《本草再新》

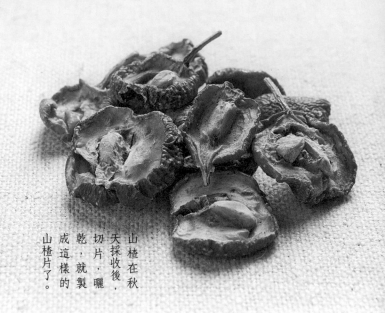

山楂在秋天採收後，切片，曬乾，就製成這樣的山楂片了。

現代佐證

山楂含碳水化合物、蛋白質、脂肪、維生素C等，具有擴張血管、增加冠脈血流量、防治心血管疾病、強心、降低血壓和膽固醇、軟化血管、利尿、鎮靜、收縮子宮的作用。

- 別名：朹子、山里紅果、酸棗、映山紅果、海紅、山梨等。

- 性味：性微溫，味甘、酸。

- 歸經：歸脾、胃、肝經。

- 產地：中國河北承德、山東等地質量最好。

- 忌服人群：脾胃虛弱者慎服。孕婦慎用。

- 用法用量：一般用量6~12克，生吃、藥膳、泡茶。

功效主治

1 化積食。 山楂之所以能消積食，源於其酸之味，以此消磨，使食行而痰消，氣破而洩化，主治肉食積滯、脾虛不食。用於消化不良、腹脹、胃痛、痰飲、吞酸噁心、腹瀉不止、食慾不振等症。

2 活血化瘀。 山楂可化血塊、氣塊，如果以味甘的中藥為佐配伍，可以化瘀血而不傷新血，開鬱氣而不傷正氣，其性平和。用於局部瘀血、跌打損傷、催生、小便不利、產婦惡露不盡、腰腿酸痛。

3 驅條蟲。 取鮮山楂1,000克（乾品500克），洗淨去核，下午3點時開始吃，在晚上10點之前吃完，中間不吃晚飯。次日早晨用檳榔50克煎汁飲用，有大便感覺的時候堅持一段時間再上廁所，即可排出完整的條蟲。

4 開胃健脾。 山楂歸脾、胃，能入二經而行氣，養胃健脾，提高食慾。但是如果空腹食用，因為胃中沒有飲食，脾虛不能運化，反而會抑制脾胃的生發之氣，有損健康，所以不適宜飯前食用。

禁忌與配伍

✗人參 + 山楂

人參補氣，山楂行氣，二者配伍會相互抵消功效。

✔何首烏 + 山楂

山楂、何首烏可降血脂，適用於肝腎陰虛型高血脂症。

✔荷葉 + 山楂

二者配伍可消脂、降壓，適用於高血脂症。

✔菊花 + 山楂

山楂可活血散瘀，菊花苦寒，可消腫療癤。二者泡茶飲，適用於冠心病。

從醫 50 年經驗方

生吃：山楂洗淨生吃，飯後 2~3 顆，可促進腸運動、助消化。但生吃要適量，否則容易煩躁、飢餓、損壞牙齒。

藥膳：可與其他食材等烹調製成藥膳。與白米煮粥可化滯消食，散瘀化積，適用於氣滯血瘀型肝癌。

泡茶：山楂去蒂、去籽，用沸水沖泡，悶 3 分鐘，代茶飲。可開胃行氣，治療食慾不振、胃脘脹痛。

山楂泡水喝，開胃。怕酸的話，還可以加幾顆冰糖。

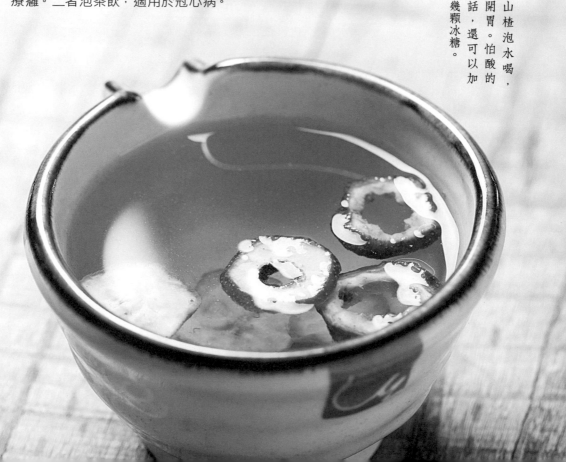

其他

神曲

調中下氣，消積食

藥典精要：「化水穀宿食，癥結積滯，健脾暖胃。」——《藥性論》

現代佐證

神曲中有酵母菌，其成分有揮發油、苷類、脂肪油及維生素 B 群等。具有開胃健脾、消化水穀、解表等功效。

- 別名：六神曲、范志曲、百草曲。
- 性味：性溫，味甘、辛。
- 歸經：歸脾、胃經。
- 產地：中國各地均可發酵製成。
- 忌服人群：脾陰虛、胃火盛者不宜用；孕婦忌用。
- 用法用量：一般用量 5~15 克，藥膳、丸散。

功效主治

1 健脾和胃，消食調中。 據清代醫學典籍《本草經疏》記載，古人用曲，即造酒之曲，其氣味甘溫，性專消導，行脾胃滯氣，散臟腑風冷。神曲乃後人專造，以供藥用，加倍於酒麴。用於飲食停滯、食慾不振、胸痞腹脹、嘔吐反胃、瀉痢、小兒腹脹等症。

2 調中下氣。 神曲是由白面、苦杏仁、赤小豆、青蒿、蒼耳、紅蓼六味作餅蒸鬱而成，辛甘氣溫，其性六味為一，故能散氣調中。用於氣脹、腹脘脹痛。

3 止瀉止痢。 神曲，味甘辛，炒香，香能醒脾，甘能潤胃，以此平胃氣，理中焦（脾、胃等），運化得當，即可止瀉止痢。用於小兒腹瀉、痢下不止等症。

4 祛濕化痰。 據清代醫學典籍《本草求真》記載，神曲可溫胃化痰、逐水消滯、祛濕化痰。用於痰飲咳嗽、四肢水腫等。

神曲是漢代名醫劉義研製出的一種醫治消化不良的名藥。外形呈方形或長方形塊狀，顏色呈土黃色，表面粗糙。

禁忌與配伍

✔乾地黃 + 神曲

乾地黃滋陰養血，二者配伍可治療產後冷痢、臍下疼痛。

✔蒼朮 + 神曲

蒼朮燥濕健脾、祛風散寒，與神曲可益胃健脾，治療胃脘脹痛。

✔山楂 + 神曲

山楂、神曲均為消食積、助脾健胃，幫助消化的常用藥。山楂炒焦後尤善消油膩肉食之積滯，生山楂活血化瘀，近代臨床廣泛用於血脂異常、高血壓病、單純性肥胖症及冠心病心絞痛；神曲善於消米麵食積，且能和胃止瀉。二藥配伍，相須為用，消食化積，破滯除痞功效倍增。我在臨床除用於各種食積、消化不良之外，也用於慢性脾虛腹瀉、大便不成形、夾不消化食物的病症。

神曲和白米煮粥，治小兒疳積。

從醫 50 年經驗方

藥膳：可與其他食材等烹調製成藥膳。取神曲 15 克，白米 50 克，煮粥食用。神曲消食和胃，解表，可用於治療感冒食滯、胃脘脹悶、消化不良，對一般的脾胃不和、傷食積滯、小兒疳積也有療效。此粥健脾益胃，適宜消化不良兒童。

丸散：取陳神曲 500 克，搗碎，微微炒一下，磨成末。早中晚各服 10 克，以砂仁湯調服，可治療產後瘀血不下、肚腹脹悶、小兒腹脹等。

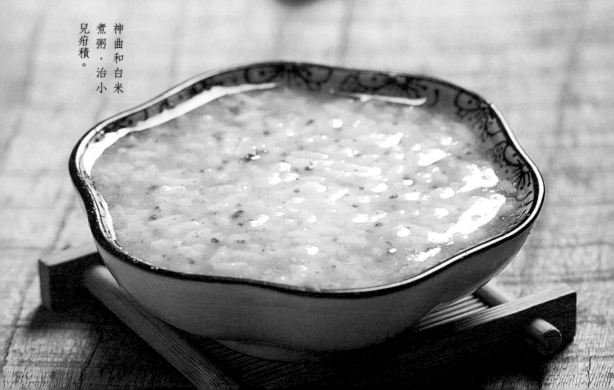

其他

酸棗仁

養肝，安神，助眠

藥典精要：「平肝理氣，潤肺養陰，溫中利濕。」——《本草再新》

酸棗仁呈扁圓形或扁橢圓形，表面紫紅色或紫褐色，種皮比較脆，胚乳白色。

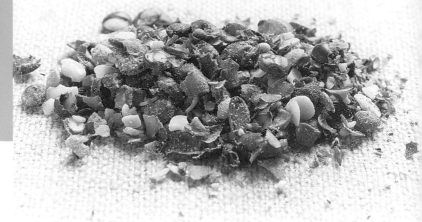

現代佐證

酸棗仁含有多量脂肪油和蛋白質，並有兩種甾醇，具有鎮靜、催眠、鎮痛、抗驚厥、降溫、降血壓、興奮子宮等功效，主治虛煩不眠、驚悸怔忡、體虛自汗、盜汗等症。

- 別名：棗仁、酸棗核。
- 性味：性平，味甘、酸。
- 歸經：歸心、肝、膽經。
- 產地：中國甘肅東部，陝西、山西北部，河南西北部，河北中部，內蒙古赤峰、遼寧西南部等。
- 忌服人群：凡有實邪鬱火及患有胃潰瘍、胃炎、滑瀉症者忌服。
- 用法用量：一般用量5~15克，藥膳、散劑。

功效主治

1 **養肝，寧心。** 用於虛煩不眠、心煩意亂、肝火上行、肚臍及周邊疼痛等。

2 **安神助眠。** 睡眠質量不高或者失眠者多源於血不歸脾，酸棗仁歸心、脾二經，可以大補心血，血歸脾而五臟安和，自然可以安然入睡。用於睡臥不安、神經衰弱、抑鬱症、心驚膽悸、神智不守、易受驚、神情恍惚、健忘、頭腦昏沉等症。

3 **安五臟。** 據明代醫學典籍《本草經疏》記載，酸棗仁熟則芳香，香氣入脾所以能夠歸脾；能補膽氣，所以能夠溫膽；脾主四肢，所以四肢酸痛濕痹都是因為脾虛受邪之病；膽為諸臟之首，十一臟都取決於膽。所以常食用酸棗仁可以安五臟。

4 **斂汗生津。** 據清代醫學典籍《本經逢原》記載，酸棗仁熟製則能收斂精液，斂汗生津；酸棗仁本酸而性收，甘潤而性平，能散肝、膽二經之滯。用於多汗、盜汗等症。

禁忌與配伍

✔ **小米 + 酸棗仁**

酸棗仁能寧心安神，小米可補脾養心，二者配伍療效加倍。

✔ **茯苓 + 酸棗仁**

寧心安神的茯苓與養心安神的酸棗仁配伍，能增強養心安神的功能。

✔ **柏子仁 + 酸棗仁**

二藥均為養心安神良藥，而廣泛運用於失眠、心悸等症。酸棗仁有滋養陰血，斂汗養肝之功；柏子仁偏重於入心而安神，另含油脂，能養血潤腸通便。二藥配伍，養心安神定志功效更佳。古人有「生棗仁治多寐、熟棗仁治失眠」的說法，其實生熟酸棗仁均有鎮靜作用，都可用於安神。

從醫 50 年經驗方

藥膳： 將酸棗仁 15 克微炒研末，與小米、蜂蜜一起煮粥食用，可補脾潤燥、寧心安神，適用於飲食不香、大便乾燥等症。

散劑： 取酸棗仁 30 克，微炒到有香味，搗成末，每次服用 5 克，以竹葉湯送服，不拘時。可治療膽虛睡臥不安、驚悸等。

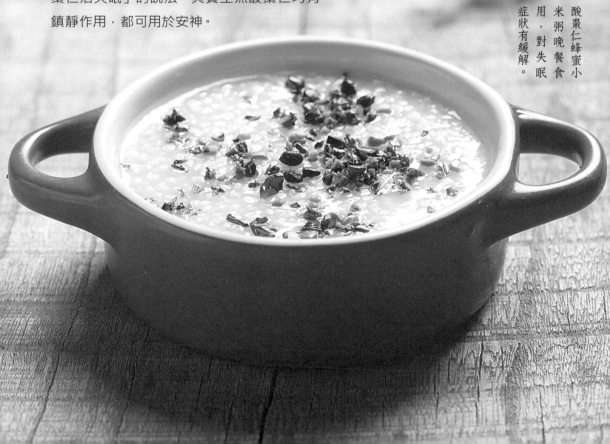

酸棗仁蜂蜜小米粥晚餐食用，對失眠症狀有緩解。

柏子仁

安五臟，益氣，除濕痺

藥典精要：「養心氣，潤腎燥，益智寧神。」——《本草綱目》

現代佐證

柏子仁含有脂肪油及少量揮發油，可養心安神，滋陰止汗；辛而能潤，其氣清香，能透心腎，益脾胃。用於治療病毒性心肌炎後期、慣性流產等症。

- 別名：柏仁、柏子、柏實、側柏子等。

- 性味：性平，味甘、辛。

- 歸經：歸心、腎、大腸經。

- 產地：中國山東、河南、河北、江蘇等省產的質量最好。

- 忌服人群：便溏及痰多者忌服。

- 用法用量：一般用量3~10克，丸、散。

功效主治

1 **養心安神。** 據《本草綱目》記載，柏子仁可養心氣，潤腎燥，安魂定魄，益智寧神，用於心血虧損、神情恍惚、失眠多夢、臉色憔悴、肌膚燥癢、健忘等症。

2 **潤腸通便。** 柏子仁潤燥力強，歸脾經，助運化，促進食物消化。用於腸燥便祕、胸悶氣短、食慾不振、肛裂出血、脫肛等症。

3 **除濕痺，強腰腳。** 甘補血、潤燥除濕，歸心、腎二經，可活血化瘀、通經活絡，用於腰膝酸軟、肢體痺痛、四肢無力等。

4 **益脾胃，安五臟。** 柏子仁性平，不寒不燥；味甘而補，辛而能潤，其氣清香，能通心腎，益脾胃，安五臟。配伍棗仁、麥冬可補心血、心神虛怯；配伍枸杞子、牛膝可固精補腎，用於腎陰虧損，腰背重病，足膝軟弱，陰虛盜汗等。

新品的柏子仁顏色呈黃白色或淡黃色，久置的陳品則呈黃棕色，並會有油點滲出。柏子仁不宜暴曬。

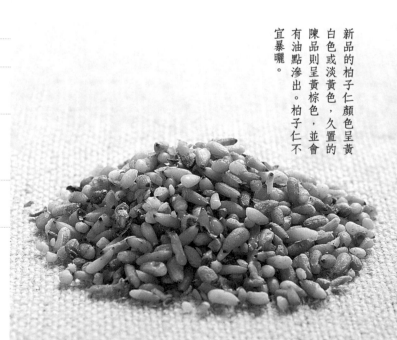

禁忌與配伍

✘羊蹄＋柏子仁

柏子仁惡羊蹄，同用降低柏子仁效果。

✘菊花＋柏子仁

菊花性涼，清熱，柏子仁惡菊花，二者不可同用。

✔當歸＋柏子仁

二者同用益氣補血，可治療脫髮。

從醫 50 年經驗方

丸劑：取柏子仁 500 克，當歸 500 克。共研細末，用蜜糊成綠豆大小的丸粒。每日 3 次，每次 10 粒，飯後服用。可治療脫髮。

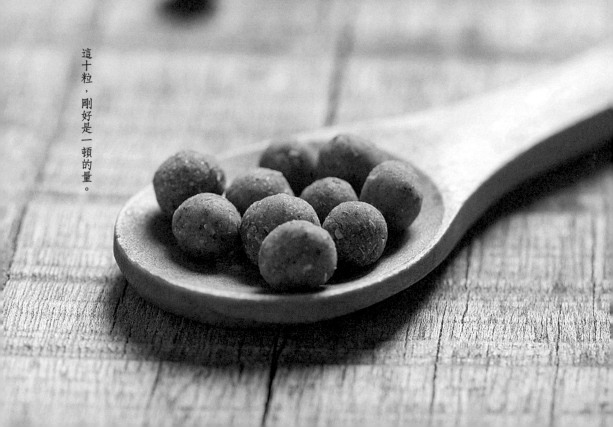

這十粒，剛好是一頓的量。

浮小麥

補心，止煩，斂汗

藥典精要：「益氣除熱，止自汗盜汗，骨蒸虛熱，婦人勞熱。」
——《本草綱目》

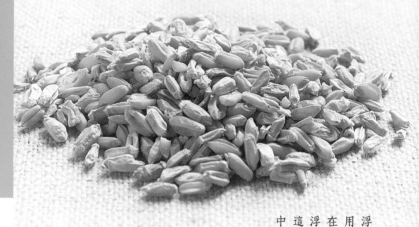

浮小麥就是小麥採收後，用篩子進一步過濾時，浮在上面一層被棄掉的干癟輕浮的顆粒。想不到被拋棄的這些顆粒，竟然還是一味中藥。

現代佐證

浮小麥主要含澱粉、蛋白質，具有斂汗、益氣、除熱、補心、止煩的功效。

- 別名：浮水麥、浮麥等。

- 性味：性涼，味甘、鹹。

- 歸經：歸心經。

- 產地：中國大部分地區多有生產。

- 忌服人群：無汗而煩躁或虛脫汗出者忌用。

- 用法用量：一般用量10~15克，炒製、煎湯。

功效主治

1 **補心，除虛熱。**浮小麥性涼可除熱，味甘、鹹可降燥並益氣。據《本草綱目》記載，可有效補心氣、除熱、止煩。用於心煩意亂、煩躁不安、五臟煩熱等症。

2 **斂汗，止汗。**據明代醫學典籍《本草匯言》記載，取浮小麥適量，炒好煎煮兩次，取湯合一飲服，用於盜汗、虛汗、小便不利等症。

3 **祛風濕。**浮小麥就是小麥乾癟輕浮的穎果，枯浮無肉，體輕性燥，善祛除脾胃中的一切風濕，可解燥熱，用於四肢痺痛、痰濕、關節疼痛等症。

禁忌與配伍

✔麻黃根 + 浮小麥

浮小麥斂汗，兼可養心除煩；麻黃根有止汗功效，可單獨或複方用於自汗、盜汗。兩者配伍，相須為用，止汗之力倍增。我在臨床常根據氣虛自汗、陰虛盜汗而將二藥配對再與其他藥物辨症施治，收效良好。

從醫 50 年經驗方

炒製：將浮小麥揀去雜質，篩淨灰屑，漂洗後曬乾。取 5 克用火炒焦，研末，用米湯調好，頻頻飲用，可有效治療盜汗及虛汗不止。

煎煮：取浮小麥適量，煎湯兩次，合二湯為一杯飲，用於自汗、盜汗等。

用浮小麥煎煮時，一定要揀淨雜質，尤其是麥芒。

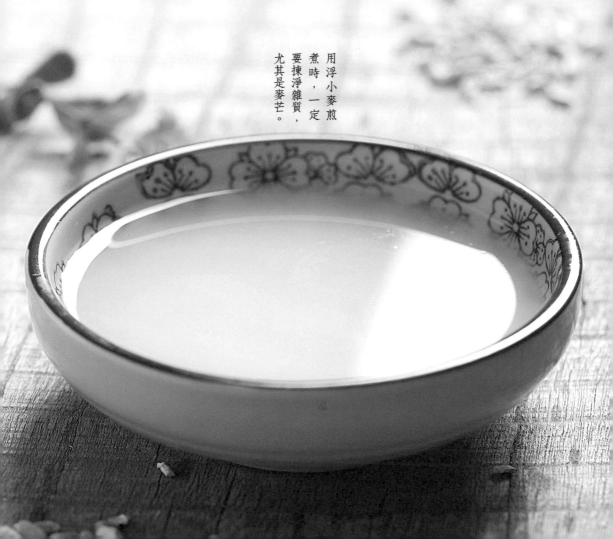

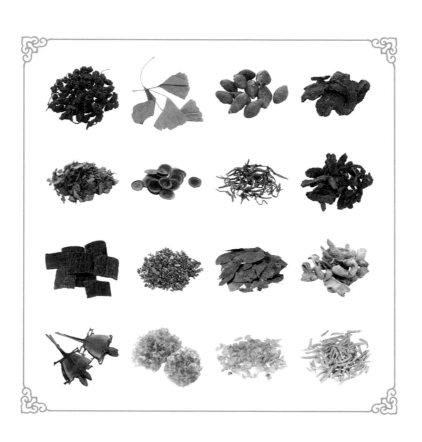

第二章

按照臟腑
辨症選藥

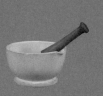

不論是外感病或是內傷病，最後診斷往往落實在某一臟腑上。

心，主血脈，主藏神。肝開竅於目，主藏血，主疏泄。脾主運化、統血，為氣血生化之源。肺主行水，朝百脈。腎，開竅於耳，其華在髮，主藏精，主納氣，主生殖，主骨生髓，乃「先天之本」。臟腑辨症是中醫辨症的基礎，按臟腑辨症來進行選藥組成處方，是初涉杏林者一種重要的方法。

心為五臟之一，位於胸中，兩肺之間，膈膜之上，外有心包衛護。其形圓而下尖，如未開的蓮花。心的主要生理功能是主血脈，主藏神。

心氣虛

症狀：面色淡白無華，心悸，心中有空虛感，胸悶氣短，活動則加重，體倦乏力，舌質較淡，舌體胖嫩，苔白脈虛。

選藥：人參、炙黃耆、黨參、太子參、大棗、茯苓、刺五加、五味子、炙甘草等。

功效：補心氣。

心血虛

症狀：面色萎黃或淡白無華，頭暈目眩，心悸怔忡，健忘失眠，唇舌色淡，脈細弱。

選藥：當歸、熟地黃、何首烏、阿膠、丹參、白芍、雞血藤、桂圓肉、紫河車等。

功效：補心血。

心陰虛

症狀：心悸，五心煩熱，低熱潮熱，手足心熱，盜汗，口乾，健忘失眠，舌質紅少苔，脈細數。

選藥：玉竹、天冬、生地黃、麥冬、阿膠、百合、五味子、酸棗仁、西洋參、龜甲等。

功效：補心陰。

心陽虛

症狀：形寒肢冷，面色蒼白，心胸憋氣，心悸，怔忡，氣短，經常自汗，舌淡或紫暗，脈細弱或結代。甚則大汗淋漓，四肢厥冷，口唇青紫，呼吸微弱，脈微欲絕。

選藥：人參、桂枝、肉桂、製附子、薤白、乾薑、大棗、刺五加等。

功效：溫心陽。

心神不寧

症狀：心血虛、心陰虛均可導致心神失養，而出現失眠，健忘易驚等症。

選藥：酸棗仁、首烏藤、炙遠志、合歡皮、合歡花、麥冬、五味子、柏子仁等。

功效：補心血、補心陰、養心安神。

心火旺盛

症狀：心中煩熱，急躁失眠，口渴，口舌糜爛疼痛，舌尖紅或舌質紅。

選藥：水牛角、牛黃、黃連、栀子、蓮子心、百合、竹葉、連翹、生地黃、牡丹皮等。

功效：清心瀉火。

痰迷心竅

症狀：神志錯亂，意識不清，或神呆目滯，自言自語，舉止失常，脈沉弦滑，苔白膩。嚴重者會昏倒在地，不省人事，喉中痰鳴，轆轆有聲。

選藥：麝香、人工麝香、蘇合香、牛黃、冰片、蟾酥、石菖蒲、遠志、鬱金、豬牙皂、竹瀝、青礞石等。

功效：開竅化痰。

心血瘀阻

症狀：心悸，心前區刺痛或悶痛，並向左臂內側放射，時發時止，嚴重者並有面、唇、指甲青紫，四肢逆冷，舌質暗紅或見紫色斑，苔少，脈微細或澀。

選藥：丹參、桃仁、紅花、川芎、三七、赤芍、鬱金、毛冬青、銀杏葉、蓽茇、檀香、降香、沉香、丁香、乳香、人工麝香、蘇合香等。

功效：活血祛瘀、理氣止痛。

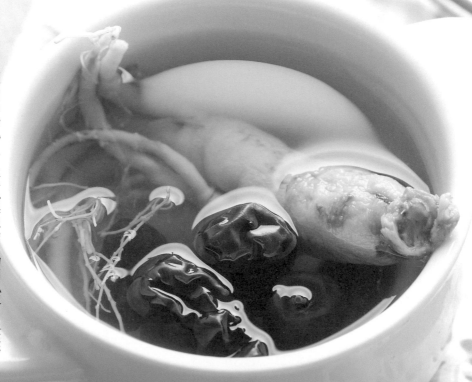

人參補益心氣，可改善心悸怔忡、胸悶氣短、心氣虛衰症狀，並能安神益智，治療失眠多夢、健忘。與大棗一起泡茶喝，補心氣作用更好。

肝

中醫認為，肝與膽相為表裡，開竅於目；肝主藏血，主疏泄，有貯藏和調節血液的功能。

肝陰虛

症狀：頭痛眩暈，兩目乾澀，視物模糊，兩脅隱痛，耳鳴失眠，五心煩熱，口乾咽燥，盜汗，肢體麻木，指甲乾枯，舌紅少苔，脈弦細或細數。

選藥：山茱萸、枸杞子、女貞子、墨旱蓮、桑椹、黑芝麻、菊花、白芍、生地黃、熟地黃、沙苑子、龜甲、鱉甲、何首烏等。

功效：滋養肝陰。

肝氣鬱結

症狀：脅肋脹痛，胸悶不舒，情緒低落，食欲缺乏，頭暈目眩，脈弦、舌苔薄白。婦女可有月經失調、經痛或經前乳房作脹等症。

選藥：柴胡、製香附、鬱金、川楝子、元胡、木香、青皮、炒枳殼、金橘葉、佛手、綠萼梅、玫瑰花、沙苑子、娑羅子、八月札等。

功效：疏肝解鬱。

肝血虛

症狀：眩暈，四肢發抖或震顫，失眠，兩目乾澀，月經少或經閉不行，面色萎黃，唇舌色淡，脈細弱。

選藥：當歸、熟地黃、白芍、製何首烏、阿膠、雞血藤、枸杞子、川芎、桑椹等。

功效：補養肝血。

肝陽上亢

症狀：頭痛頭脹，眩暈，面部烘熱，頭重腳輕，時輕時重，耳鳴耳聾，口燥咽乾，兩目乾澀，失眠健忘，肢麻震顫，舌紅少津，脈弦細數。

選藥：天麻、鉤藤、桑葉、菊花、白蒺藜、草決明、珍珠母、石決明、生龍骨、生牡蠣、磁石等。

功效：平肝潛陽。

肝火上炎

症狀：頭痛眩暈，耳鳴耳聾，面紅耳赤，口苦，尿黃，舌紅苔黃，脈弦數。甚則咯血，衄血。

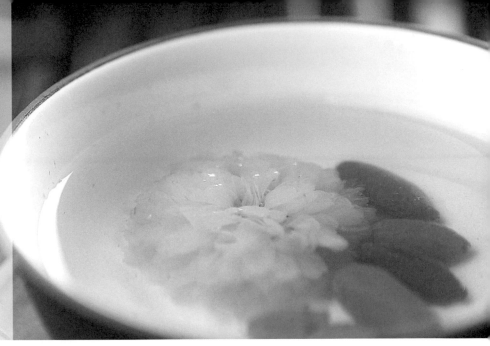

菊花枸杞茶，一清肝一養肝，一補腎一降火，使滋養肝腎、清熱明目作用得以增強。二者都是藥食兩用妙品，單獨配伍沖泡代茶飲或與其他藥組成複方煎服，均可用於頭暈目眩，視物模糊。

選藥：桑葉、菊花、刺蒺藜、苦丁茶、白薇、決明子、龍膽草、梔子、牡丹皮、夏枯草、青黛、大黃、茵陳、羚羊角（代）等。

功效：清肝瀉火。

肝膽濕熱

症狀：脅肋滿悶疼痛，黃疸，小便短赤或尿黃而渾濁，或帶下色黃腥臭，外陰搔癢，或睾丸紅腫熱痛，舌苔黃膩，脈弦數。

選藥：垂盆草、地耳草、平地木、蒲公英、龍膽草、黃芩、梔子、茵陳、澤瀉、車前草、柴胡、金錢草等。

功效：清化肝膽濕熱。

肝風內動

症狀：頭暈，肢麻，抽搐，震顫，舌體抖動，舌紅而光，脈弦。肝陽化風可見突然暈倒，舌強，語言不利，半身不遂；熱極生風可見高熱抽搐，神志昏迷；血虛生風可見面色萎黃，視物模糊，手足抽搐。

選藥：天麻、鉤藤、白芍、羚羊角（代）、山羊角、蜈蚣、全蠍、地龍、僵蠶、蟬蛻、天南星、沙苑子等。

功效：平肝熄風，補養肝血。

寒滯肝脈

症狀：小腹脹痛，牽及睾丸，或睾丸脹大下墜，或陰囊冷縮，舌潤苔白，脈多沉弦。

選藥：吳茱萸、肉桂、小茴香、烏藥、肉蓯蓉、花椒、橘核、荔枝核、山茱萸、巴戟天、沙苑子等。

功效：溫肝散寒。

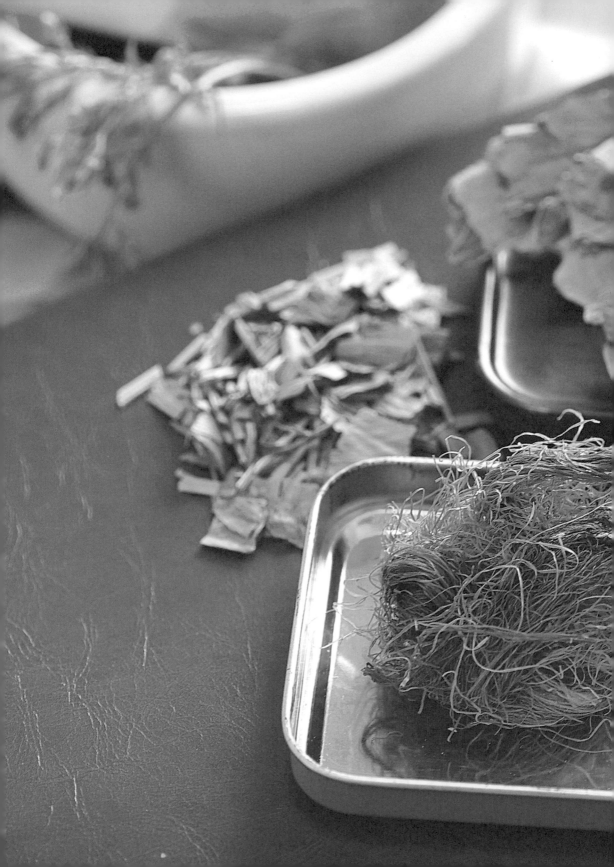

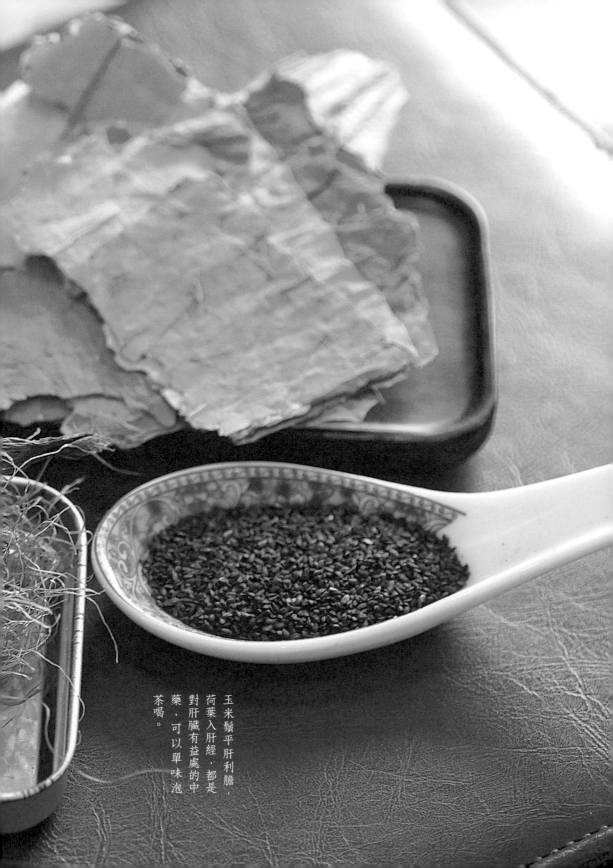

玉米鬚平肝利膽，荷葉入肝經，都是對肝臟有益處的中藥，可以單味泡茶喝。

脾主運化、統血，輸布水穀精微，為氣血生化之源，人體臟腑百骸皆賴脾以濡養，故有後天之本之稱。在五行屬土，為陰中之至陰。脾與四時之長夏相應。

脾虛失運

症狀：飲食減少，食後作脹，大便溏瀉或肢體浮腫，小便不利，並伴有身倦無力，氣短懶言，面色萎黃，舌質淡嫩苔白，脈緩弱。

選藥：黨參、白朮、蒼朮、茯苓、山藥、炒薏仁、炒扁豆、木香、砂仁、陳皮、雞內金、焦神曲、焦山楂、焦麥芽等。

功效：健脾益氣，助消化。

脾胃濕熱

症狀：面目皮膚發黃，鮮明如橘色，脘腹脹滿，不思飲食，厭惡油膩，噁心嘔吐，體倦身重，發熱，口苦，尿少而黃，舌苔黃膩，脈濡數。

選藥：茵陳、柴胡、龍膽草、黃柏、梔子、大黃、豬苓、茯苓、澤瀉、薏仁、車前草、垂盆草、地耳草、平地木等。

功效：清化脾胃濕熱。

脾虛下陷

症狀：子宮脫垂，脫肛，胃下垂，慢性腹瀉，並見飲食減少，食後作脹，小腹下墜，體倦少氣，氣短懶言，面色萎黃，舌淡苔白，脈虛。

選藥：炙黃耆、人參、黨參、太子參、白朮、陳皮、升麻、柴胡、葛根、枳實等。

功效：健脾益氣，補氣升提。

脾不統血

症狀：面色蒼白或萎黃，飲食減少，倦怠無力，氣短，肌膚出血，便血以及婦女月經過多或崩漏，舌質淡，脈細弱。

選藥：大棗、阿膠、黃耆、烏賊骨、仙鶴草、旱蓮草、灶心土、艾葉炭、藕節炭、炮薑等。

功效：補脾攝血，引血歸經。

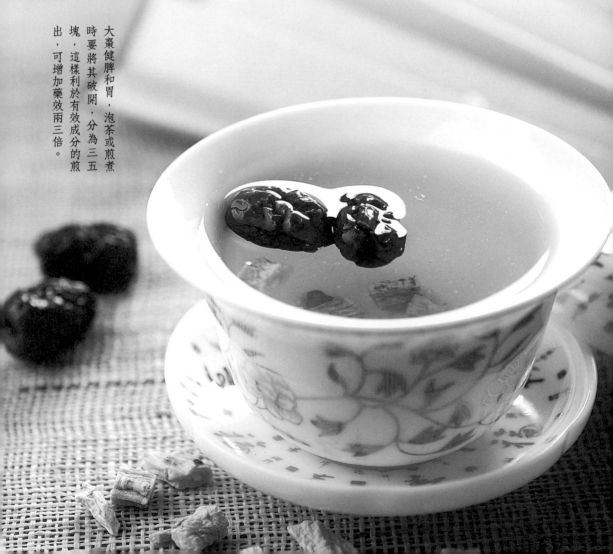

脾陽虛

症狀：形寒肢冷，身倦無力，面色蒼白，飲食減少，氣短懶言，腹中冷痛，脹滿，得溫則舒，泄瀉或完穀不化。

選藥：炮附子、肉桂、乾薑、吳茱萸、肉豆蔻、砂仁、豆蔻、益智仁等。

功效：溫補脾陽。

寒濕困脾

症狀：脘腹脹滿，頭身困重，飲食減少，泛惡欲吐，口不渴，便溏，小便不利，婦女帶下過多，舌苔白膩或厚，脈遲緩而濡。

選藥：藿香、佩蘭、蒼朮、薑厚朴、半夏、炒薏仁、茯苓、草豆蔻、白朮、乾薑等。

功效：溫脾化濕。

大棗健脾和胃，泡茶或煎煮時要將其破開，分為三五塊，這樣利於有效成分的煎出，可增加藥效兩三倍。

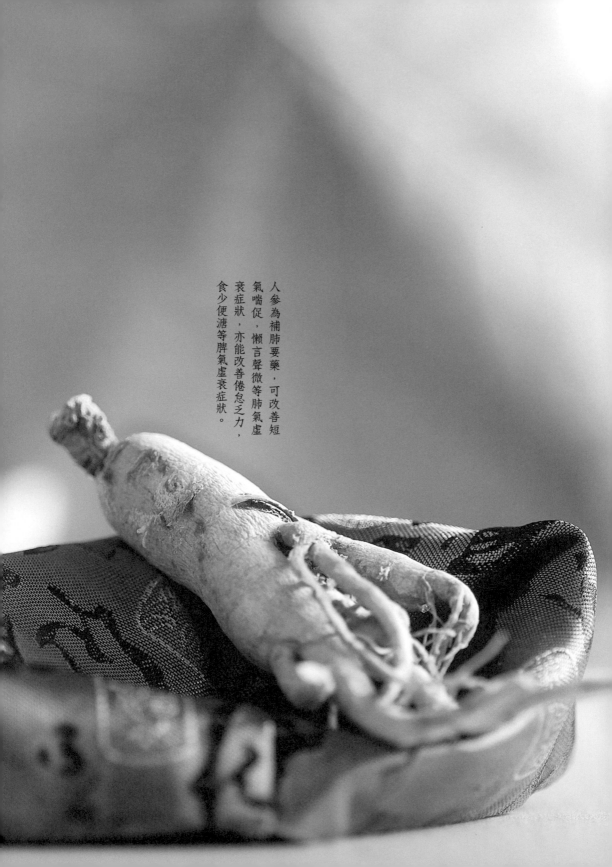

人參為補肺要藥，可改善短氣喘促，懶言聲微等肺氣虛衰症狀，亦能改善倦怠乏力，食少便溏等脾氣虛衰症狀。

肺

肺的主要生理功能是主氣司呼吸，主行水，朝百脈。
肺氣以宣發肅降為基本運行形式。

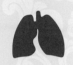

肺氣虛

症狀：咳聲低怯無力，氣短懶言，聲音低微或語言斷續無力，稍一用力則氣喘，全身乏力，經常自汗，容易感冒，面色蒼白，舌質淡嫩，脈虛弱。

選藥：黨參、炙黃耆、太子參、山藥、炙甘草、白朮、冬蟲夏草等。

功效：補益肺氣。

風寒束肺

症狀：咳嗽或氣喘，咳痰稀薄，色白而多泡沫，口不渴，常伴有鼻流清涕或發熱惡寒，頭痛，全身酸楚等症狀，舌苔薄白，脈浮或弦緊。

選藥：麻黃、細辛、生薑、蘇葉、桂枝、苦杏仁、桔梗、前胡、炙百部、半夏、旋覆花、萊菔子、芥子、天南星、製白附子、紫菀、款冬花等。

功效：宣肺通鼻，散寒化痰。

肺陰虛

症狀：咳嗽日久，乾咳無痰或痰少而黏，或痰中帶血，咽喉乾癢或聲音嘶啞，身體消瘦，舌紅少津，脈細無力。陰虛火旺者，還可見咳痰帶血，乾渴思飲，午後低熱，盜汗，兩顴發紅，舌質紅，脈細數。

選藥：西洋參、沙參、南沙參、冬蟲夏草、麥冬、天冬、阿膠、石斛、天花粉、百合、百部、玉竹、製黃精等。

功效：滋養肺陰。

痰濁阻肺

症狀：咳嗽痰多，色白而黏，容易咯出或見氣喘胸悶，嘔惡，苔白膩，脈滑。

選藥：半夏、陳皮、茯苓、天南星、膽南星、蒼朮、白朮、草果、芥子、蘇子、萊菔子、皂角、礞石、冬瓜皮、葶藶子等。

功效：燥濕化痰。

腎

腎位於腰部，脊柱之兩側，左右各一。腎臟的主要生理功能是藏精、主水、主納氣、主生殖，主骨生髓，開竅於耳，其華在發。中醫稱腎為「先天之本」；腎中藏有元陰元陽，元陰屬水，元陽屬火，故腎又稱為「水火之臟」。

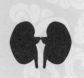

腎陰虛

症狀：頭暈目眩，耳鳴耳聾，腰膝酸痛，牙齒鬆動，形體消瘦，面色暗黑，眼眶發黑，尿頻，失眠，遺精，口咽乾燥，五心煩熱，盜汗，舌紅，脈細數。

選藥：熟地黃、首烏、山茱萸、枸杞子、女貞子、旱蓮草、冬蟲夏草、菟絲子、沙苑子、黑芝麻、穭豆衣、玄參、天冬、製黃精、知母、阿膠、龜甲、鱉甲等。

功效：滋補腎陰。

黑芝麻是藥食兩用食物，可以補肝腎，潤五臟。

腎陽虛

症狀：形寒肢冷，精神不振，眩暈耳鳴，面色淡白或黧黑，腰膝酸軟或陽痿不舉，精冷不育或宮寒不孕，小便清長，夜尿頻、五更泄瀉，舌淡苔白，脈沉遲，尺脈無力。

選藥：鹿茸、炮附子，肉桂、鹿角膠、仙茅、淫羊藿、補骨脂、巴戟天、肉蓯蓉、草蓯蓉、狗脊、續斷、沙苑子、鎖陽、海馬、黃狗腎、葫蘆巴、冬蟲夏草、韭菜子、紫河車等。

功效：溫補腎陽。

腎氣不固

症狀：滑精早洩，尿後餘瀝，小便頻數而清，甚則不禁，腰脊酸軟，面色淡白，聽力減退，舌淡，苔白，脈細弱。

選藥：五味子、山茱萸、覆盆子、芡米、金櫻子、蓮須、益智仁、桑螵蛸、煅龍骨、煅牡蠣、菟絲子、刺蝟皮、蛤蚧、山藥、魚鰾、白果等。

功效：固澀腎氣。

腎虛水泛

症狀：全身浮腫，下肢尤甚，按之凹陷沒指，腰酸痛，腹脹滿，尿少或兼呼吸氣促，面色淡白，心悸乏力，喘咳痰鳴，舌質淡，舌體胖，苔白，脈沉細。

選藥：炮附子、肉桂、桂枝、乾薑、豬苓、茯苓、澤瀉、白朮、補骨脂、鹿角膠、巴戟天、薏仁、葫蘆巴、車前子、牛膝等。

功效：溫陽利水。

腎不納氣

症狀：氣短喘促，動則喘甚，聲低氣怯，易汗，四肢不溫，惡風寒，面部虛浮，舌質淡，脈虛而浮。

選藥：桃仁、五味子、紫河車、熟地黃、銀杏、沉香、蛤蚧、補骨脂、靈磁石、冬蟲夏草等。

功效：補腎納氣。

腎火偏亢

症狀：腎陰虛，虛火易起，睡眠不安，頭暈心悸，陽事易舉。

功效：滋陰瀉火。

選藥：鹽知母、鹽黃柏、玄參、熟地黃、山茱萸、澤瀉、蓮子心、牡丹皮等。

腎虛骨軟

症狀：腰膝酸軟，或筋骨軟弱。

選藥：炒杜仲、續斷、桑寄生、牛膝、狗脊、五加皮、老鸛草、淫羊藿等。

功效：補肝腎，強筋骨。

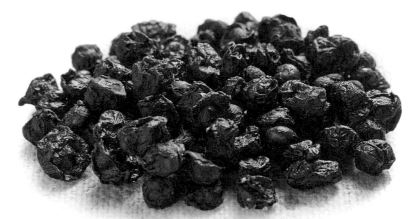

黑色入腎。五味子補腎寧心，用於久嗽虛喘、遺尿、尿頻、自汗盜汗、短氣脈虛、心悸失眠等。

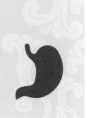

胃

胃是腹腔中容納食物的器官。其外形屈曲，上連食道，下通小腸。主受納腐熟水穀，為水穀精微之倉、氣血之海。胃以通降為順，與脾相表裡，脾胃常合稱為後天之本。胃與脾同居中土，但胃為燥土屬陽，脾為濕土屬陰。

胃陽不振

症狀：胃脘疼痛，輕則綿綿不止，重則拘急劇痛，陣陣發作，遇寒加重，得熱則緩，嘔吐清水，舌苔白滑，脈沉遲或沉弦。

選藥：肉桂、乾薑、高良薑、桂枝、蓽茇、附子、生薑、吳茱萸、白豆蔻、丁香、飴糖等。

功效：溫胃散寒。

胃中鬱熱

症狀：胃脘灼熱而疼痛，煩渴多飲或渴欲冷飲，消穀善饑，牙齦腫痛，口臭，泛酸嘈雜，舌紅苔黃，脈滑數。

選藥：生石膏、知母、黃連、黃芩、梔子、蘆根、竹葉、生大黃、大青葉、天花粉、白茅根、枇杷葉等。

功效：清瀉胃火。

食滯胃脘

症狀：脘腹脹滿，嘔吐酸腐，噯氣泛酸，不思飲食，或矢氣（即排氣）酸臭，大便泄瀉或祕結，舌苔厚膩，脈滑。

選藥：焦神曲、焦山楂、焦麥芽、焦穀芽、炒雞內金、萊菔子、檳榔、茶葉、大腹皮、厚朴、砂仁等。

功效：消食導滯。

胃氣上逆

症狀：噁心嘔吐，打嗝噯氣，不思飲食，脘腹滿悶，或食後則吐。

選藥：旋覆花、代赭石、蘇梗、陳皮、半夏、生薑、枇杷葉、竹茹、丁香、柿蒂、沉香、厚朴、娑羅子、刀豆殼等。

功效：理氣降逆。

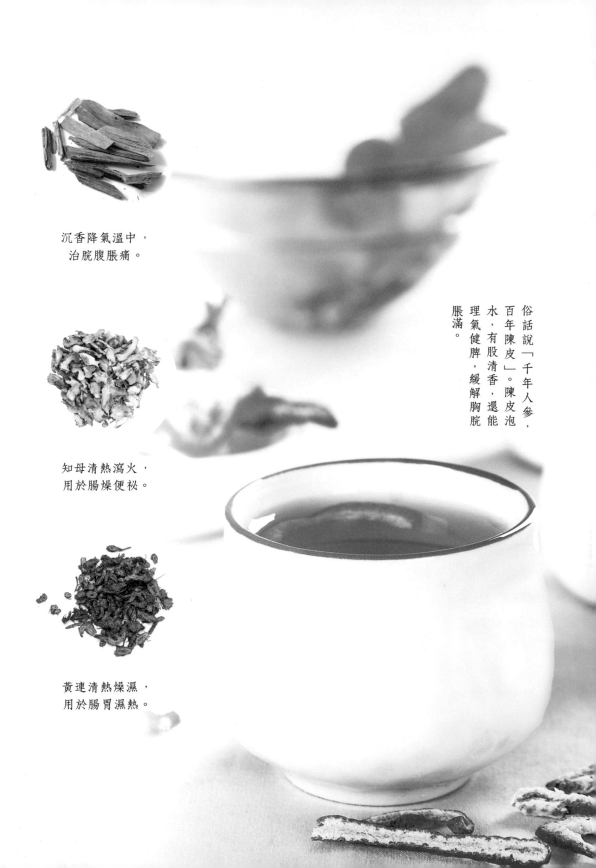

沉香降氣溫中，
治脘腹脹痛。

知母清熱瀉火，
用於腸燥便祕。

黃連清熱燥濕，
用於腸胃濕熱。

俗話說「千年人參，百年陳皮」。陳皮泡水，有股清香，還能理氣健脾，緩解胸脘脹滿。

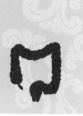

大腸的主要功能是進一步吸收糞便中的水分、電解質和其他物質（如氨、膽汁酸等），形成、貯存和排泄糞便。同時大腸還有一定的分泌功能，如分泌黏液蛋白，能保護黏膜和潤滑糞便，使糞便易於下行，保護腸壁防止機械損傷，免遭細菌侵蝕。

大腸濕熱

症狀：腹痛下痢，裡急後重，或便膿血，肛門灼熱，小便短赤，舌苔黃膩，脈滑數。

選藥：黃連、黃芩、黃柏、葛根、大黃、白頭翁、馬齒莧、秦皮、苦參、鐵莧菜、槐花、地榆炭、地錦草等。

功效：清化大腸濕熱。

大腸津虧

症狀：大便祕結乾燥，難於排出，往往數日1次，可兼見頭暈，口臭，脈細，舌紅少津等症。

選藥：火麻仁、郁李仁、桃仁、杏仁、瓜蔞仁、柏子仁、黑芝麻、松子仁、何首烏、肉蓯蓉、當歸、玄參、麥冬、生地黃、桑椹、蜂蜜等。

功效：潤腸通便。

大腸熱結

症狀：大便乾結如羊屎，口苦口臭，心中煩熱，面部痤瘡，舌苔黃膩，脈弦數。

選藥：生大黃、芒硝、番瀉葉、決明子、蘆薈、黃連、黃芩等。

功效：清熱瀉下。

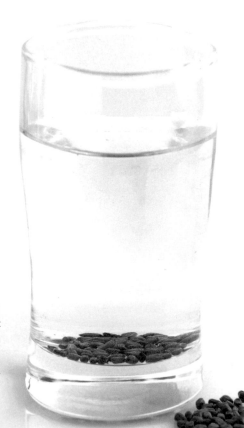

用決明子泡水喝，不僅清熱明目，而且潤腸通便。

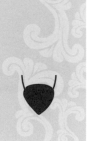

膀胱

膀胱是一個儲尿器官。它是由平滑肌組成的一個囊形結構，位於骨盆內，其後端開口與尿道相通。膀胱與尿道的交界處有括約肌，可以控制尿液的排出。

膀胱濕熱

症狀：尿頻，尿急，小便不利，尿黃渾濁或有膿血。

選藥：車前子、車前草、茵陳、萹蓄、瞿麥、茯苓、萆薢、澤瀉、滑石、鴨跖草、甘草梢、玉米鬚等。

功效：清化濕熱。

膀胱結石

症狀：小便淋漓或見砂石，少腹裡急，甚則澀痛。

選藥：金錢草、廣錢草、海金沙、石韋、熟大黃、王不留行、冬葵子、滑石、甘草梢、萆薢、大薊、小薊、雞內金等。

功效：利濕排石化石。

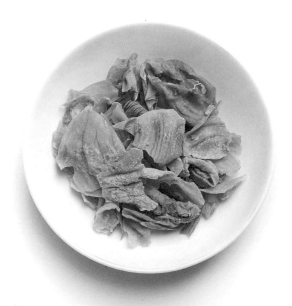

生雞內金能協助化石。

膽 膽呈囊形,附於肝之短葉間,與肝相連。肝和膽又有經脈相互絡屬,互為表裡。主要功能為貯存和排泄膽汁,並參與食物的消化。

膽石內阻

症狀:右肋下絞痛,或見阻塞性黃疸或無明顯自覺症狀,僅在超音波檢查中發現膽結石。

選藥:金錢草、海金沙、生大黃、虎杖、鬱金、生大黃、芒硝等。

功效:利膽排石。

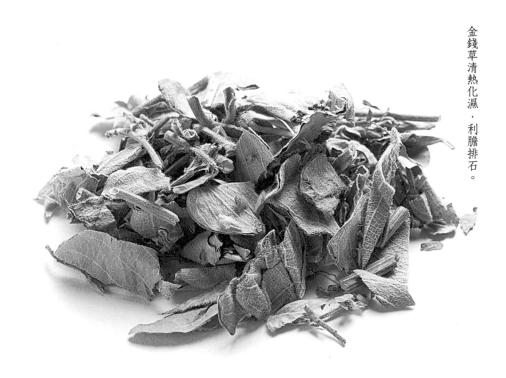

金錢草清熱化濕,利膽排石。

第三章

看懂大夫
開的中藥方

醫生為什麼這樣開方？開方的原則有哪些？好的中醫如何掌握用量……。

從醫50年的老中醫為你揭開祕密，主症不同，藥味需要加減，從症狀入手，辨體施治，去掉幾味藥，增加幾味藥，巧妙配伍。輕輕鬆鬆看懂藥方，找到適合自己的中藥方。

開方的原則

醫生開處方不是將功效一致的中藥任意堆砌，而是根據一定的原則，以兩味藥或多味藥相配合，從而發揮其最大的優勢。

1＋1＞2 療效加倍

藥物與藥物配伍在一起，可以增強其中一種藥物的功效，也可以綜合或增強所有藥物的功效，相當於 1+1 > 2。

兩味或兩味以上藥物組合熬製，增進功效可分為兩種情況：一種是單純地在每一味藥效果上量的累積；第二種則是由於加成作用而大大地超過單味藥的量與質的總和。所謂「藥有個性之特長，方有合群之妙用」說的就是這個意思。

我從醫五十多年，在治療便血、痔血和膿血便時，經常將地榆炭與槐花一起用。地榆炭屬於止血藥，可涼血止血，解毒斂瘡；槐花也有涼血止血的功效。二者加在一起，便能達到出乎意料的止血效果，比地榆炭或者槐花單味的效果要好很多。又如，我在治療氣虛病症（氣短乏力，腰膝酸軟，食少懶言，聲音低怯，容易心慌，勞則加重）時常將炙黃耆、黨參、懷山藥、白朮一起用，其目的就是為了增強療效。

地榆炭＋槐花＝涼血止血，有效治療便血、痔血、膿血

炙黃耆＋黨參＋懷山藥＋白朮＝補氣，有效治療氣虛病症

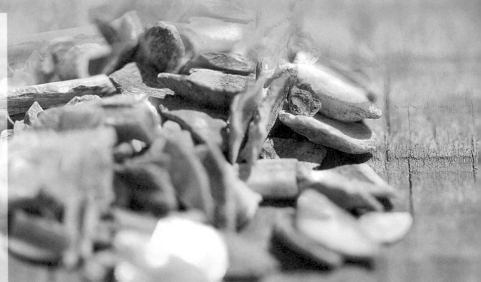

石決明平肝潛陽、清肝明目，配伍珍珠母，可用於高血壓肝陽上亢型患者，改善頭痛、眩暈、頭重腳輕、面部生火等症狀。煎湯內服，必須煅用打碎先煎。

1＋1＜2 減低烈性和毒性

　　大多數中藥是可以安全服用的，但部分中藥有一定的毒性，如苦杏仁、桃仁，有小毒，尤其在單味大劑量運用時尤為明顯。所以在藥物配伍的時候，選用性味相反或者能夠相互克制毒素的藥物配伍，不僅能夠明顯減低藥物的烈性和毒性，而且可能達到預期的治療功效。

　　以《金匱要略》中的烏頭湯加減為例，經驗方中川烏、草烏、細辛具有麻醉止痛的作用，雖經炮製後毒性有所減少，但仍有小毒，而且有性熱燥烈、傷陰動火之弊病。在原來的基礎上配伍當歸、白芍、白芷、生甘草，不僅增強止痛之功效，又防止了小毒和性烈傷人。

減少弊病及不良反應

　　部分中藥服用後會有不良反應，產生一些弊病，中醫開處方時可透過合理的配伍得到糾正。如用大劑量的熟地黃滋陰補血時，效果顯著，但熟地黃味甘質膩，單味運用會加重胃寒、生痰，對身體不利。若配以砂仁、陳皮之類健脾益胃的藥物，則不僅增加了熟地黃的功效，又可避免其弊病和不良反應。

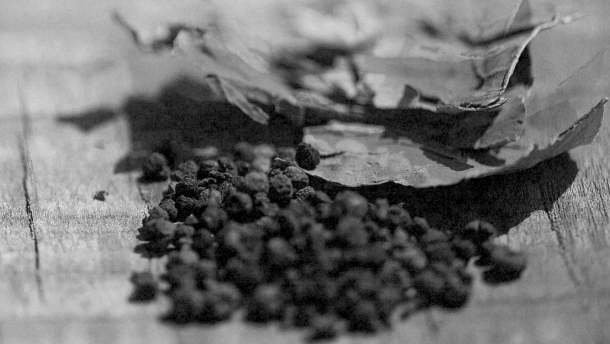

吳茱萸辛溫，擅長溫胃散寒止痛，降逆止吐，與黃連配伍可反佐牽制黃連之大苦、大寒，二藥配用，一主一輔，一寒一溫，肝胃兼顧，清胃火、瀉肝火、降逆和胃功效倍增。黃連配吳茱萸見於《丹溪心法》左金丸。

改變原有功效

　　幾種藥物配伍組成處方，可以改變其原有功效，引導處方發揮主要的作用或直達病所。

　　我在運用桃仁、紅花、丹參、地龍等活血化瘀通經藥物治療中風後遺症時，常加入炙黃耆、黨參兩味補氣藥，與以上四味藥發揮「氣旺生血」的作用，以推動血行，化瘀導滯。

　　同時，根據患者的具體情況，採用不同的引藥。如果患者上肢發麻、疼痛，則配以桂枝或桑枝以引導藥物運行上肢的經脈，通經活絡；若患者下肢活動不便，則用川牛膝或懷牛膝達到推動下肢血氣運行的目的。

炙黃耆 + 黨參 = 補氣
桃仁 + 紅花 + 丹參 + 地龍 = 補血

應付病情多變

　　單味藥雖然也具有多方面的作用，但難以適應複雜多變的病情變化。組成複方之後，卻能補其不足，擴大治療範圍。例如黃耆為最常用的補氣藥，但氣虛症有多種表現，肺氣虛弱、表衛不固可配以浮小麥、麻黃根、牡蠣等藥；肺虛咳喘可配以五味子、炙麻黃、蘇子等藥；氣虛易於感冒者可配以白朮、防風等藥；脾虛水腫可配以豬茯苓、車前子、玉米鬚等藥；氣虛血瘀可配以黨參、丹參、紅花等藥，這樣配伍更能符合病情變化和多種類型的需要。

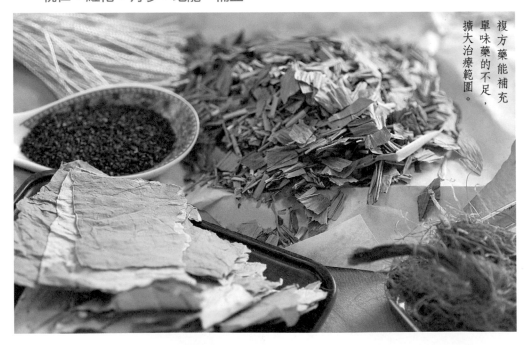

複方藥能補充單味藥的不足，擴大治療範圍。

處方的君、臣、佐、使

君藥 （主藥）主治藥

　　君藥是針對疾病的主症和主病，是主要治療作用的藥物；同時也包括因為病情來勢比較急，根據「急則治其標」的原則，針對患者的個別症狀，對症治療的藥物。可以由一味藥或兩味藥以上構成，在一張處方中，君藥必不可少。君藥較輔藥、佐藥藥味少而用量較大。

臣藥 （輔藥）加強藥效

　　臣藥是輔助君藥加強治療的藥物，一般用來加強藥效。

佐藥 輔佐君臣

　　佐藥取輔佐之意。可能用來配合君藥、臣藥以加強治療作用；也可能用來消除或減弱君藥、臣藥的烈性，減少對身體的傷害；也可能是與君藥藥性或作用相反而又能在治療中發揮相成作用的藥物。

使藥 調和諸藥

　　使藥在一張處方中可能用來做調和藥，即調和處方中諸藥性味；也可能用來做引經藥，即能引處方中諸藥直至病所的藥物，如肺部疾患常以桔梗為引，下部疾患常以牛膝為引等。

以《溫病條辨》中的銀翹散為例：

處方： 金銀花、連翹、薄荷、荊芥穗、淡豆豉、竹葉青、牛蒡子、桔梗、生甘草。

功效： 辛涼透表、清熱解毒。

主治： 風熱感冒，發熱頭痛，口乾咳嗽，咽喉疼痛，小便短赤。

圖解君、臣、佐、使如下：

君藥 **金銀花、連翹：** 清熱解毒，清中有透，辛涼透表，輕宣疏散，以透散風熱之邪。

臣藥 **薄荷、荊芥穗、淡豆豉：** 疏風透表，以助金銀花、連翹透散解表之功。

佐藥 **竹葉青、牛蒡子、桔梗：** 上焦邪熱，加強金銀花、連翹清熱；宣肺利咽，既助君藥、臣藥透表，又治其兼症（桔梗為肺經引藥，故又兼使藥之義）。

使藥 **生甘草：** 調和諸藥。

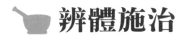辨體施治

主症不同，藥味加減

中醫講究辨症施治，一張成方不可能對每個患者都直接有效。有經驗的醫生會針對患者的具體情況，如果其主症與所治病情基本相同，而兼症或次要症狀不相同，那麼在成方君藥不變的基礎上，調整臣藥、佐藥，相應地去掉某些不適合的藥物，或者加入適合的藥物，就能使方子更加切合患者病情的需要。

以六君子湯為例，更換其中的臣藥、佐藥，從而使其功效及主治發生變化。六君子湯具有益氣健脾、燥濕化痰的功效，主治脾胃氣虛兼有痰濕者，症見面色蒼白，語言低微，四肢無力，食少便溏，胸脘痞悶，咳嗽痰多色白，舌質淡，脈細緩等症。君臣佐使構成如下：

君藥	黨參。
臣藥	白朮。
佐藥	茯苓、陳皮、半夏。
使藥	甘草。

若有患者除了脾胃氣虛兼有痰濕之外，又兼見胸脘脹滿或疼痛。這樣可以在臣藥中加入木香、砂仁理氣止痛，從而形成了新的處方「香砂六君子湯」，君臣佐使構成如下：

君藥	黨參。
臣藥	白朮、木香、砂仁。
佐藥	茯苓、陳皮、半夏。
使藥	甘草。

若有患者脾胃氣虛，但痰濕之象不明顯，則需要在原來方子的基礎上，減去佐藥中的陳皮、半夏，以減少方子理氣燥濕化痰的功效。君臣佐使構成如下：

君藥	黨參。
臣藥	白朮、木香、砂仁。
佐藥	茯苓。
使藥	甘草。

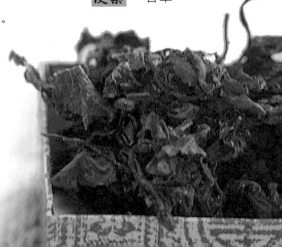

功效不同，藥量增減

　　古人遺留的多數有效處方的劑量不適合當今人群的情況，所以大多數處方需要在藥量上增減。不改變君、臣、佐、使藥物的構成，只是增加或減少其中某些藥物的用量，就能夠調整處方的功效。當然，藥量的增減還需因人、因地、因時、因病情而靈活進行。

以《傷寒論》中的四逆湯和通脈四逆湯為例。四逆湯和通脈四逆湯，其組成都是以附子為君，乾薑為臣，炙甘草為佐使。但四逆湯附子、乾薑用量相對較小，功能回陽救逆，主治陰盛陽微而致的四肢寒涼、全身寒涼、腹瀉、瀉下的糞便如清水，伴有未消化的食物殘渣等症。君臣佐使構成如下：

方名：四逆湯。

君藥	附子。
臣藥	乾薑（2克）。
佐使藥	炙甘草。

通脈四逆湯，附子、乾薑用量較四逆湯多，主治陰盛格陽於外而致四肢寒涼、全身不冷、面色發紅、腹瀉、瀉下的糞便如清水等症。君臣佐使構成如下：

方名：通脈四逆湯。

君藥	附子。
臣藥	乾薑（9克）。
佐使藥	炙甘草。

一張成方不可能對每個患者都直接有效，只是增加或減少其中某些藥物的用量，方子的功效就發生了變化。

劑型不同，功效有差異

　　藥物配伍組成處方之後，還必須根據病情需要或藥物特點選擇適宜的劑型，才能更好地發揮治療作用。劑型，是按照一定工藝，加工製成一定形狀的藥物。各種不同的劑型有各自不同的特點與用處。

湯劑（煎劑）：靈活加減

　│製作方法│ 將處方中的每劑藥物混合均勻，加水浸泡後，再煎煮一定時間，然後去渣取汁，所得的藥液。

　│特　　點│ 製作簡單，易於服用，吸收快，見效迅速，而且便於靈活加減，是中醫臨床應用最廣的一種劑型。

散劑：節約藥材

　│製作方法│ 藥物配好後，曬乾或烘乾，混合均勻，碾研粉碎成粗末或細末。

　│特　　點│ 散劑有粗細末之分，內服外用之別。製作簡便，便於服用及攜帶，節約藥材，性質較穩定，不易變質，可大量生產。

丹劑：劑量小作用大

　│製作方法│ 沒有統一的形態，一些屬於丸劑、散劑、錠劑的中成藥，甚至是液體劑型的中成藥，也稱為丹劑，所以在製作方法上與丸、散劑相同。

　│特　　點│ 分內服和外用兩種。一般劑量小而作用大，以藥品名貴、療效好而聞名。

丸劑：服用方便

　│製作方法│ 將處方中的每味藥物，配好後曬乾或烘乾，混合均勻，然後研成細末，以蜜、水或米糊、麵糊、酒、醋、藥汁等為賦形劑，混合或包裹製成的圓球形固體的劑型。

　│特　　點│ 丸劑多適用於需要久服緩治的慢性虛弱性疾病，如六味地黃丸、補中益氣丸、歸脾丸等。服用方便，體積小，便於攜帶及貯存，藥材的利用率高。但是不能隨病情變化而靈活加減，服用量大，尤其小兒吞服丸劑較困難。

丸劑有蜜丸、水丸、糊丸、濃縮丸四種。

● 蜜丸

| 製作方法 | 將藥材磨成細粉，用蜂蜜黏合，有大蜜丸、小蜜丸兩類。

| 特　　點 | 具有蜂蜜的柔潤性質，作用緩和，並能矯味和補益。所以，慢性與虛弱性疾病，需長期服用者，常將處方中的藥物配製成蜜丸使用，如石斛夜光丸。

● 水丸

| 製作方法 | 將藥材磨成細粉，用冷開水或酒、醋，或其中部分藥汁等濕潤後互相黏合成的小丸。

| 特　　點 | 適用於多種疾病，比較常用，如香砂六君子丸。丸粒小，便於吞服，服後在體內易於崩解，吸收快，且不易吸潮，有利於保管與貯存。

● 糊丸

| 製作方法 | 將藥材磨成細粉，用米糊、麵糊等黏合而成的丸劑。

| 特　　點 | 糊丸黏性大，在胃內崩解時間較蜜丸、水丸緩慢，服後在體內緩慢吸收，既可延長藥物作用的時間，又能減少某些刺激性較強的藥物對胃腸道的刺激。因此，一般含有毒性藥物的處方，多做成糊丸內服，如舟車丸。

● 濃縮丸

| 製作方法 | 將組方中某些藥物煎汁濃縮成膏，再與處方中其他藥材細粉混合、調勻、乾燥，再經粉碎後，用水或酒或蜂蜜或藥汁黏合成的丸劑。

| 特　　點 | 適用於治療各種疾病，如八珍丸。有效成分含量高，體積小，劑量小，易於服用，便於攜帶及貯存。

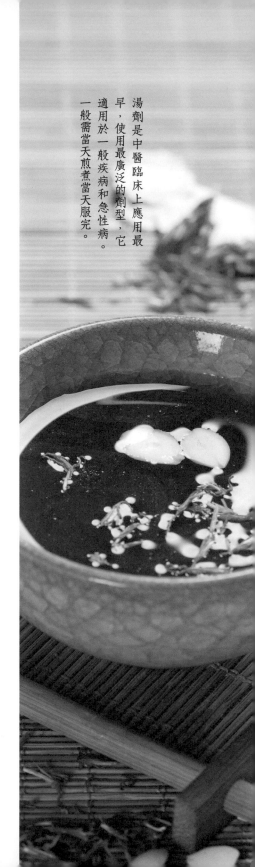

湯劑是中醫臨床上應用最早，使用最廣泛的劑型，它適用於一般疾病和急性病。一般需當天煎煮當天服完。

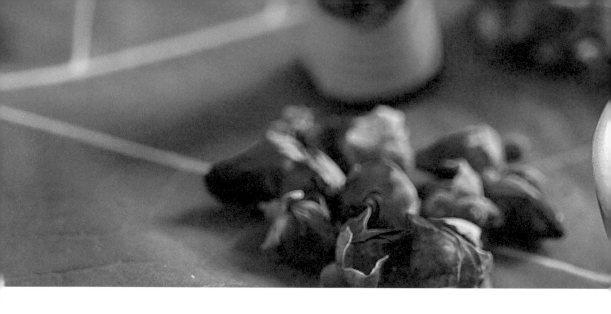

膏劑：滋補作用顯著

| **製作方法** | 將藥物用水或植物油煎熬去渣濃縮而成的劑型。

| **特　　點** | 有內服和外用兩種。滋養補潤作用顯著，體積小，含量高。

內服膏劑分為流浸膏、浸膏、煎膏（亦稱膏滋）三種，外用膏劑分為軟膏劑和硬膏劑兩種。

◆ 煎膏（膏滋）

| **製作方法** | 將藥物加水反復煎煮，不斷去渣取汁濃縮後，加入蜂蜜或者糖製成的半固體或固體。

| **特　　點** | 體積小，含藥量高，口味甜，便於服用，滋補作用顯著。較適合於久病體虛者服用，如瓊玉膏、參耆膏等。

◆ 軟膏（藥膏）

| **製作方法** | 用植物油、豬油或蜂蠟將藥材加熱，提取有效成分，或將藥材細粉攪入植物油、豬油、蜂蠟中。混合均勻而成為一種易於塗在皮膚、黏膜的半固體外用製劑。

| **特　　點** | 具有一定黏稠度，塗於皮膚、黏膜或創面後，能漸漸軟化或溶化，有效成分即被緩緩吸收，呈現緩和而持久的藥效。但其作用是局部的，適用於外科瘡瘍癤腫、皮膚病、燒燙傷、軟組織損傷、跌打損傷等，如三黃軟膏、生肌玉紅膏、燒燙傷藥膏等。

◆ 硬膏（膏藥）

| **製作方法** | 用油類將藥材煎熬至一定程度，去渣後再加黃丹、白蠟等收膏，呈暗黑色的膏藥，塗於布或棉紙等材料上，供貼敷於皮膚的外用劑型。

| **特　　點** | 常溫時呈固體狀態，故稱硬膏。臨用前加熱烘烤（ 36~37℃時即可熔化 ），使之軟化後貼於患處。

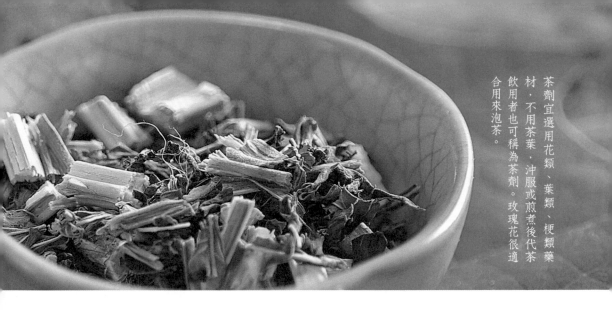

茶劑宜選用花類、葉類、梗類藥材，不用茶葉，沖服或煎煮後代茶飲用者也可稱為茶劑。玫瑰花很適合用來泡茶。

適用於跌打損傷、風濕痹痛、癰瘍早期等症，如麝香止痛膏、拔毒膏等。

酒劑（藥酒）：補益散寒

| **製作方法** | 以黃酒或白酒浸出藥材，然後去渣取汁的液體。

| **特　　點** | 酒能溫通血脈、溫經散寒，故常用於風寒濕痹阻經脈的關節疼痛、筋骨疼痛、跌打損傷等症，如追風活絡酒、木瓜酒等。此外，用補益藥製成的藥酒，適宜於作為補益飲品，如枸杞子酒、靈芝酒、參茸酒、人參藥酒等。

茶劑：隨時服用

| **製作方法** | 將藥材與茶葉共碾成粗末，加入黏合劑製成的塊狀固體。

| **特　　點** | 使用時，打碎置於有蓋的容器內，以沸水沖泡，或煎煮後取汁代茶。可用於治療各種疾病的早期、恢復期，服用湯、丸劑不方便的患者，如午時茶、減肥茶、二花茶等。

露劑（藥露）——氣味芬芳

| **製作方法** | 將藥材（多用新鮮含有揮發性成分的藥材）放在水中加熱蒸餾，所收取的蒸餾液。

| **特　　點** | 本劑型顏色澄清，氣味特別芳香，如金銀花露。

錠劑：可內服可外用

| **製作方法** | 將藥研成細末，單獨或與適當的賦形劑製成具有一定形狀（如瓜子形、紡錘形、扁圓形、圓柱形）的固體製劑。

| **特　　點** | 供內服和外用，研末調服或磨汁服，亦可磨汁塗患處，如蟾酥錠、紫金錠等。

沖劑（顆粒劑）：起效迅速

｜**製作方法**｜將藥材提煉成稠膏，加入適量糖粉或其他輔料（澱粉、糊精）或藥材細粉等，烘製成乾燥顆粒狀製劑的劑型。

｜**特　　點**｜克服了湯劑需要煎煮等缺點，作用又比丸劑、片劑迅速，且服用、攜帶都比較方便。但是易於吸潮，應置密閉容器中儲存，一般採用塑膠袋分劑量包裝備用。同時，劑型固定，難以隨病情的變化而靈活加減。如板藍根沖劑、小柴胡沖劑等。

糖漿劑：適用慢性病

｜**製作方法**｜將藥材煎煮去渣取汁，煎熬成濃縮液，加入適量的蔗糖溶解而成的劑型。

｜**特　　點**｜味甜可口，適用於慢性疾病、虛弱性疾病和小兒諸疾。缺點是不適合糖尿病患者選用。

片劑：易於攜帶

｜**製作方法**｜將藥材細末與濃縮浸膏及輔料混合，經加工後壓製成的圓片狀製劑。

｜**特　　點**｜片劑應用面廣，適用於多種疾病。優點是用量準確，品質穩定，體積小，易於吞服，攜帶、貯存均比較方便，且為機械生產，產量高，成本低。缺點是小兒及昏迷患者不易吞服，無法靈活加減，如銀翹解毒片、七葉神安片等。

膠囊劑：掩蓋藥味

｜**製作方法**｜將藥材細末裝於兩節嵌合的空心膠囊內而成的製劑。

｜**特　　點**｜膠囊劑是散劑衍化而成的新劑型，適用於一般疾病。優點是用量準確，便於服用，吸收較好，見效比丸劑、片劑快，還可掩蓋藥物的不良氣味，攜帶及貯存均方便。

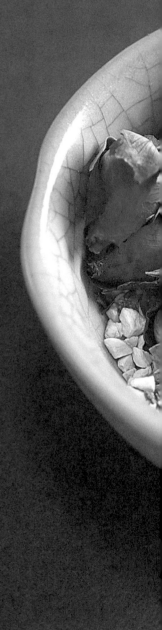

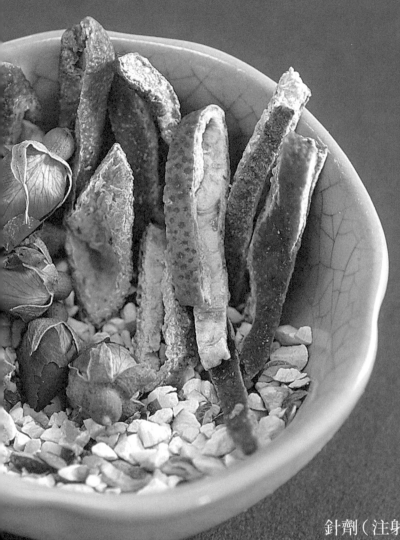

同一處方，由於選用不同劑型，而使治療作用發生相應的變化。如湯劑比較便於吸收，易於發揮，作用迅速，多用於急性病；丸劑則吸收緩慢，藥力持久，多用於慢性病症等。

針劑（注射劑）劑量準確

|**製作方法**| 將中草藥經過提取、精製、配製等步驟而製成的滅菌溶液，可供皮下、肌肉、靜脈注射等使用的一種劑型。

|**特　　點**| 具有劑量準確、作用迅速、給藥方便、藥物不受消化液和食物的影響，能直接進入人體組織等優點。

其他

還有條劑、線劑、灸劑、滴丸、微型膠囊、氣霧劑、海綿劑、油劑、栓劑、餅劑、灌腸劑、洗劑、霜劑等多種劑型。

好中醫如何掌握用量

祕訣 1　以藥物的性味確定用量

用量宜大：氣味平淡、作用緩和、無毒副作用的藥物，如茯苓、懷山藥、薏仁、蓮子等。

用量宜小：氣味濃厚、作用峻猛的藥物，如麻黃、細辛、附子、肉桂、麝香、冰片、甘遂、水蛭、虻蟲等。

祕訣 2　以藥物有無毒確定用量

用量宜大：無毒的藥物，如黃耆、黨參等。

用量宜中：小毒的藥物，如苦杏仁、桃仁。

用量宜小：常從小劑量開始，視病情需要，再考慮逐漸增加，一旦病勢已減，應逐漸減量或立即停服，以防中毒或產生副作用。

祕訣 3　以藥物的炮製方法確定用量

用量宜大：中藥炮製後質地變重的，處方劑量當比未炮製時大，如炙黃耆、炙款冬花、炙紫菀等；毒副作用變小，用量可稍重，如法半夏、熟大黃、製附子等。

用量宜小：中藥炮製後作用增強的，處方用量當比未炮炙時要小，如醋元胡、薑半夏、酒當歸等；質地變輕，處方用量當比未炮炙時輕，如炮薑、杜仲炭等。

祕訣 4　以藥物質地確定用量

用量宜大：質重的礦物、貝殼以及結構緻密的植物根、果實類藥，如石決明、石膏、磁石、龜甲、鱉甲、牡蠣、熟地黃、薏仁等；新鮮的植物類藥，一般鮮品的用量為乾品的2~3倍。

用量宜小：通常質輕的花、葉、枝及中空的莖類藥物及芳香辛竄之品，如菊花、荷梗、桑葉、桂枝、橘絡、通草、燈心草、麝香、冰片等；乾燥的植物類藥，用量宜輕。

祕訣 5　以處方的配伍確定用量

用量宜大：若一味藥單用，用量宜重，如單用一味蒲公英治瘡癤，可用至50克；同一處方中，君藥相對量最重。

用量宜小：複方配伍，用量宜輕，如蒲公英配伍他藥，只能用15~20克，臣藥、佐藥相對量較輕，使藥更輕。如補陽還五湯為例，君藥黃耆用120克，而其他六味藥物用量的總和不及黃耆的1/5。

祕訣6　以處方的劑型確定用量

用量宜大： 湯劑。

用量宜小： 散劑、丹劑、膏劑、丸劑等。（近年研製的新劑型，如針劑、片劑、沖劑、膠囊劑、氣霧劑等，經過提取精製而成，其劑量應嚴格按要求使用。）

祕訣7　以地理條件確定用量

用量宜大： 氣溫偏低區，居民腠理緻密，解表藥宜重；而寒濕偏重之地，用量可大。

用量宜小： 南氣溫偏高區，如香港、澳門、台灣的人腠理疏鬆，解表藥宜輕；在中國福建及江浙、上海、沿海一帶，用量宜小。

祕訣8　以季節氣候確定用量

用量宜大： 夏季暑熱多濕，芳香化濕藥可略重；秋季氣候乾燥，重用潤養藥；冬季寒冷，溫補、發表之品可稍重。

用量宜小： 春季升發，風藥用量宜輕；夏季暑熱多濕，解表藥、溫熱藥、散寒藥宜輕；長夏季節，用滋陰柔潤之品當謹慎；秋季氣候乾燥，要輕用燥藥；冬季寒冷，苦寒、清熱、通利藥物量要輕。

祕訣9　以病情確定用量

用量宜大： 一般重病及病情頑固的，用量宜重；急性病患者正氣未衰，邪氣方盛，應速戰速決，處方藥味宜少，但每味藥的用量宜大；大實大虛之症，用藥量應大，以免藥效不力而貽誤病情。

用量宜小： 病情輕用量宜輕；慢性病，患者正氣漸衰，邪氣日弱，症多虛實夾雜，應慢調緩治，處方藥味稍多，且每味藥的用量應小。

祕訣10　以患者確定用量

用量宜大： 平素體質壯實者，用量宜重；青壯年，對藥物的耐受力較強，用量宜重。

用量宜小： 體弱者，用量宜輕；對某種藥或多種藥物特別敏感或過敏體質，一般應避開不用，若非用不可，宜從小劑量開始，以免導致嚴重的不良後果；老年人臟腑氣血功能衰退，對藥物的耐受力較差，其用藥量應適當低於青壯年；兒童藥量宜輕，一般6歲以上兒童，可按成人量減半，5歲以下通常用成人量的1/4，嬰幼兒應更少；婦女的用藥量通常略低於男性，尤其月經期、妊娠期、哺乳期，對某些藥，如活血祛瘀藥及有毒等性能峻猛的藥物，更應小量慎用。

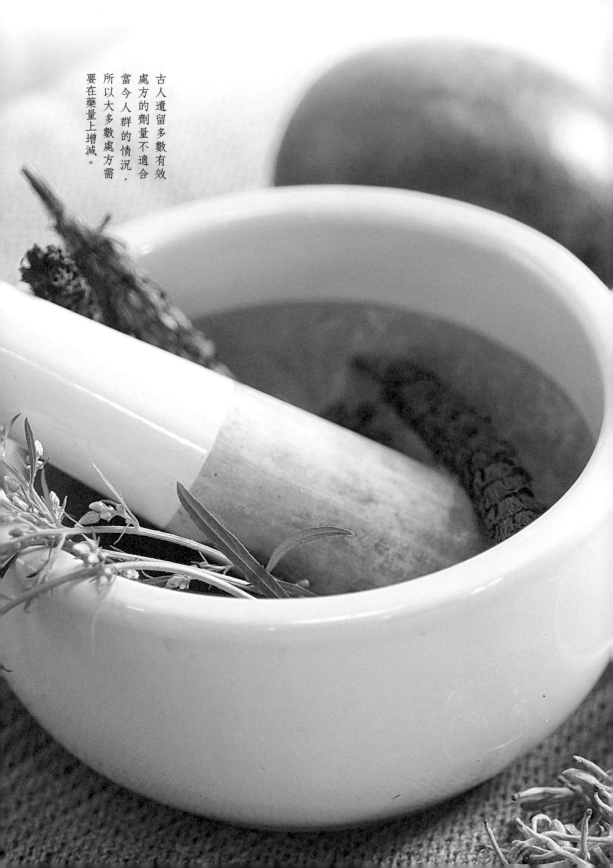

古人遺留多數有效處方的劑量不適合當今人群的情況，所以大多數處方需要在藥量上增減。

臨床處方一般用量

- 普通飲片，10~15 克，如黃耆、當歸等。
- 質地較輕的飲片，3~6 克，如燈心草、薄荷等。
- 質地較重的藥物，10~15 克，或 60 克以上，如熟地黃、何首烏、石膏等。
- 在湯劑中分沖的散粉藥物，3~6 克，如川貝母粉、三七粉、肉桂粉等。
- 新鮮植物藥材，30~60 克，如鮮生地黃、鮮茅根等。
- 有毒藥物中，毒性小的 0.15~0.3 克，如雄黃等，毒性較大的 0.03~0.06 克，如砒霜等。

至於中藥的計量單位（重量），台灣採用 16 進位制，即 10 厘為 1 分，10 分為 1 錢，10 錢為 1 兩，16 兩為 1 斤。

1 斤（16 兩）=0.6 公斤（kg）=600（g）

1 市兩 =37.5（g）

1 市錢 =3.75（g）

1 市分 =0.375（g）

1 市厘 =0.0375（g）

（注：換算時尾數可以捨去）

本書各藥所標注的用量，除特別注明者外，都是指乾燥後的生藥在湯劑中的成人 1 日內服量而言。若用於小兒，可按上述比例酌情減少（建議向專科醫師諮詢為佳）。

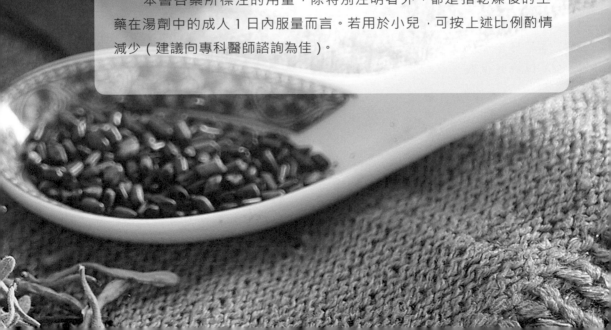

不得不説的中藥禁忌

　　有的藥物配伍之後會增加毒性，應用後會對人體造成損害，所以，從古流傳下來的「十八反」、「十九畏」及歌謠就反映了這一情況。經過科學驗證「十八反」和「十九畏」是有一定道理的，如甘遂、大戟、芫花與甘草相反，確實不能夠配伍應用。但是，由於歷史條件的限制，前人對藥物的認識還不十分深刻。因此，這種絕對的「反」和「畏」又存在著一定的片面性。

　　實際上，古今配方中就有不少「反」和「畏」藥物同用的例子。如漢代《金匱要略》上用以治療痰飲留結的甘遂半夏湯，甘遂即與甘草一起使用；清代《醫宗金鑑》上用以治療癭瘤的海藻玉壺湯，海藻即與甘草一起使用；明代《本草綱目》上也有人參與五靈脂一起用的記載；近代臨床上也有海藻與甘草、人參與五靈脂一起使用的報導。

　　「十八反」和「十九畏」是在金元時期被概括而成的，內容如下：

十八反

甘草（反）：大戟、芫花、甘遂、海藻。
藜蘆（反）：人參、丹參、沙參、玄參、苦參、細辛、白芍。
烏頭（反）：半夏、瓜蔞、貝母、白蘞、白及。

歸納成歌訣

本草明言十八反，半蔞貝蘞及攻烏，
藻遂戟芫俱戰草，諸參辛芍叛藜蘆。

十九畏

硫黃（畏）：樸硝。
水銀（畏）：砒霜。
狼毒（畏）：密陀僧。
巴豆（畏）：牽牛子。
丁香（畏）：鬱金。
牙硝（畏）：京三棱。
人參（畏）：五靈脂。
肉桂（畏）：赤石脂。
川烏（畏）：犀角。
草烏（畏）：犀角。

歸納成歌訣

硫黃原是火中精，樸硝一見便相爭，
水銀莫與砒霜見，狼毒最怕密陀僧。
巴豆性烈最為上，偏於牽牛不順情。
丁香莫與鬱金見，牙硝難合京三棱。
川烏草烏不順犀，人參最怕五靈脂，
官桂善能調冷氣，石脂一見便相欺。

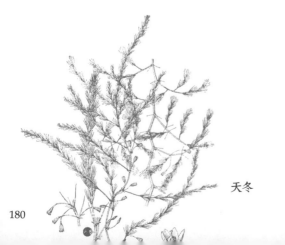

天冬

禁用藥與慎用藥

　　禁用藥，一般說不能應用，因為這部分藥物大多是毒性較強或藥性峻烈的藥物，例如：巴豆、水蛭、虻蟲、大戟、芫花、麝香、三棱、莪朮、水銀、斑蝥等。

　　還有慎用的藥物，大多具有破氣、破血，或大辛、大熱，滑利沉降等特性，例如，枳實、檳榔、桃仁、紅花、附子、肉桂、川烏、草烏、冬葵子、瞿麥、磁石、代赭石等。

　　如果患者是孕婦，需要特別注意，應當在迅速把病消除的同時，注意保胎，這樣才有利於母子的健康。對於慎用的藥物，如果病情急需，也可根據「有故無殞，亦無殞也」(源自《黃帝內經》)的原則，酌情使用。

根據長期的經驗積累，
古人將孕婦用藥禁忌歸納成歌訣：
蝱斑水蛭及虻蟲，烏頭附子配天雄，
野葛水銀並巴豆，牛膝薏苡與蜈蚣，
三棱芫花代赭麝，大戟蟬蛻黃雌雄，
牙硝芒硝牡丹桂，槐花牽牛皂角同，
半夏南星與通草，瞿麥乾薑桃仁通，
硇砂於漆蟹爪甲，地膽茅根都失中。

注
蝱：即虻，與蝮蛇同類；
斑：斑蝥；野葛：即水莽草；
代赭：代赭石；麝：麝香；
黃雌雄：即雄黃、雌黃；
牡丹：即牡丹皮；桂：肉桂；
牽牛：牽牛子；通：即木通；
蟹爪甲：即螃蟹爪、穿山甲；
地膽：即芫菁；茅根：白茅根。

　　隨著現代藥理研究的深入，某些中草藥腎損害問題不斷浮出了水面。我根據五十多年來的臨床經驗，總結出會給腎造成損害的中草藥有：馬兜鈴、關木通、防己、天仙藤、青木香、尋骨風、朱砂蓮、土木香、雷公藤、斑蝥、全蠍、鉤吻、烏頭、雄黃、朱砂、蒼耳子、相思子、巴豆、巴豆霜、牽牛子、馬錢子、附子、鴉膽子、川楝子、苦楝皮、輕粉、膽礬、昆明山海棠、麗江山慈姑、砒霜等，在開方吃藥的時候，應謹慎注意。

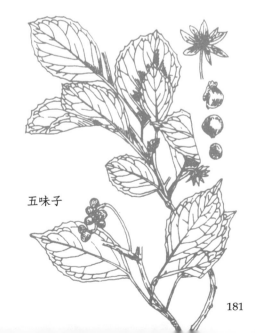
五味子

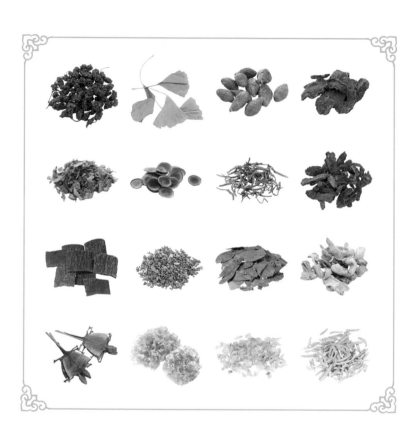

第四章

中藥起效快，
煎煮服用是關鍵

煎藥用的鍋，煎藥的時間與溫度，服藥時的禁忌等等都有講究。一般先武火後文火，這樣既能防止藥液溢出，又可減少水分蒸發；質地堅硬的藥物宜先煎，易揮發的藥物要後下；蘿蔔和人參不能一起食用……翻開書，煎煮、服用就是這麼簡單。

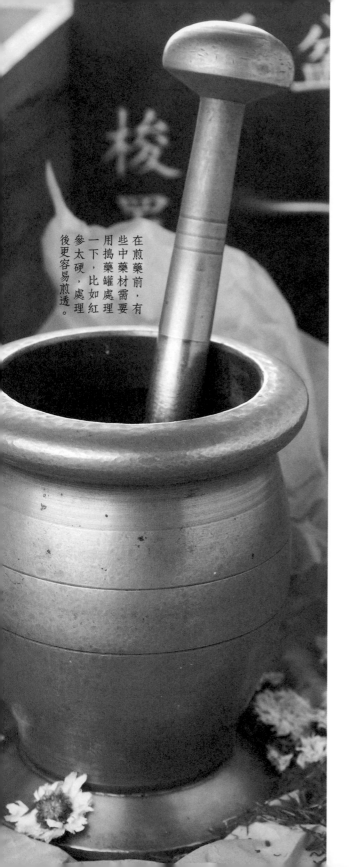

在煎藥前，有些中藥材需要用搗藥罐處理一下，比如紅參太硬，處理後更容易煎透。

煎藥用具選砂鍋

首選砂鍋

性質穩定，不易與中藥中的化學成分起反應，煎出湯劑品質可靠，加之砂鍋傳熱性能好，受熱均勻，價格低廉，是煎藥用具首選。

忌用鐵鍋、鋁鍋

雖然鐵鍋傳熱性能好，但化學性質不穩定，易氧化，如中藥內的鞣質可與鐵化合形成難溶的絡合物，鐵與有機酸發生化學反應，產生鹽，均影響中藥的效果。此外，鐵鍋煎煮中藥還會使湯液顏色改變。如訶子、地榆、蘇木等含酚羥基類化合物，與鐵結合後變成深紫色或黑綠色、紫黑色等。由鐵鍋煎出的中藥有鐵銹味，易使患者產生噁心、嘔吐等不良反應。

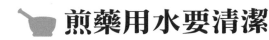

煎藥用水要清潔

　　古人常用泉水、井水、河水、露水、雨水、雪水煎煮中藥，緣於其乾淨清潔。同一方劑的藥量，在一定條件下，加水越多，浸出物含藥量越高。一般平均每克藥內需加水 10 毫升左右，對於吸水性較強的中藥，還可適當多加些水，反之可少加些水。總之，應根據藥物性質，適量適當增減。一般以水面高出藥物約 3 公分為宜，大約相當於每 50 克藥加水 250 毫升。

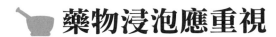

藥物浸泡應重視

　　中藥絕大部分為乾品，有一定的體積和厚度，若煎煮前不予以浸泡，即以武火煎煮，會使藥物表面蛋白凝固，澱粉糊化，影響有效成分的滲出。

　　煎藥前浸泡，可使藥物濕潤變軟，細胞膨脹，或脹破使其有效成分溶解到藥材組織水分中，再擴散到中藥外部水中。浸泡生藥的時間，一般花、莖、根莖、種子、果實等宜浸泡 60 分鐘左右，用涼水，不宜用溫水或沸水，以防藥物酶解。

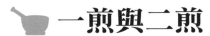

一煎與二煎

　　中藥含可溶性和難溶性成分，易煎出的成分有苷類、多糖類、揮發油等，這些成分在第一煎中出量較多，而難煎的苷元、樹脂、樹膠、脂肪油等，只能在第二煎中浸出較多，為使兩煎的有效成分均勻一致，故常將一煎、二煎藥液混合均勻，分 2~3 次服用。

煎藥時間與溫度

　　藥物的煎藥時間不宜過長，溫度不宜過高，故傳統的煎藥經驗「武火急煎，文火緩煎」是有一定科學道理的。一般情況下，先用高溫使藥液煮沸，第一煎從煮沸開始計算時間，煎煮 20~30 分鐘，均用文火使之微沸；第二煎時間一般在 15~20 分鐘。解表藥、理氣藥時間宜短，第一煎 10~15 分鐘，第二煎 15~20 分鐘；滋補藥時間宜長，第一煎需 30~40 分鐘，第二煎需 25~30 分鐘。

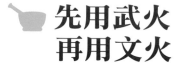

先用武火
再用文火

1 先用急火煎煮，使鍋內藥汁溫度急劇上升快煮，也就是武火。

2 沸後再改慢火煎煮，使鍋內藥汁溫度緩慢上升，也就是文火。這樣既能防止藥液溢出，又可減少水分蒸發，避免揮發成分的過多損耗和高溫導致有效成分的破壞。

3 煎藥過程應每隔 7~8 分鐘攪拌 1 次，使煎出的藥汁均勻一致。但不宜頻頻攪拌，以防揮發油耗損過多。

4 過濾藥液時，最好加壓過濾，防止藥渣中殘留藥液，可以提高煎出率。

易揮發的藥物
後下

氣味芳香，借其揮發油取效的藥物，如薄荷、砂仁、木香等，宜在一般藥物即將煎好時放入，煎 2 分鐘後即可，以防有效成分散失。有些中藥有其特殊性，如生大黃所含蒽醌衍生物能刺激大腸，增加蠕動而促進排便，但久煎後有效成分大部分被破壞，瀉下力大為減弱，應後下煎煮 2 分鐘即可。

質地堅硬的藥
物宜先煎

貝殼類、礦石類藥物，如龜甲、鱉甲、代赭石、石決明、珍珠母、生牡蠣、生龍骨、磁石、生石膏等，因質地堅硬，難以煎出藥味，應打碎先煎，煮沸後 10~20 分鐘，再下其他藥物，以使藥物有效成分充分煎出。泥沙多的藥物，如灶心土（伏龍肝）、糯稻根等，以及質輕量大的植物藥，如蘆根、白茅根、荔枝草、夏枯草，宜先煎取汁澄清，然後取其藥汁代水煎其他藥物。

包煎

某些對咽喉有不良刺激與易浮水面的藥物，如旋覆花、蒲黃、車前子、蘇子等，以及煎後藥液混濁，如赤石脂、滑石等，要用紗布袋將藥包好，再放入鍋內煎煮。

另燉或另煎

某些貴重藥，為了盡量保存其有效成分，避免同煎時被其他藥物所吸收，可將藥物切成小薄片，放入加蓋盅內，隔水燉 1~2 小時，或取鍋加水另煎取汁服用，如人參、冬蟲夏草

等。對於貴重而有效成分又難以煎出的藥物，如犀角、鹿茸等，還可用磨汁或銼粉方法調服。

 # 溶化（烊化）

膠性、黏性大而且容易溶解的藥物，用時應另行加溫溶化，再加入去渣的藥汁趁熱和勻，或微煮溶解後服用，以免同煎時在鍋底煮焦，且黏附他藥，而影響其有效成分的煎出，如阿膠、鹿角膠、龜甲膠、飴糖等。

 # 沖服

散劑、丹劑、小丸、鮮汁，以及某些芳香或貴重藥物，應放入碗內，然後將煎好的藥汁沖入碗中，和勻後服。如沉香末、肉桂末、三七粉、紫雪丹、六神丸、生藕汁、生蘿蔔汁等。

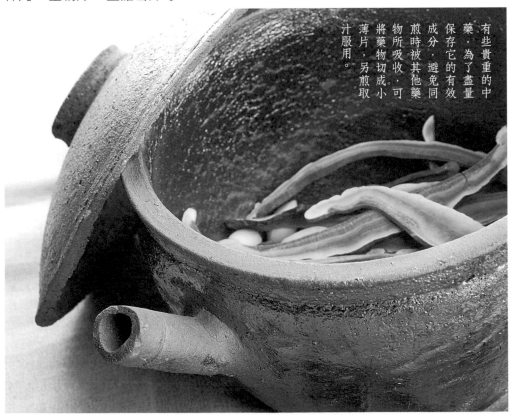

有些貴重的中藥，為了盡量保存它的有效成分，避免同煎時被其他藥物所吸收，可將藥物切成小薄片，另煎取汁服用。

湯劑內服方法要得當

　　服藥方法是否正確，與療效密切相關。所以中藥複方的服用方法，一定要遵從醫囑，或按以下的服藥時間、服藥方法來進行，並注意服藥期間的飲食禁忌。

服藥時間

一般情況	服藥宜在飯前 1 小時左右。
對胃腸有刺激的藥物	宜在飯後服。
滋補藥	宜空腹服。
治瘧藥物	宜在發作前 2 小時服。
安神藥	宜睡前服。
急病的藥物	不拘時間。
慢性病的藥物	服丸、散、膏、酒者應定時服。

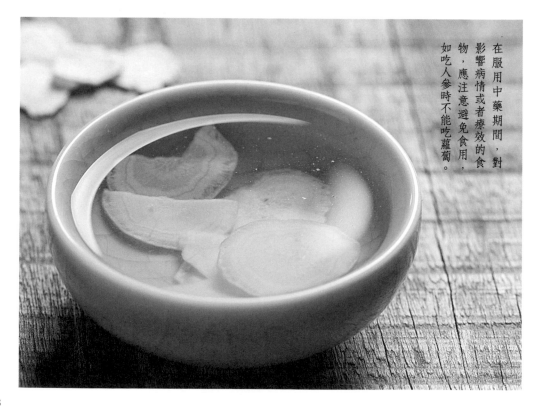

在服用中藥期間，對影響病情或者療效的食物，應注意避免食用，如吃人參時不能吃蘿蔔。

服藥方法

湯劑

一般情況下，湯劑 1 劑分為 2 服或 3 服；病情緊急的可 1 次頓服。目前臨床服藥多為 1 日 1 劑，如遇特殊情況也可 1 日連服 2 劑，以增強藥力。對於一些感染性疾病、發熱性疾病，我建議患者每 6 小時服用 1 次，目的是維持藥物在血液中的有效濃度，更好地達到治療效果。

湯劑一般多用溫服。服發汗解表藥時，除溫服外，藥後還宜加衣避風，使遍身持續微微汗出。熱症用寒藥，宜冷服；寒症用熱藥，宜溫服。

丸、散、膏、丹等中成藥

一般為每日 2 次，但也有少數規定為 1 次或 3 次。對於小有毒性的藥則必須按規定劑量服用，或遵醫囑服用。小兒和老年人服藥，劑量當酌減。服用成藥多用溫開水送服。

服藥期間應忌口

飲食禁忌，也就是忌口。在服用某些藥物或服藥期間，對影響病情或者療效的食物，應注意避免或節制食用。我根據多年來的臨床經驗，及翻閱相關醫學古籍，得出不可同食的中藥或食物，列舉如下：

✘人參 + 蘿蔔、茶

影響藥力。

✘西洋參 + 茶

因茶中含有的鞣酸，會破壞西洋參的有效成分。一般服用西洋參 3 日後，才可飲茶。

✘何首烏 + 蔥、蒜

影響何首烏的效果。

✘天冬 + 鯉魚

二者效用相克。

✘黑木耳 + 蘿蔔

蘿蔔破氣，影響效力。

另外，由於疾病的關係，亦須注意飲食宜忌。如麻疹表症，不宜食油膩酸澀之物；瘡癤腫毒、皮膚搔癢，不宜食魚、蝦、牛、羊等腥膻及刺激之品；熱症，不宜食辛辣膻膩等食物；寒症不宜食生冷瓜果等食物；經常頭暈、失眠、性情急躁者，應忌食胡椒、辣椒、酒、茶；消化不良者，應忌食油炸黏膩物及生冷食物等。

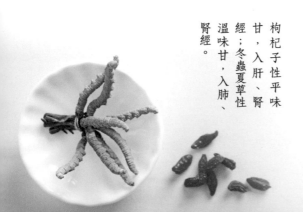

枸杞子性平味甘，入肝、腎經；冬蟲夏草性溫味甘，入肺、腎經。

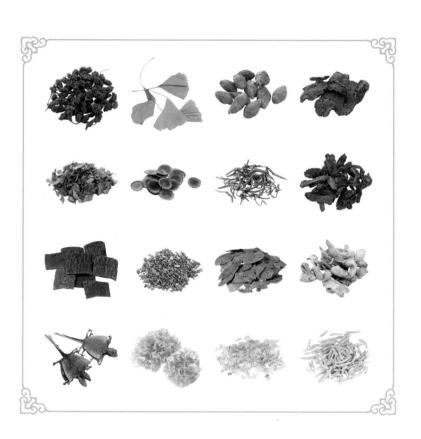

第五章
在家如何選用中藥

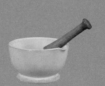

現在針對各種病症的成方很多，在用藥時，要根據病情的輕重慎重地選擇用藥。老中醫給你介紹廉價、有奇效的方子，耐心地貫徹不同人不同方。你不用排隊掛號問醫生，就可以直接去店裡抓藥，回來自己煎藥，在家就能輕輕鬆鬆養生治病。

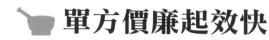

單方價廉起效快

　　單方就是民間流傳專治某種病症的方子。一般用藥極簡單，取材很方便。如單方車前子散僅用一味藥物製成，煎藥方便，價格十分低廉，而在治療單純性腹瀉方面卻效果顯著。據說宋朝的學士歐陽脩腹瀉很嚴重，換了很多藥方，都不見效果，後來有人推薦車前子散，歐陽脩服用後竟痊癒了。自此單方車前子散聞名天下，因此民諺有「單方氣死名醫」之說。

祕方簡單效果奇

　　古往今來，每個醫生都有祖傳的祕而不宣的藥方，用藥簡單而效果神奇，這就是祕方。如現代中醫學家蒲輔周先生有祖傳祕方「走馬通聖散」，專門治療傷寒表實症，效果顯著；生於中醫世家的耿鑒庭先生，是中國著名的耳鼻喉專家，有專門治療頑固性鼻炎的祖傳祕方金蓮花茶。諸如此類的祕方很多，效果不僅神奇，甚至可以治癒部分「疑難雜症」。

單方祕方巧選取

　　單方祕方源於中草藥，而中草藥的選擇應根據患者的體質與病症而定。例如，車前子散對症用於濕邪下注型腹瀉；若腹瀉是因大腸濕熱、脾虛失運、脾腎陽虛等引起的則無效。又如黃芩湯用於邪熱蘊肺型咳嗽可能效果奇佳，而對風寒咳嗽、風燥咳嗽則無效，甚至不利於疾病的康復。所以在單方祕方的選擇上要根據病症的起因而定。

　　除此之外，不少單方祕方是由峻猛藥、「劫霸藥」組成，如大辛大熱的附子、肉桂、乾薑，峻下逐水的芫花、大戟、甘遂，甚至毒性較大的「虎狼藥」如砒石、馬錢子、斷腸草所組成。因此，若非成竹在胸、辨症準確或病情急切需要，不要輕易使用。

　　在單方祕方的用量方面一般數倍於常規用量，對體質較弱者或老年人、嬰幼兒及孕婦，應該慎用或者根據醫囑而酌情減量。

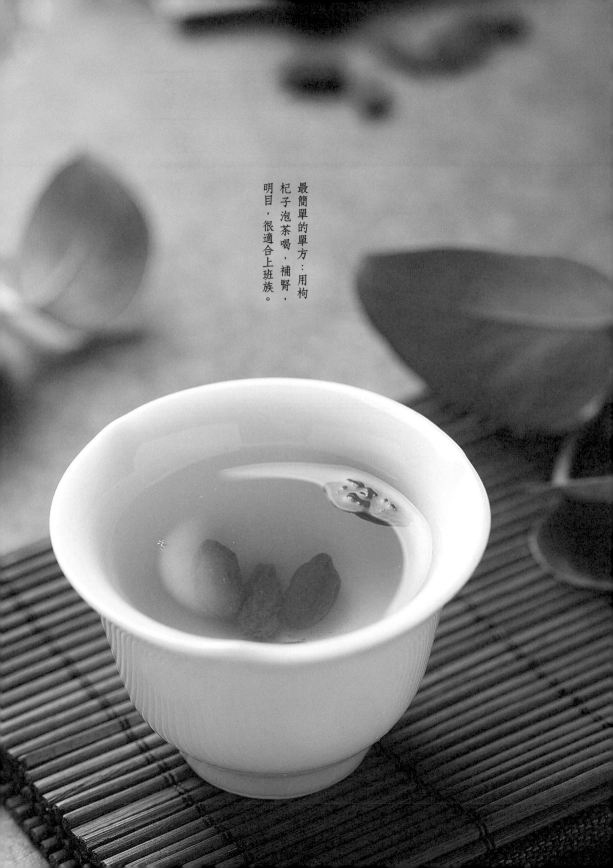

最簡單的單方：用枸杞子泡茶喝，補腎，明目，很適合上班族。

漢代以前的方子慎用

經方也就是漢唐及以前的方劑。其最大的優點是針對性強、配伍嚴謹、加減有度並重視用量、用法與服法等。但是，以前的方子並不一定適合當代人的病症及體質，而且之前的醫療技術水準有限，對中藥的認識及運用有一定的片面性，所以漢代以前的方子要慎用。

漢代以後的方子適用廣

漢代張仲景之後的醫家所創製的方劑稱為時方。如清代葉天士、吳鞠通的《溫熱名方》及陳念祖編著的《時方歌括》、《時方妙用》等著作中所收載的方劑都被稱為時方。

相對於漢代方子要慎用的原則，時方的適用性比較廣泛。時方是在經方基礎之上發展起來的，他們有繼承與發展的關係。有的時方自經方變化而來，如三拗湯脫胎於麻黃湯，成為外感傷風邪、肺氣失宣症的通用方；濟生腎氣丸、十補丸均由金匱腎氣丸加味而成，分別增加了利水消腫、溫腎益精的功效。

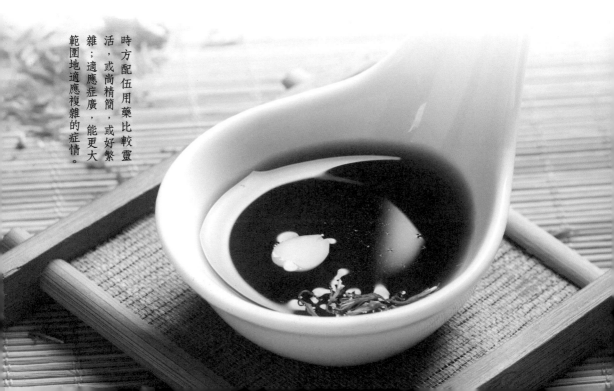

時方配伍用藥比較靈活，或尚精簡，或好繁雜；適應症廣，能更大範圍地適應複雜的症情。

應用經方、時方須注意

時方向來有平穩輕靈之稱，針對小病輕症，用藥應選平淡；劇病重症，則須大方重劑，不能以輕劑、補劑敷衍了事，如傷寒表實症，該用麻黃湯即不可代以蔥豉湯或蘇羌達表湯。

而且時方與經方可以相互配合，前人曾經驗證過，將經方梔子豉湯與時方溫膽湯合用，在治療膽經鬱熱引起的失眠症方面，效果顯著。

時方之間也可配合應用，最典型者如焦樹德三合湯彙集百合烏藥湯、良附丸、金鈴子散三方以治胃脘痛，療效相當不錯。

有一點需要引起注意，不少時方、單祕方及中成藥有將動物入藥用，目前犀牛、老虎、羚羊、麝香等屬於稀有或珍貴的動物，已停止使用。所以應當積極尋找替代品，保護國家珍稀的保護動物。

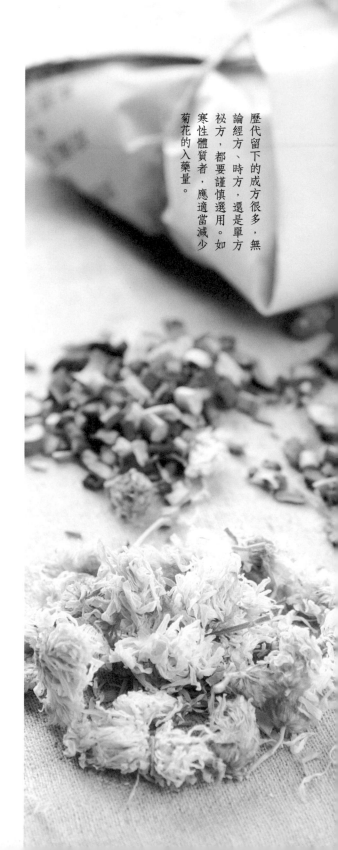

歷代留下的成方很多，無論經方、時方，還是單祕方，都要謹慎選用。如寒性體質者，應適當減少菊花的入藥量。

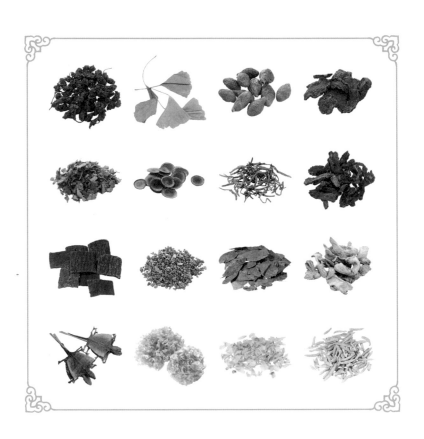

第六章

從醫50年，
一用就靈的老藥方

老中醫不吝奉獻50年從醫得來的老方精粹。根據不同症狀不同方，大圖詳解君、臣、佐、使，了解每一味藥的作用。沒有看不懂的專業名詞，也沒有絮絮叨叨的理論。怎麼搭配，為什麼這樣搭配，有理有據，明白清楚，老年人不用戴眼鏡也能一眼看明白。

高血壓病 ——葛根槐花飲

葛根為中醫治療高血壓病頸項強痛的傳統中藥。葛根所含總黃酮大豆苷元和葛根素對高血壓病引起的頭痛、頭暈、耳鳴等症狀有明顯療效。

經驗方組成

葛根15克，槐花20克，澤瀉30克，益母草15克，夏枯草5克，決明子15克，鈎藤10克，地龍10克，炒黃芩10克，炙甘草3克。

加減法

1. **肝火上亢型及肝陽上亢型**：頭痛劇烈，眩暈耳鳴，心煩易怒，口苦面紅，便祕尿黃，舌紅苔黃，脈弦數者，加龍膽草3克，梔子10克，菊花10克。

2. **陰虛陽亢型**：眩暈頭痛，失眠健忘，腰膝酸軟，兩目乾澀，五心煩熱，舌紅少苔，脈弦細者，加生地黃15克，元參15克，石決明15克。

3. **肝腎陰虛型**：頭腦空痛，眩暈，腰膝酸軟，失眠多夢，五心煩熱，舌紅少苔，脈弦細者，加枸杞子10克，菊花6克，熟地黃15克。

4. **血瘀阻絡型**：頭暈頭痛，肢體麻木，或短暫舌強語騫或胸悶心悸，舌質暗或舌有瘀點瘀斑，脈澀者，加丹參15克，牛膝15克，赤芍10克。

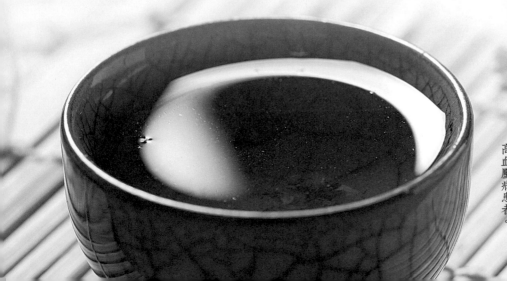

葛根槐花飲是高血壓病的通治方，適用於各型各期高血壓病患者。

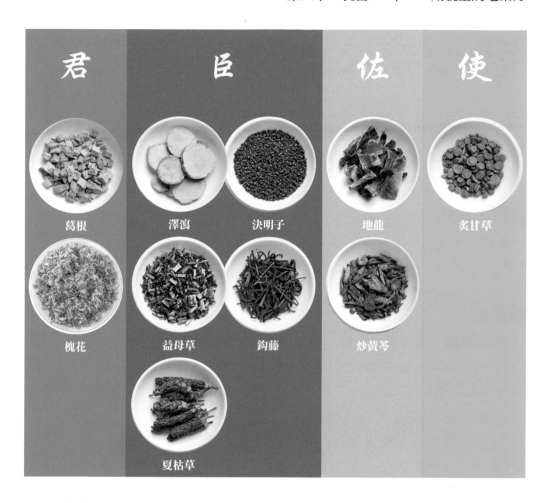

君藥　**葛根**：能擴張冠狀血管和改善心肌缺血缺氧狀態。
槐花：含大量的芸香苷（蘆丁）和維生素 C，可軟化血管，對高
血壓病患者有防止腦血管出血的作用。

臣藥　**澤瀉**：利水而不傷陰，有良好的利尿降壓作用，且可降血脂、
抗動脈硬化、改善心腦供血。不僅對早期高血壓病有效，也適
用於中、晚期患者，臨床觀察且無西藥的某些副作用。
益母草：協助澤瀉利尿降壓。
夏枯草、決明子、鉤藤：協助葛根、槐花降血壓。

佐藥　**地龍**：擴張血管。
炒黃芩：清熱降壓。

使藥　**炙甘草**：減輕其他藥味的毒副作用，調和藥味。

冠心病心絞痛 ——丹參通痺湯

現代實驗研究發現，丹參具有明顯的擴張冠狀動脈的作用，而且丹參所含的有效成分還能抗血栓，改善血液與血管、心臟之間相互作用，達到防治冠心病的目的。

經驗方組成

丹參 15~30 克，桃仁 10 克，紅花 10 克，赤芍 10 克，川芎 10 克，鬱金 10 克，降香 6 克。

加減法

1 **氣滯明顯：**心胸滿悶隱痛，情志不暢時加重，喜嘆氣者，加柴胡 10 克，枳殼 10 克。

2 **血瘀明顯：**心胸疼痛，如刺如絞，舌有紫斑者，加乳香 10 克，沒藥 10 克，蒲黃 10 克，元胡 15 克。

3 **痰濁明顯：**心胸憋悶，陰天加重，咳唾痰液，苔白膩者，加全瓜蔞 15 克，薤白 15 克，製半夏 10 克，桂枝 10 克。

4 **寒凝心脈：**猝然心胸疼痛，甚則心痛徹背，遇寒加重，肢冷心悸者，加桂枝 10 克，細辛 3 克，製附子 6 克。

5 **火熱鬱結：**心中灼痛，煩躁心悸，痰黃口乾，苔黃舌紅者，加黃連 5 克，製半夏 10 克，全瓜蔞 15 克。

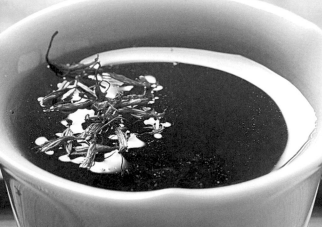

這幾朵紅花不能少，協助丹參活血化瘀。任何類型的冠心病心絞痛，在治療時都離不開行氣止痛、活血化瘀。

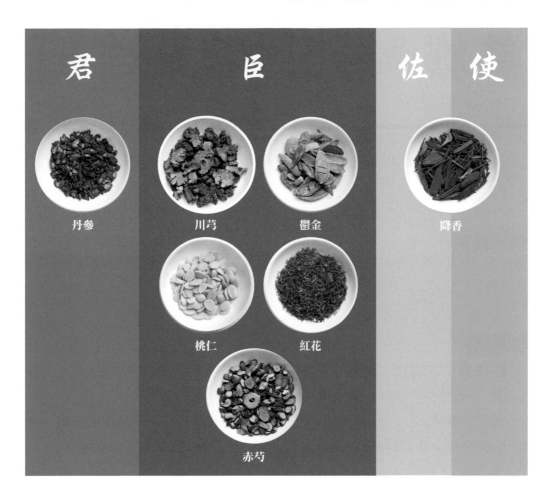

君藥 **丹參：** 活血化瘀，可治療多種瘀血病症，擴張冠狀動脈，增加冠狀血流量，促進側支迴圈，改善心肌微循環，而不增加心室負擔及心肌耗氧量。

臣藥 **川芎、鬱金：** 活血，且能行氣，推動血液運行。
桃仁、紅花、赤芍： 活血化瘀，擴張冠狀動脈，改善血液迴圈，協助丹參活血化瘀。

佐使藥 **降香：** 辛溫芳香，入氣分，行氣降氣之力頗強，且可散瘀定痛。

氣虛血滯型中風後遺症

——黃耆治癱湯

此經驗方是從清代醫學家王清任的方子「補陽還五湯」衍化而來，可補氣養血，行瘀通絡。對中風後遺症、偏癱、肢軟無力、肌肉萎縮或四肢酸痛麻木、氣短少言、懶動乏力者作用明顯。

經驗方組成

炙黃耆30~60克，黨參15克，川芎20克，赤芍10克，丹參15克，紅花10克，雞血藤20克，地龍10克，川牛膝15克，炙甘草3克。

加減法

1 肢體麻木、重著、刺痛、抽掣者：加炮山甲10克，豨薟草15克，水蛭粉15克（沖服）。

2 手足發冷，肌肉麻木者：加炙桂枝6克。

3 口眼歪斜者：加附子10克，全蠍粉15克（沖服）。

4 舌強不語者：加菖蒲10克，鬱金10克，天竺黃10克。

5 上肢無力，功能恢復較差者：加桂枝6克，桑枝15克。

6 下肢無力，功能恢復較差者：加千年健10克，狗脊10克。

7 血壓高者：加石決明15克（先煎），菊花6克，鈎藤15克。

黃耆治癱湯重用黃耆補氣生血，推動血行。

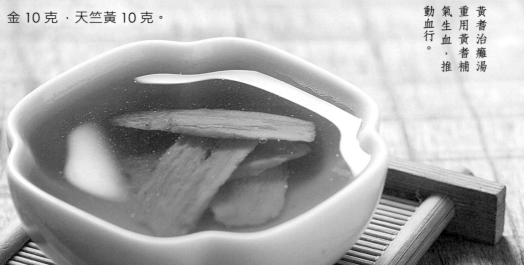

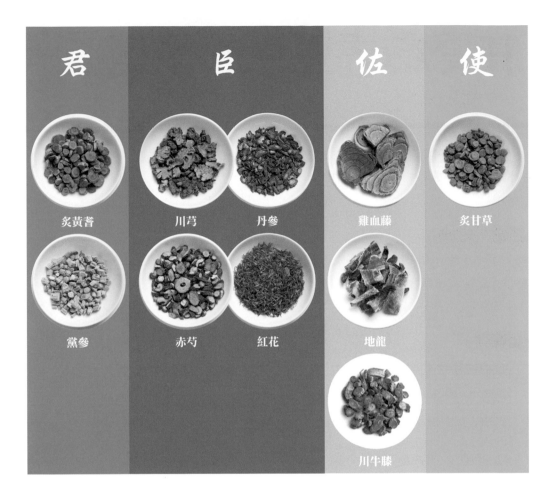

君藥	**炙黃耆**：補氣生血，推動血行。
	黨參：協助黃耆補氣。
臣藥	**川芎、赤芍、丹參、紅花**：活血化瘀。
佐藥	**雞血藤**：活血通絡。
	地龍：搜風剔絡，使瘀血行、脈絡通。
	川牛膝：走下肢，通經活絡。
使藥	**炙甘草**：益氣矯味，調和諸藥。

肝腎虧虛型中風後遺症
—— 地黃首烏飲

本方重點在滋補肝腎，所用的地黃、製何首烏為滋補肝腎的妙藥，所以對中風長久不癒，形體消瘦，表情淡漠，反應遲鈍，肢體偏癱，舌質偏紅的症狀效果更好。

經驗方組成

乾地黃 15 克，製何首烏 15 克，肉蓯蓉 10 克，菟絲子 15 克，桑寄生 15 克，杜仲 15 克，川芎 10 克，丹參 15 克，牛膝 15 克，川牛膝 15 克，炙甘草 3 克。

加減法

1 **呆癡或智力低下：** 加黃精 10 克，枸杞子 10 克，白芷 6 克。

2 **失眠：** 加炙遠志 6 克，石菖蒲 6 克。

3 **血壓高：** 加鈎藤 10 克，夏枯草 10 克。

4 **頭痛：** 加天麻 10 克，白芍 15 克。

5 **頭暈目眩：** 加菊花 6 克，沙苑子 10 克。

6 **便祕：** 加火麻仁 15~30 克，郁李仁 15~30 克。

尿失禁者加桑螵蛸 10 克，益智仁 10 克。

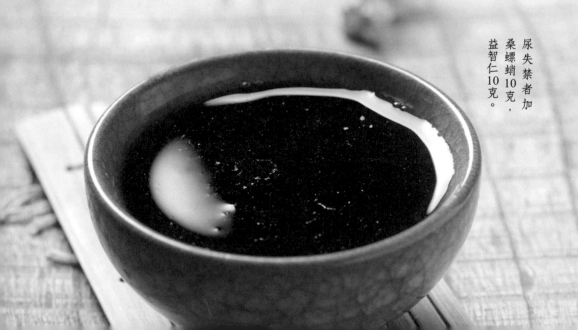

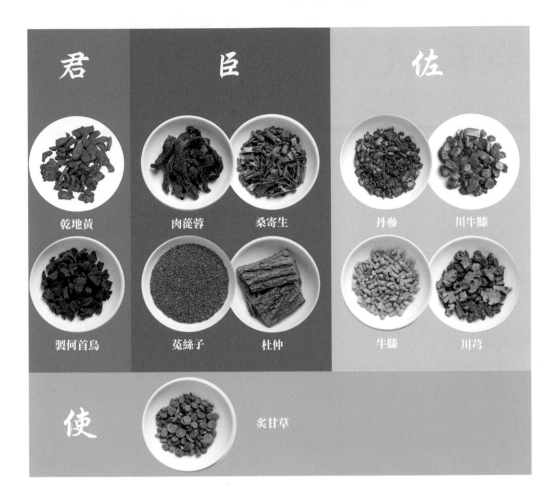

君藥 **乾地黃、製何首烏：**為滋補肝腎妙藥，有軟化血管、對抗衰老、降低血壓、調整血脂等作用。

臣藥 **肉蓯蓉、菟絲子、桑寄生、杜仲：**配伍後可以平補肝腎，改善心腦血管功能。

佐藥 **丹參、牛膝、川牛膝、川芎：**活血化瘀，疏通脈絡，促使偏癱肢體功能恢復。

使藥 **炙甘草：**調和諸藥。

心律失常 —— 二參腹脈湯

本方具有調和陰陽、益氣養陰、活血通脈、安神定悸、通順血脈、調整心律的功效。根據不同的症狀靈活加減，可以治療心實症，如心動過速、心動過緩、心律不整等病；對以虛為主，包括氣血陰陽偏虛夾氣、夾痰、夾瘀、夾寒、夾火的各種心律失常也有效果。

經驗方組成

白參5克（另煎兌服），丹參20克，麥冬15克，五味子6克，桂枝6克，生龍骨20克（先煎），生牡蠣20克（先煎），琥珀5克（研末沖服），炙甘草5~10克。

加減法

1 兼見血虛型：失眠、多夢、健忘者，加酸棗仁10克，柏子仁10克，首烏藤15克。

2 兼見陰虛型：口乾舌燥，五心煩熱，眩暈，盜汗，舌紅少苔者，去桂枝，加生地黃15克，野百合10克，龜甲15克（先煎），鱉甲15克（先煎）。

3 兼見陽虛型：脈結代，手足不溫者，桂枝改為10克。

4 陽虛明顯型：脈遲緩者，桂枝改為15克；去麥冬，加熟附子10克，肉桂3克。

5 心神不寧者：加靈磁石20克（先煎），石菖蒲6克，炙遠志6克。

6 熱象明顯型：口乾苦，舌紅苔黃者，去桂枝，加苦參15克，生山楂10克。

血脂異常者，加薑黃15克，生山楂15克。

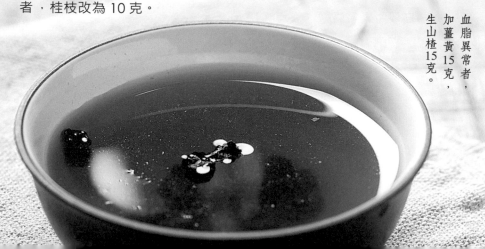

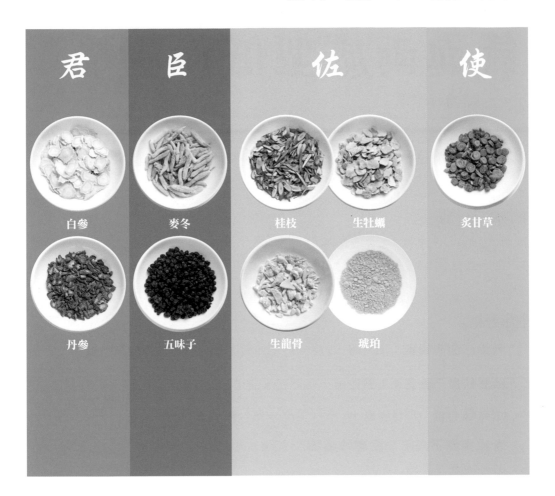

| 君 | 臣 | 佐 | 使 |

白參　麥冬　桂枝　生牡蠣　炙甘草

丹參　五味子　生龍骨　琥珀

君藥　**白參**：補氣力強，養心腹脈。
　　　　丹參：活血養心。

臣藥　**麥冬、五味子**：益氣養陰生脈。

佐藥　**桂枝**：溫陽通脈。
　　　　生龍骨、生牡蠣、琥珀：寧心安神。

使藥　**炙甘草**：益氣健脾，益氣矯味。

氣血兩虛型低血壓

—— 歸耆升壓湯

本方適用於氣血兩虛型慢性低血壓，症見血壓低於正常，面色無華，頭暈目眩，心悸氣短，神疲乏力，婦女月經量少或經閉，苔薄質淡，脈細者。

經驗方組成

當歸 10 克，炙黃耆 15 克，製何首烏 15 克，茯苓 10 克，白朮 10 克，熟地黃 12 克，炙甘草 3 克，大棗 10 枚，桂圓肉 20 克。

加減法

1 **面黃貧血明顯者：**加阿膠 10 克（烊化沖服）。

2 **腹脹飲食不香者：**去熟地黃，加砂仁 4 克（分 2 次後下），陳皮 6 克。

3 **噯氣噁心者：**加薑半夏 10 克，青皮 6 克，陳皮 6 克。

4 **大便稀溏不成形、脘腹冷痛者：**加蒼朮 15 克，乾薑 6 克，炒薏仁 15 克，去熟地黃、當歸。

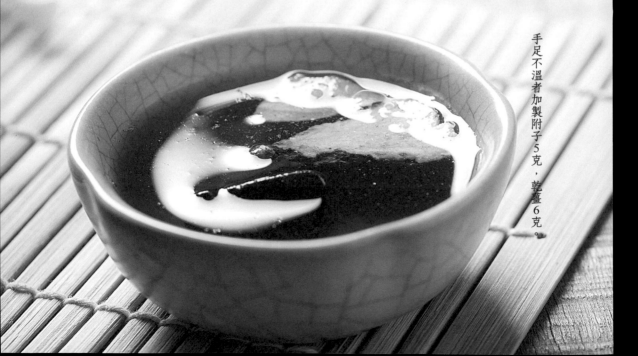

手足不溫者加製附子 5 克，乾薑 6 克。

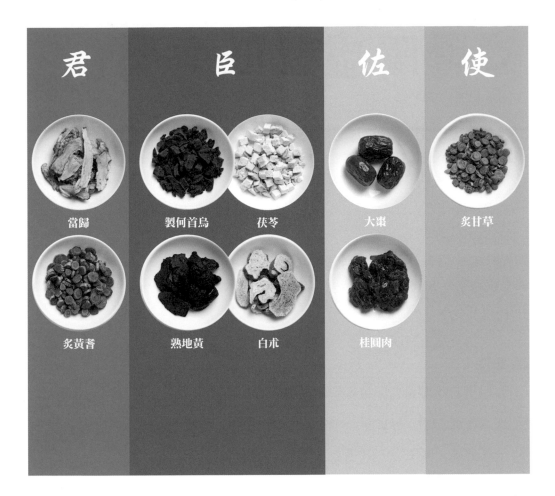

君　臣　佐　使

當歸

製何首烏　茯苓

大棗

炙甘草

炙黃耆

熟地黃　白朮

桂圓肉

君藥　**當歸**：補血。
　　　　炙黃耆：補氣。炙黃耆與當歸二者相輔相成，相須為用。

臣藥　**製何首烏、熟地黃**：協助當歸補血。
　　　　茯苓、白朮：輔助黃耆健脾益氣。

佐藥　**大棗、桂圓肉**：補益氣血。

使藥　**炙甘草**：既可補氣又能調和諸藥。

心腎陽虛型低血壓
—— 桂附升壓湯

本經驗方適用於心腎陽虛型慢性低血壓，以肉桂粉為君藥，取其溫腎陽、補命門之火、暖脾胃、補中益氣等功效。臨床觀察發現，肉桂對心腎虛弱所致的慢性低血壓病有效。肉桂研細粉吞服，效果明顯優於湯劑煎服。

經驗方組成

肉桂粉3克（分2次沖服），桂枝10克，淫羊藿10克，仙茅10克，鹿角膠10克（烊化沖服），製附子6克，熟地黃12克，人參粉3克（分2次沖服），麻黃10克，炙甘草3克。

加減法

1 **腎陽虛表現嚴重者：** 加菟絲子20克。

2 **便溏不成形者：** 加蒼术15克，懷山藥20克，去熟地黃。

3 **夜尿多者：** 加益智仁10克，補骨脂10克。

4 **下肢水腫者：** 加茯苓10克，澤瀉10克。

胸痛、舌紫者，加丹參30克，元胡15克。

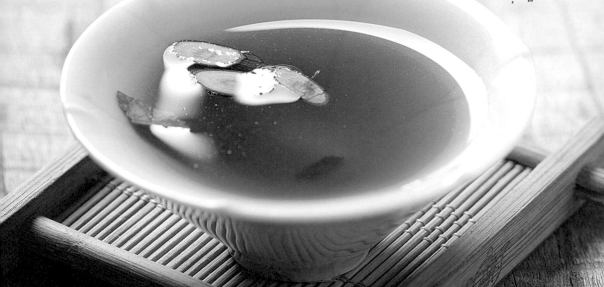

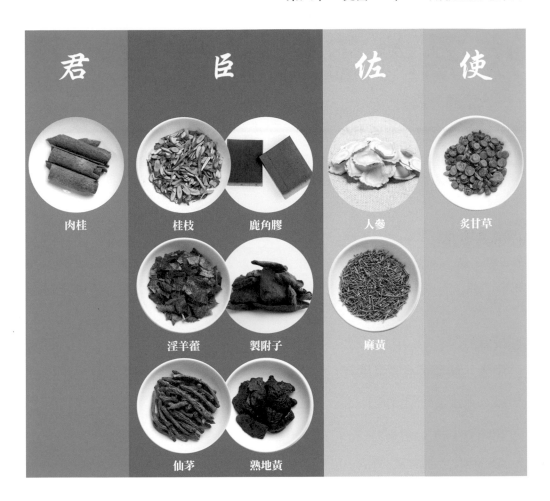

君	臣		佐	使
肉桂	桂枝	鹿角膠	人參	炙甘草
	淫羊藿	製附子	麻黃	
	仙茅	熟地黃		

君藥　**肉桂**：溫腎陽，補命門之火，暖脾胃，補中益氣。

臣藥　**桂枝、淫羊藿、仙茅、鹿角膠、製附子、熟地黃**：溫補心腎的良藥，輔助肉桂粉溫補心腎，升高血壓。

佐藥　**人參、麻黃**：補氣，升高血壓，溫補心腎。

使藥　**炙甘草**：既可補氣又能調和諸藥。

痰濕內蘊型低血壓
—— 化濁升壓湯

本方諸藥合用，可化痰祛濕，升清瀉濁，提升血壓，對出現頭暈頭重、胸脘痞悶、噁心、飲食減少、倦怠無力、嗜睡、肢體困重、口有濁味、舌苔白膩、脈濡或滑等症的低血壓患者，效果顯著。

經驗方組成

膽南星6克，石菖蒲6克，陳皮6克，製半夏10克，蒼术10克，枳實10克，白术10克，茯苓10克，澤瀉15克，豆蔻4克(後下)，天麻12克，炙甘草2克。

加減法

1 頭重、胸悶等痰濕嚴重者： 蒼术、白术改為15克，加生薏仁15克。

2 頭痛嚴重者： 加川芎15克，白芷10克。

3 脘悶食少者： 加砂仁4克（分2次後下），焦山楂10克，焦神曲10克。

4 噁心者： 加薑半夏10克。

兼有氣虛乏力者加炙黃耆15克。

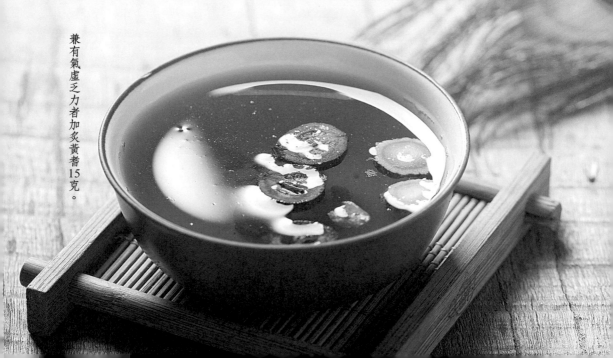

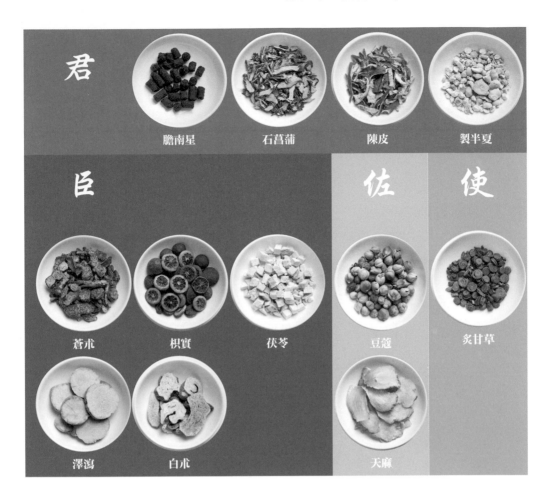

君　膽南星　石菖蒲　陳皮　製半夏

臣　佐　使

臣　蒼朮　枳實　茯苓　　佐　豆蔻　　使　炙甘草

澤瀉　白朮　　天麻

君藥　**膽南星、石菖蒲、陳皮、製半夏：**化痰濕、瀉濕濁之要藥，
四味藥配伍，相須為用，同為本經驗方君藥。

臣藥　**蒼朮、枳實、茯苓、澤瀉、白朮：**燥濕健脾，協助君藥化
痰濕。

佐藥　**豆蔻：**化濕濁，醒脾開胃。
天麻：平肝、通絡、定眩暈。

使藥　**炙甘草：**調和諸藥，且能提血壓。

膽結石（緩解期）——利膽排石湯

本方所用藥物大多有良好的溶石排石功效。具有擴張膽總管、增強膽囊收縮功能、促進膽汁分泌量增加等三大作用，故對結石小於 0.8 公分、圓形或橢圓形與膽壁無黏連的膽結石緩解期有較好的排石化石效果。

經驗方組成

柴胡 10 克，枳殼 10 克，鬱金 10 克，金錢草 15 克，海金沙 10 克（包煎），虎杖 15 克，生大黃 5~15 克，威靈仙 30 克，冬葵子 30 克，炙甘草 3 克。

加減法

1 **伴膽囊炎者**：加金銀花 15 克，黃連 3 克。

2 **伴上腹部飽脹者**：加青皮 6 克，陳皮 6 克，娑羅子 6 克。

3 **伴膽區疼痛者**：加川楝子 10 克，元胡 20 克，炒白芍 20 克。

伴食欲缺乏者加砂仁 4 克（分 2 次後下），薄荷 6 克（後下）。

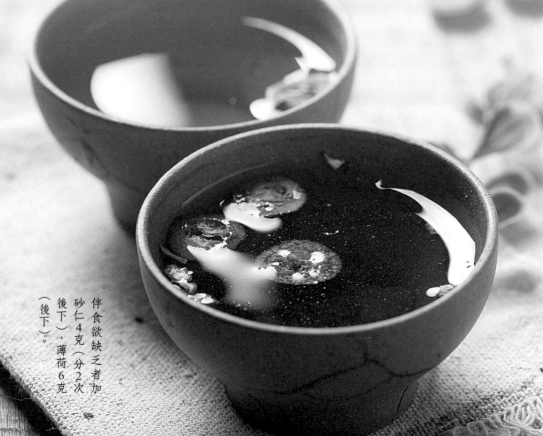

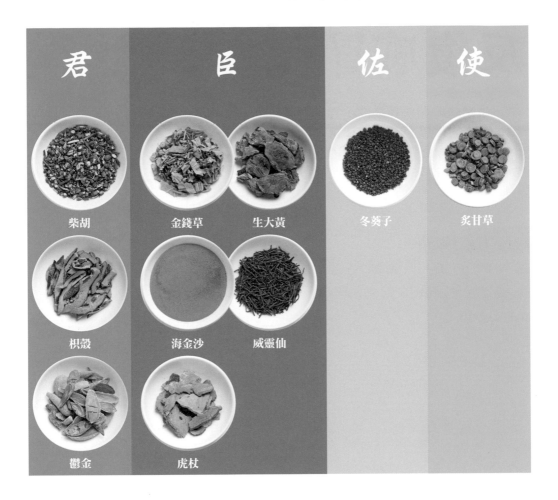

君	臣	佐	使
柴胡	金錢草　生大黃	冬葵子	炙甘草
枳殼	海金沙　威靈仙		
鬱金	虎杖		

君藥　**柴胡、枳殼、鬱金**：疏肝利膽，促進排石。

臣藥　**金錢草、海金沙、虎杖**：化石排石，清化濕熱。
　　　　生大黃：利膽通腑。
　　　　威靈仙：可化魚骨鯁喉，推斷有化膽石作用。

佐藥　**冬葵子**：滑竅排石。

使藥　**炙甘草**：調和諸藥，且能矯味，緩解大黃瀉下傷正之力。

反復感冒 ——加味玉屏風方

本方可增強細胞免疫功能，對反復感冒這一亞健康狀態以及慢性鼻炎、過敏性鼻炎易感風邪者均有扶正祛邪功效，在感冒緩解期若能堅持服用1個月以上，收效更佳。對於「易感兒童」可減量服用。

經驗方組成

生黃耆 15~30 克，黨參 10 克，白朮 10 克，懷山藥 15 克，防風 6 克，炙甘草 3 克。

加減法

1 **兼有口乾咽乾者：**加麥冬 10 克，石斛 10 克。

2 **鼻炎易感風邪者：**加辛夷花 6 克，蒼耳子 6 克。

3 **兼有白細胞減少者：**加黃精 10 克，大棗 6 枚。

4 **兼自汗者：**加浮小麥 20 克，煆牡蠣 20 克。

兼有食欲不振者加砂仁 4 克（分 2 次後下），陳皮 6 克。

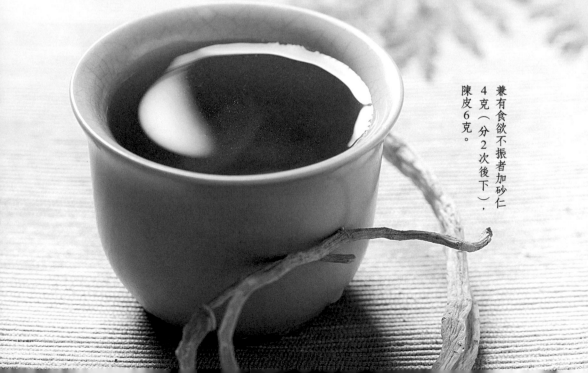

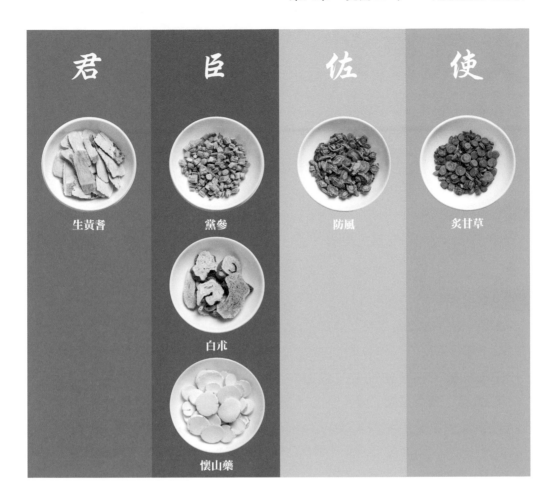

君	臣	佐	使
生黃耆	黨參	防風	炙甘草
	白朮		
	懷山藥		

君藥 **生黃耆**：大補肺氣，使皮毛堅固，腠理緻密，又能固表止汗。

臣藥 **黨參、白朮、懷山藥**：補氣健脾，固表止汗，扶正以祛邪，與生黃耆相伍，其補氣固表之力更佳。

佐藥 **防風**：祛除風邪為佐藥，防風與黃耆相配，相反相成，固表止汗而不留邪，祛風而不傷表。

使藥 **炙甘草**：調和諸藥，補氣潤肺。

支氣管炎 ——百杏前桔湯

本方藥物有宣肺肅肺、止咳化痰的功效。此經驗方作為治療急、慢性支氣管炎所致咳嗽的通治方，被廣泛用於咳嗽患者，根據不同類型、症狀靈活加減，進行調整，療效頗佳。

經驗方組成

炙百部 10 克，杏仁 10 克，前胡 10 克，桔梗 6 克，炙甘草 3 克。

加減法

1 風寒咳嗽：加麻黃 6 克，乾薑 10 克，紫蘇 6 克。

2 風熱咳嗽：加桑葉 10 克，金銀花 10 克，薄荷 6 克 (後下)。

3 風燥咳嗽：加南沙參 10 克，川貝母 10 克，瓜蔞皮 10 克。

4 濕痰咳嗽：加膽南星 10 克，白芥子 10 克，陳皮 6 克，製半夏 10 克。

5 痰熱咳嗽：加桑白皮 10 克，炒黃芩 10 克，浙貝母 10 克，魚腥草 15 克。

6 外寒內飲咳嗽：加炙麻黃 6 克，細辛 3 克，桂枝 6 克。

7 食痰咳嗽：加萊菔子 10 克，枳殼 10 克，陳皮 6 克。

8 咳嗽劇烈：加紫菀 10 克，款冬花 10 克，白前 10 克。

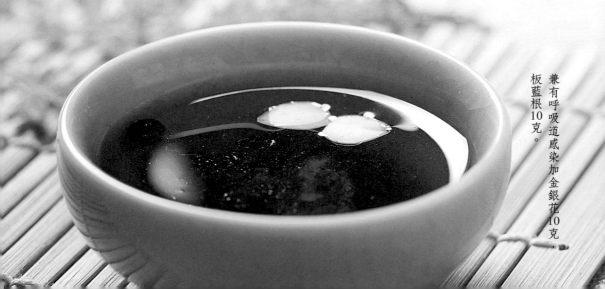

兼有呼吸道感染加金銀花 10 克，板藍根 10 克。

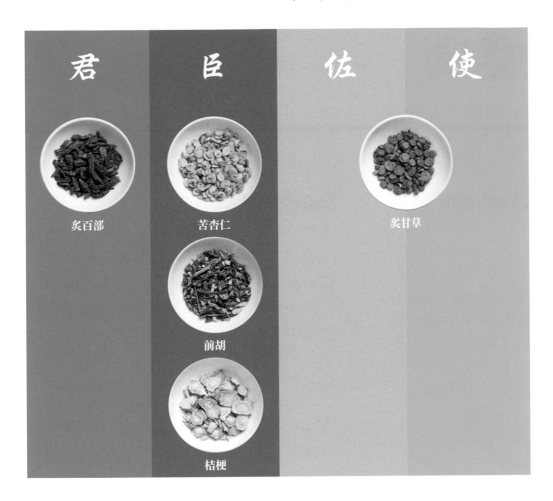

君　臣　佐　使

炙百部　　　苦杏仁　　　　　　炙甘草

前胡

桔梗

君藥　**炙百部**：為止咳要藥，且能潤肺。百部有良好的鎮咳、解痙、
抗菌、抗病毒作用。

臣藥　**苦杏仁**：降氣止咳平喘。
　　　　前胡：散風清熱，止咳化痰。
　　　　桔梗：宣肺利咽，止咳祛痰。
　　　　三味藥均有良好的鎮咳、祛痰、解痙、平喘作用，同為本方臣藥。

佐使藥　**炙甘草**：可補氣緩急，也有良好的止咳化痰作用。調和諸藥。

哮喘 ——固本咳喘膏

哮喘發病原因比較複雜，主要表現有咳嗽、喘息、呼吸困難、胸悶、咳痰等。典型的表現是發作伴有哮鳴音的呼氣性呼吸困難。本方所用藥物可納腎氣、降肺氣，定喘止咳。

經驗方組成

紅參 1 克，補骨脂 10 克，冬蟲夏草 1 克，核桃仁 15 克，紫河車 10 克，熟地黃 20 克，鹿角膠 15 克，炙黃耆 15 克，黑蘇子 10 克，白蘇子 10 克，五味子 10 克，陳皮 10 克，薑半夏 10 克，杏仁 10 克，炙百部 10 克，炙紫菀 10 克，炙甘草 3 克。

製法與吃法

1 照以上處方 30 副劑量配方，先將紅參、冬蟲夏草研成極細粉，備用。

2 其他諸藥（鹿角膠除外）用自來水沖洗 1 遍後倒入紫銅鍋內，加水浸泡 8 小時後，用武火煎煮，煮沸後改文火煎煮 1 小時，去渣取汁，為頭煎煎汁。

3 第二、第三煎另加水各煎煮 40 分鐘左右，取汁後將三煎藥汁合併後倒入銅鍋用文火濃縮。另取 1 鍋，將冰糖 500 克加水溶化，並將鹿角膠用紹興黃酒隔水燉烊後與冰糖液一併入鍋收膏，膏將成時調入紅參及冬蟲夏草細粉，拌勻，再煮 2 沸即成。

4 瓶裝密封後，放入冰箱冷藏備用。

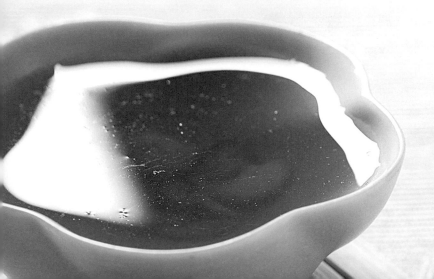

每日早晚各服 1 湯匙，約 20 克，溫開水送服。

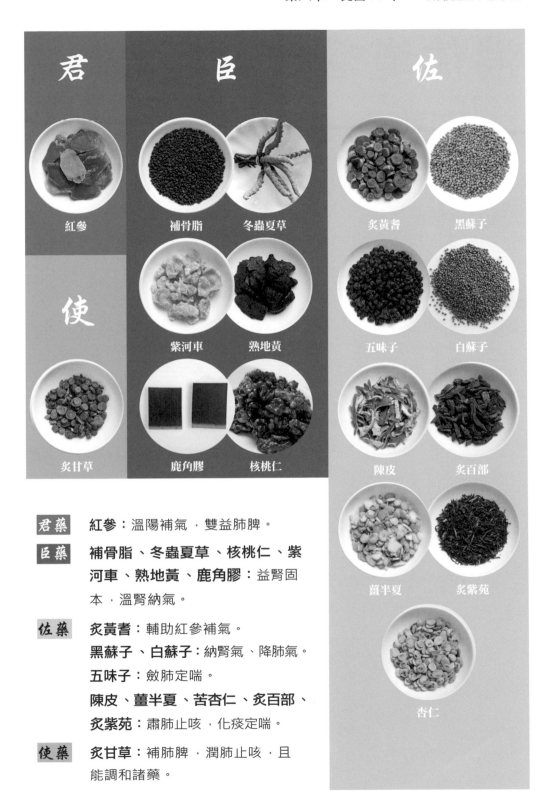

君

臣

佐

紅參

補骨脂　冬蟲夏草

炙黃耆　黑蘇子

使

紫河車　熟地黃

五味子　白蘇子

炙甘草

鹿角膠　核桃仁

陳皮　炙百部

薑半夏　炙紫苑

杏仁

君藥　**紅參**：溫陽補氣，雙益肺脾。

臣藥　**補骨脂、冬蟲夏草、核桃仁、紫河車、熟地黃、鹿角膠**：益腎固本，溫腎納氣。

佐藥　**炙黃耆**：輔助紅參補氣。
　　　　黑蘇子、白蘇子：納腎氣、降肺氣。
　　　　五味子：斂肺定喘。
　　　　陳皮、薑半夏、苦杏仁、炙百部、炙紫苑：肅肺止咳，化痰定喘。

使藥　**炙甘草**：補肺脾，潤肺止咳，且能調和諸藥。

消化道嘔吐 ——半夏止吐方

嘔吐為胃失和降，氣逆於上，迫使胃中之物從口中吐出的一種疾病。本經驗方所用藥物可和胃降逆止吐，促進消化，適用於食滯不消化、外感風寒、外感暑濕、痰飲內停等各種消化道嘔吐，效果顯著。

經驗方組成

薑半夏 15 克，陳皮 6 克，炒竹茹 6 克，茯苓 10 克，沉香曲 6 克，炙甘草 1 克。

加減法

1 **食滯停積型：** 吐出酸腐食物，脘腹脹滿，噯氣厭食，大便或溏或結，苔黃膩、脈滑者，加焦山楂 10 克，焦神曲 10 克，穀芽 10 克，麥芽 10 克，萊菔子 10 克，烏梅 10 克。

2 **外感風寒型：** 兼惡寒、發熱、胸悶、腹脹、苔薄白，脈浮者，加蘇葉 6 克，藿香 6 克，厚朴 6 克，生薑 10 克。

3 **外感暑濕型：** 兼胸悶脘痞、心煩、口渴、苔薄黃膩者，加藿香 10 克，佩蘭 10 克，黃連 3 克，砂仁 2 克 (後下)，鮮荷葉 20 克。

4 **痰飲內停型：** 見嘔吐清水痰涎、脘悶不食、頭暈、心悸、苔白膩、脈滑者，加白朮 10 克，厚朴 6 克，豆蔻 3 克，丁香 2 克。

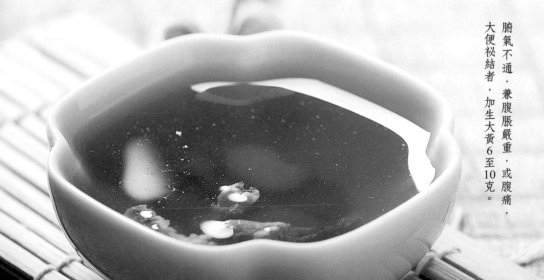

腑氣不通，兼腹脹嚴重，或腹痛，大便祕結者，加生大黃 6 至 10 克。

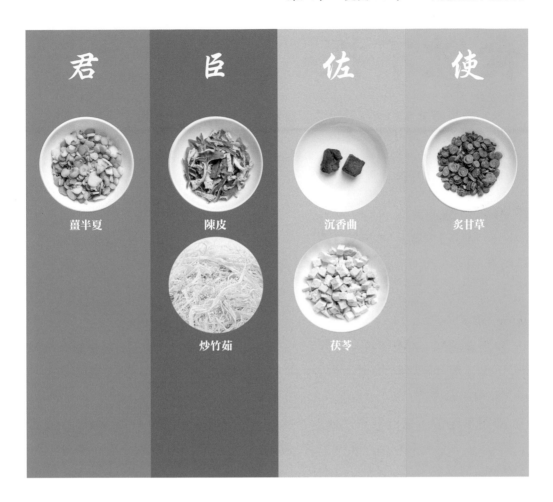

君藥　**薑半夏**：辛溫性燥，為和胃止吐、燥濕化痰佳品。

臣藥　**陳皮**：性溫，燥濕、理氣止嘔。

　　　　炒竹茹：性涼，長於清胃熱、止嘔吐，一溫一涼，相輔相成，止吐效果更著。

佐藥　**沉香曲**：為少量沉香加糧食發酵後製成，既可降逆止嘔，且能助消化。

　　　　茯苓：健脾和胃。

使藥　**炙甘草**：和胃且矯味，但用量宜小，以免甘甜礙胃。

食欲不振 ——醒脾開胃方

食欲不振是指進食的欲望降低。大量實踐證明，本方所用的君藥砂仁或噙服後咀嚼吞下，或泡水代茶飲用，均有良好的開胃口、增食量功效。七味藥可醒脾開胃，消積食，開胃口，針對食欲不振效果顯著。

經驗方組成

砂仁4克(分2次後下)，陳皮6克，焦山楂10克，焦神曲10克，炒穀芽10克，炒麥芽10克，烏梅5克。

加減法

1 **脾胃虛弱型：** 食欲不振，食量減少，神倦乏力，氣短懶言，四肢痿軟，面色不華，舌淡脈緩無力者，加太子參10克，白朮10克，蓮子15克，懷山藥10克，茯苓10克。

2 **胃陰不足型：** 食欲不振，饑而不欲食，且脘中嘈雜作痞，口燥咽乾，舌紅少津，大便乾結難出，小便短少，脈細小者，加石斛10克，鮮蘆根30克，麥冬10克。

3 **肝胃不和型：** 食欲不振，胸脘脹滿，煩躁不寧，胸脅胃脘疼痛，吞酸或泛吐酸水等症狀，食欲不振隨情緒變化而變化，苔薄黃，舌偏紅，脈弦或細弦者，加佛手花5克，青皮6克，玫瑰花3克，綠梅花3克。

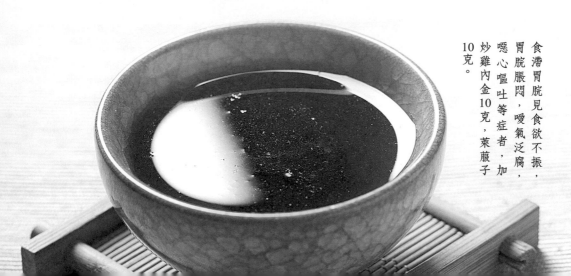

食滯胃脘見食欲不振，胃脘脹悶，噯氣泛腐，噁心嘔吐等症者，加炒雞內金10克，萊菔子10克。

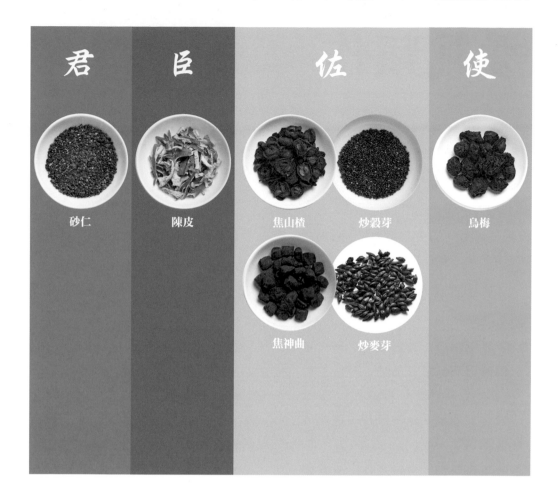

君藥　砂仁：不僅可行氣、化濕、安胎，且有顯著的醒脾開胃，促進
食欲的功效。

臣藥　陳皮：辛散苦降，理氣和胃。

佐藥　焦山楂、焦神曲、炒穀芽、炒麥芽：消食積，開口胃。

使藥　烏梅：生津開胃。

噯氣頻作 —— 下氣止噫湯

噯氣俗稱打嗝、飽嗝。噯氣頻作多見於胃黏膜有炎症或有幽門梗阻時，食物停留於胃中發酵並產生氣體。本方針對氣機上逆，胃的和降功能失調，所用藥物以降氣和胃為主，降氣止呃，止噯氣。

經驗方組成

娑羅子 6 克，刀豆殼 10 克，沉香曲 5 克，丁香 3 克，柿蒂 5 克，枳實 10 克，鬱金 10 克，炙甘草 2 克。

加減法

1 **肝氣犯胃型**：噯氣頻作，情志不暢時則噯氣程度加劇，伴有胃痛胃脹氣，泛酸，苔薄白，脈弦者，加青皮 6 克，陳皮 6 克，代代花 3 克。

2 **食滯內停型**：噯氣頻作，胃脘悶脹，泛腐吞酸，食欲不振，胃脘疼痛，舌苔厚膩，脈弦者，加焦山楂 10 克，焦神曲 10 克，豆蔻 3 克（後下），青皮 6 克，陳皮 6 克。

3 **脾胃虛弱型**：噯氣時作時止，遇寒或飲食稍多則噯氣加劇，同時有胃脘隱痛，痞脹不適，泛吐清水，神倦乏力，大便溏薄，舌淡，脈濡弱者，加太子參 10 克，木靈芝 10 克，白扁豆 10 克，懷山藥 10 克。

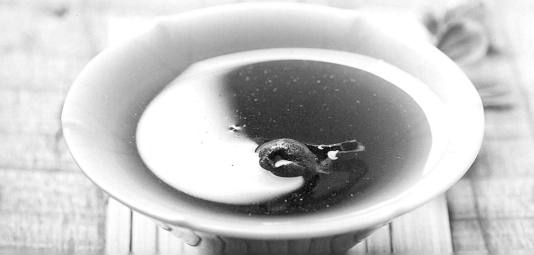

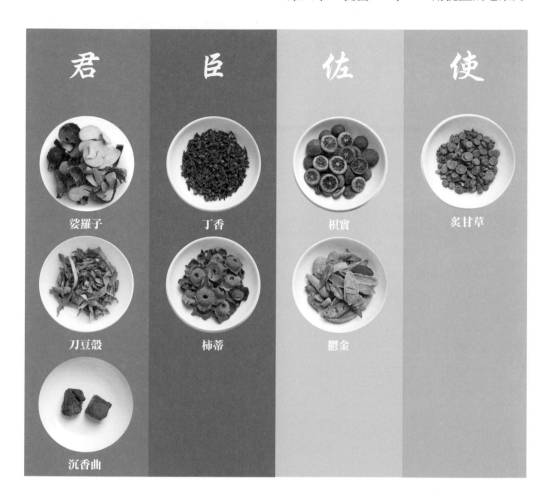

君

臣

佐

使

婆羅子

丁香

枳實

炙甘草

刀豆殼

柿蒂

鬱金

沉香曲

君藥 **婆羅子**：味甘，性溫，長於降氣和胃止噫。

　　　　刀豆殼：止打嗝，止嘔吐，溫中下氣。

　　　　沉香曲：降氣止呃，降胃氣，止噯氣。

臣藥 **丁香、柿蒂**：自古便是降噫氣、止打嗝佳藥，為丁香柿蒂湯主藥。

佐藥 **枳實、鬱金**：理氣和胃，輔助君臣藥止噫氣，為佐藥。

使藥 **炙甘草**：調和諸藥。

急性脘腹痛 ——行氣拈痛湯

急性脘腹痛可因寒凝、血瘀、鬱熱、濕熱、腑氣不通、結石內阻等多種原因導致，氣機鬱滯、不通則痛是共同的病理變化。不論何種原因導致的急性脘腹疼痛，必須以理氣、行氣、順氣的方法，使氣機通暢，才能緩急止痛。

經驗方組成

木香 10 克，炒白芍 10~30 克，元胡 10~30 克，枳殼 10 克，鬱金 10 克，徐長卿 10 克，炙甘草 5 克。

加減法

1 **肝氣鬱結：** 上腹部或右脅下脹痛，或痛及肩背，或胸、脘、腹部痞悶，噯氣，或矢氣後疼痛稍減，每因情志不暢而誘發或加重，苔薄脈弦者，加八月札 10 克，九香蟲 10 克，以增強疏肝理氣止痛藥力。

2 **血行瘀滯：** 脘腹疼痛較劇，或如針刺，舌有紫點或紫氣，舌下經脈青紫粗大者（這是我判斷血瘀症的經驗之一），加五靈脂 10 克，製乳香 10 克，製沒藥 10 克，以活血化瘀拈痛。

3 **中焦寒凝：** 脘腹冷痛，受涼加重，熱熨痛緩，苔白脈弦緊者，加乾薑 6 克，烏藥 10 克，吳茱萸 3 克，以溫經散寒定痛。

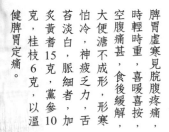

脾胃虛寒見脘腹疼痛，時輕時重，喜暖喜按，空腹痛甚，食後緩解，大便溏不成形，形寒怕冷，神疲乏力，舌苔淡白，脈細者，加炙黃耆 15 克，黨參 10 克，桂枝 6 克，以溫健脾胃定痛。

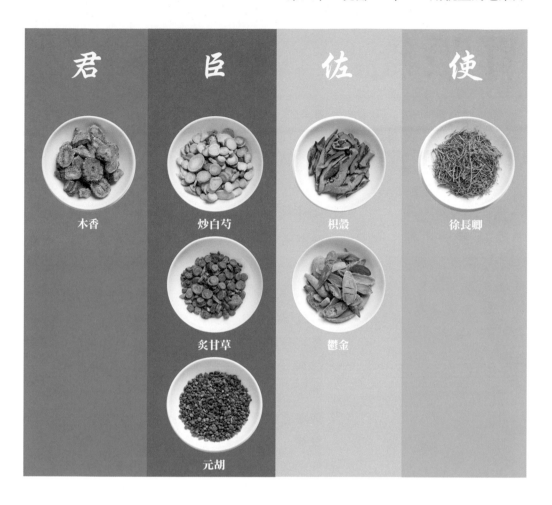

君	臣	佐	使
木香	炒白芍	枳殼	徐長卿
	炙甘草	鬱金	
	元胡		

君藥　**木香**：行氣作用溫和，作用部位廣泛，總管一身上下內外諸痛，但以中焦脾胃氣滯為主要適應症，為臨床行氣止痛的代表藥，可用於各種氣滯疼痛之症。

臣藥　**炒白芍**：養血柔肝，緩急止痛，為臨床脘腹脅肋疼痛必用之品。
　　　　炙甘草：與白芍配伍，酸甘化陰，鎮痛作用更強。
　　　　元胡：入血分，又入氣分，能行氣中之血，為活血行氣名藥。氣行血活，血脈流暢，氣道通暢，則疼痛緩解，對於急性脘腹痛及脅痛、疝痛、經痛均適合。

佐藥　**枳殼、鬱金**：理氣和中止痛。

使藥　**徐長卿**：鎮痛良藥，調和諸藥。

胃脹氣 ——理氣消痞湯

胃脹氣即胃脘痞滿，是由於各種原因造成胃內有過多氣體，使上腹部痞悶，脹滿不適，是胃病的常見症狀之一。綜觀本方，具有良好的理氣和胃、消痞除脹功效。實踐證明，本方具有顯著的幫助胃動力的作用。

經驗方組成

木香 10 克，枳殼 10 克，鬱金 10 克，青皮 6 克，陳皮 6 克，娑羅子 6 克，刀豆殼 10 克，沉香曲 6 克。

加減法

1 **肝胃不和型：**胃痞滿作脹，情志抑鬱時則痞脹加劇，且伴脘痛噯氣，苔薄白，脈弦者，加柴胡 6 克，炒白芍 10 克，蘇梗 6 克，金橘葉 6 克。

2 **飲食積滯型：**胃脘痞悶，脹滿不適，泛腐吞酸，並伴疼痛，噯氣厭食，脈弦，舌苔厚膩者，加萊菔子 10 克，焦山楂 10 克，焦神曲 10 克，穀芽 10 克，麥芽 10 克。

3 **脾胃虛弱型：**胃脘痞脹不適，飲食稍多則加劇，食少，食入難化，或伴綿綿隱痛，泛吐清水，面色蒼白無華，乏力神倦，四肢不溫，口乾而不欲飲，大便溏薄，舌淡，脈濡弱者，加太子參 10 克，白朮 10 克，茯苓 10 克，砂仁 4 克(分 2 次後下)，扁豆衣 10 克。

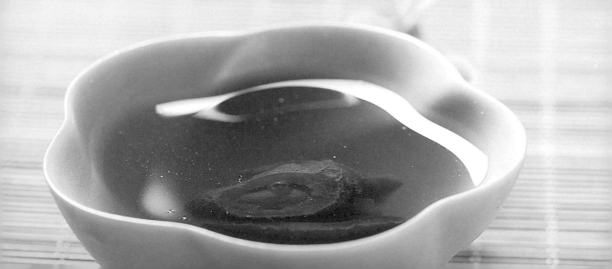

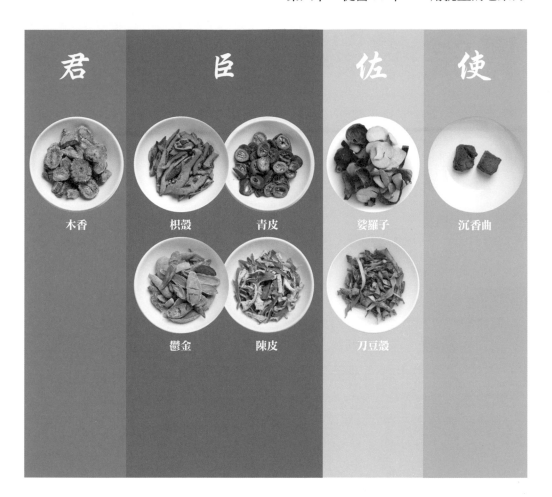

君藥　**木香**：香氣濃烈，行氣消脹作用甚佳，長於行脾胃、大腸氣滯。

臣藥　**枳殼、鬱金、青皮、陳皮**：行氣和胃、消痞除滿的佳品，一起用後發揮加成作用，消脹作用更佳。

佐藥　**娑羅子、刀豆殼**：疏肝氣，消胃脹氣。

使藥　**沉香曲**：降氣寬脹。

胃脘嘈雜 ——蒲公英除嘈雜方

嘈雜是一種胃中空虛、似饑非饑、似痛非痛、胃部常感難過不適或灼熱不寧、難以說清道明的病症。嘈雜多與胃熱或陰虛內熱，胃氣鬱滯有關。本方所用藥物可以清胃火，瀉胃熱，養胃和胃。

經驗方組成

蒲公英 15 克，川連 3 克，吳茱萸 1 克，石斛 10 克，烏賊骨 15 克，炙甘草 3 克。

加減法

1 **胃熱型：**胃脘嘈雜不安，口渴喜冷飲，口臭，心煩不寐，同時也可伴泛酸噯氣，胃脘灼痛，舌紅苔薄黃或膩，或小便黃赤，大便乾結者，加白花蛇舌草 15 克，炒黃芩 10 克，蓮子心 2 克，陳皮 6 克。

2 **胃陰虛：**口乾舌燥，胃中灼熱隱痛，嘈雜不適，噯氣痞脹，泛吐酸水清涎，食少，舌質偏淡紅，苔薄，脈細者，加北沙參 10 克，麥冬 10 克，炒白芍 10 克，蘆根 15 克。

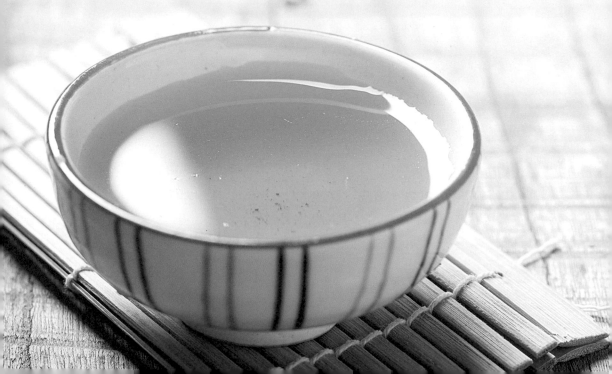

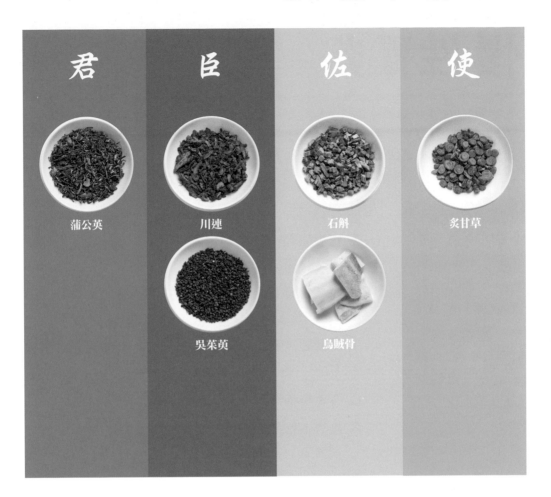

君 臣 佐 使

蒲公英 川連 石斛 炙甘草

吳茱萸 烏賊骨

君藥 **蒲公英**：清胃火、瀉胃熱。《本草新編》認為，蒲公英乃瀉胃火之藥，但其氣甚平，既能瀉火，又不損土，可長服久服而無礙。

臣藥 **川連、吳茱萸**：清胃火，與吳茱萸合用，稱左金丸，對肝經鬱火，橫逆犯胃引起的脘脅疼痛，吞酸嘈雜，效果頗佳。

佐藥 **石斛**：養胃陰。
烏賊骨：治胃酸。

使藥 **炙甘草**：調和諸藥，且能養胃。

慢性胃炎 ——香蒲飲

此經驗方對慢性淺表性胃炎，慢性萎縮性胃炎，膽汁反流性食道炎發作期、活動期（胃熱型或肝鬱化火者）均有明顯療效。所選諸藥可清熱解毒，清胃熱，行脾胃，有良好的行氣止痛功效。

經驗方組成

木香 10 克，蒲公英 15 克，黃連 3~5 克，炒黃芩 10 克，青皮 6 克，陳皮 6 克，枳殼 10 克，鬱金 10 克，炙甘草 3 克。

肝鬱化火型見性情急躁、口苦、舌紅苔黃者，加夏枯草 15 克，決明子 15 克。

加減法

1 **胃脘脹悶，噯氣明顯者：** 加娑羅子 6 克，刀豆殼 10 克，沉香曲 6 克。

2 **胃脘疼痛劇烈者：** 加川楝子 10 克，元胡 15 克，白芍 15 克。

3 **肋脅脹痛者：** 加醋柴胡 6 克，白芍 15 克，八月札 10 克，九香蟲 10 克。

4 **大便乾結者：** 加生大黃 3~5 克，決明子 20 克。

5 **食欲不振者：** 加砂仁 4 克（ 2 次後下 ），薄荷 6 克（ 2 次後下 ），陳皮 6 克。

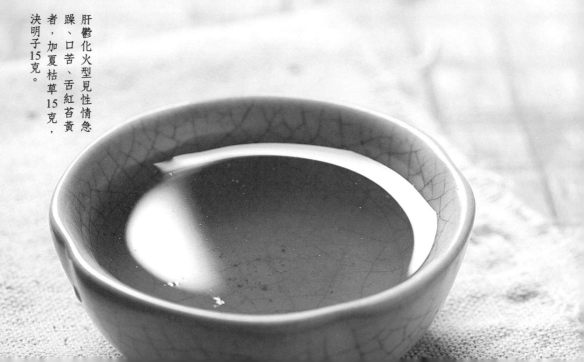

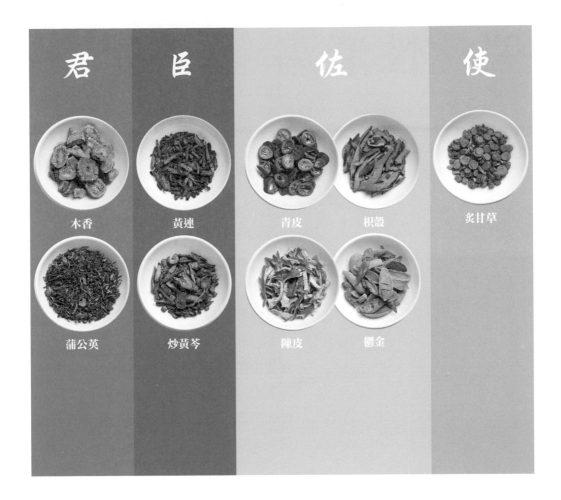

君	臣	佐		使
木香	黃連	青皮	枳殼	炙甘草
蒲公英	炒黃芩	陳皮	鬱金	

君藥　**木香**：香氣濃烈，擅長行脾胃、大腸氣滯，有良好的行氣止痛功效。

蒲公英：苦、甘，寒，長於清熱解毒，治療乳癰等陽症癰腫，又能清肝膽濕熱，治療黃疸。

臣藥　**黃連、炒黃芩**：協助蒲公英清胃熱。

佐藥　**青皮、陳皮、枳殼、鬱金**：輔助木香行氣止痛且能疏肝解鬱。

使藥　**炙甘草**：緩急止痛，調和藥性。

消化性潰瘍 ——建中理氣湯

消化性潰瘍包括胃潰瘍、十二指腸潰瘍，臨床以十二指腸球部潰瘍多見，患者多在空腹時胃脘隱痛，進食後緩解，或有進食後痛甚者，但也多喜按喜溫。本經驗方是從漢代名醫張仲景的方子「小建中湯」演變而來，藥性甘溫與辛溫相結合，更加適合現代人消化道潰瘍的需求。

經驗方組成

炙黃耆 15 克，黨參 10 克，木香 10 克，白芍 15 克，桂枝 6 克，陳皮 6 克，元胡 15 克，烏賊骨 15 克，炙甘草 3 克。

濕熱，口苦，苔黃者去黨參，加黃連 3 克，黃芩 10 克，生薏仁 15 克。

加減法

1 **胃脘脹病明顯者：** 加青皮 6 克，枳殼 10 克，鬱金 10 克，醋柴胡 6 克。

2 **嘈雜吐酸明顯者：** 加瓦楞子 15 克，娑羅子 10 克，白及 10 克。

3 **胃脘冷痛，苔白者：** 加乾薑 10 克，製附片 6 克。

4 **胃中停飲，泛吐清水冷涎，胃部有水聲者：** 去黨參，加薑半夏 10 克，茯苓 10 克。

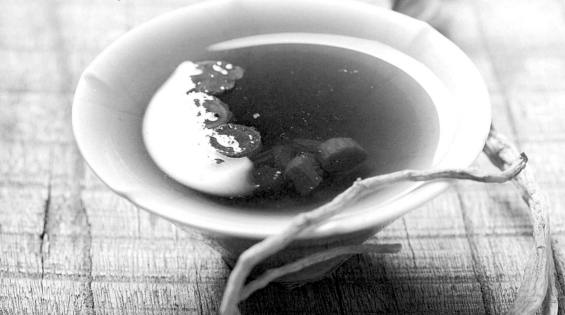

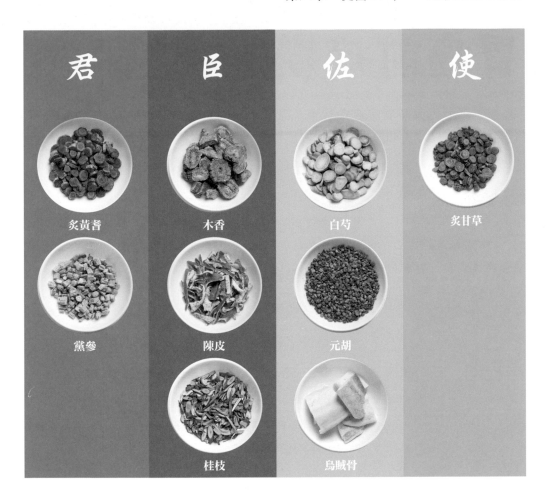

君藥　**炙黃耆、黨參：**補元氣健脾胃。

臣藥　**木香、陳皮、桂枝：**辛溫與甘溫合用，符合「寒者熱之」的原則，發揮理氣溫中作用。

佐藥　**白芍：**苦甘酸，微寒，緩急止痛，且能牽制木香、桂枝之辛熱。
　　　元胡：協助白芍止痛。
　　　烏賊骨：製酸，促使潰瘍癒合。

使藥　**炙甘草：**緩急止痛，調和諸藥。

胃癌前病變 ——複方蛇舌草煎劑

本方所用藥物大多清熱解毒利濕，可以抑制癌細胞，防癌抗癌效果顯著。
經過靈活加減後，對胃癌前病變有良好的病情控制效果。

經驗方組成

白花蛇舌草 20~30
克，半枝蓮 20 克，
蒲公英 15 克，木靈
芝 15 克，生薏仁
30 克，茯苓 15 克，
炙甘草 3 克。

脘嘈口乾，便祕、舌
紅少津者加麥冬 10 克，
石斛 10 克，烏梅 6 克。

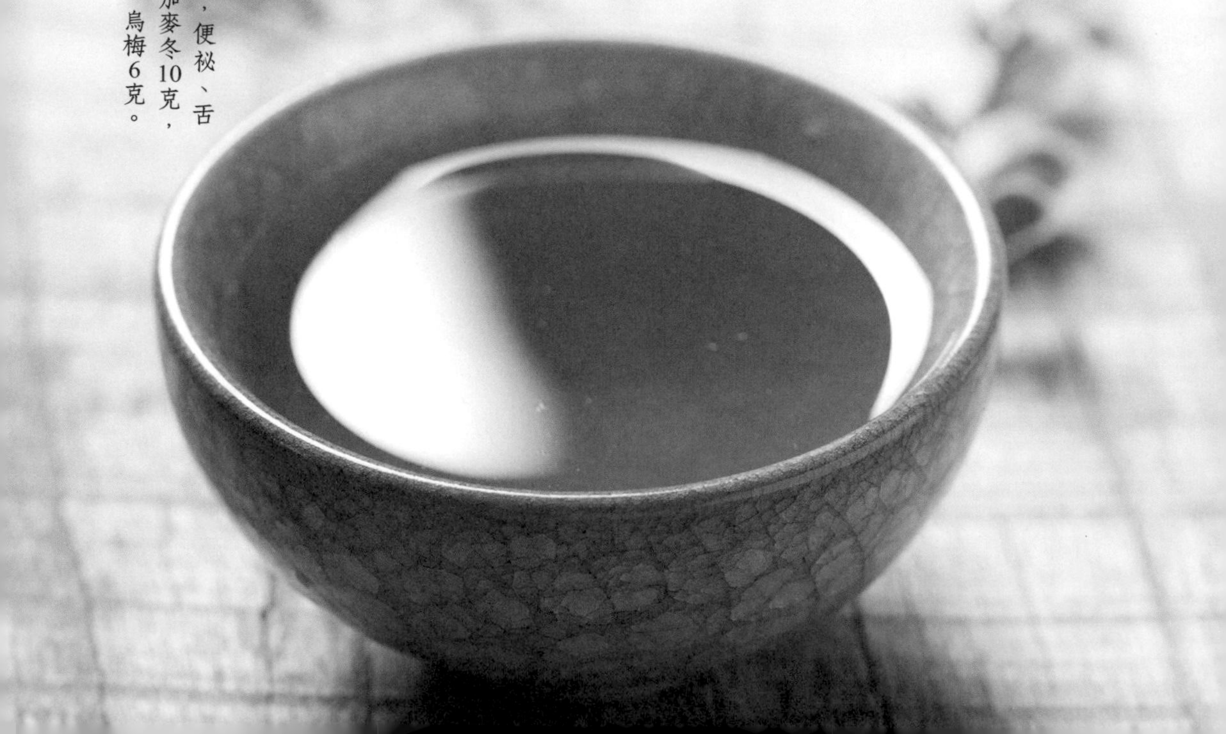

加減法

1 **胃脘灼熱，口苦、嘈雜者：**加黃連 3 克，炒黃芩 10 克。

2 **脘痛明顯者：**加元胡 15 克，炒白芍 15 克。

3 **脘脹明顯者：**加枳殼 10 克，鬱金 10 克，沉香曲 6 克。

4 **泛吐酸水者：**加烏賊骨 20 克，煆瓦楞子 20 克。

5 **脘悶、噁心、便溏、苔黃膩者：**加蒼朮 10 克，藿香 6 克，佩蘭 6 克。

6 **神疲乏力，便溏不成形者：**加蒼朮 15 克，白朮 15 克，懷山藥 15 克，厚朴 6 克。

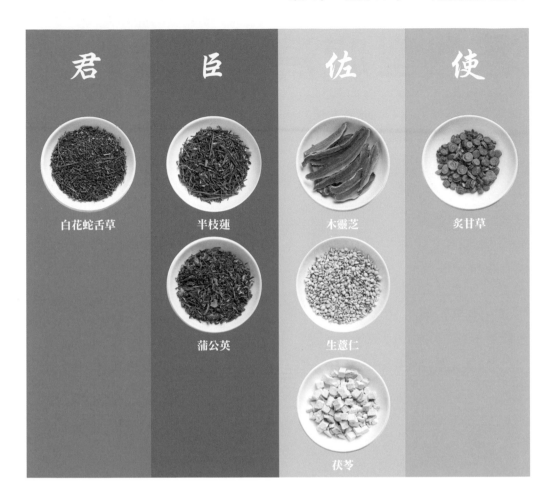

君 白花蛇舌草

臣 半枝蓮

佐 木靈芝

使 炙甘草

蒲公英

生薏仁

茯苓

君藥 **白花蛇舌草：**有較強的清熱解毒利濕作用。近代藥理研究證實，高濃度白花蛇舌草煎劑對白血病、埃利希氏腹水癌（Ehrlich's ascites carcinoma or Ehrlich ascites tumor cell）、吉田肉瘤（Yoshida sarcoma）等癌細胞具有抑制作用。為臨床常用的清熱解毒、補虛抗癌藥，普遍認為白花蛇舌草有廣譜抗癌作用。

臣藥 **半枝蓮、蒲公英：**清熱解毒，防癌抗癌，也可清除幽門螺桿菌感染，逆轉腸上皮化生，治療不典型增生，兩者相須為用，效果倍增。

佐藥 **木靈芝、生薏仁、茯苓：**均為扶正健脾、防癌抗癌、防誘變妙藥。

使藥 **炙甘草：**調和諸藥，且能益氣養胃。

濕熱型腹瀉 ——清腸止瀉湯

本經驗方行氣止痛，可健脾和胃，清腸泄熱，止瀉止痢。對急性腸炎、細菌性痢疾、慢性結腸炎、潰瘍性結腸炎、放射性腸炎、腸道易激綜合症等病效果顯著。

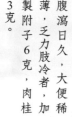

經驗方組成

木香 10 克，白頭翁 10~15 克，黃連 3~5 克，炒黃芩 10 克，馬齒莧 15 克，炒白芍 10~15 克，槐花 10 克，地榆炭 10 克，蒼朮 10 克，白朮 10 克，炙甘草 3 克。

腹瀉日久，大便稀薄，乏力肢冷者，加製附子 6 克，肉桂 3 克。

加減法

1 濕重於熱型： 下痢白多赤少，脘痞苔膩者，加厚朴 10 克，藿香 6 克。

2 熱重於濕型： 下痢紅多白少，苔黃膩者，加金銀花 15 克，赤芍 10 克，秦皮 10 克。

3 兼夾積滯型： 腹脹滿痛，痢下不爽，腐臭難聞者，加萊菔子 10 克，焦山楂 10 克，焦神曲 10 克。

4 腹痛明顯者： 加川楝子 10 克，元胡 15 克，炒白芍 15 克。

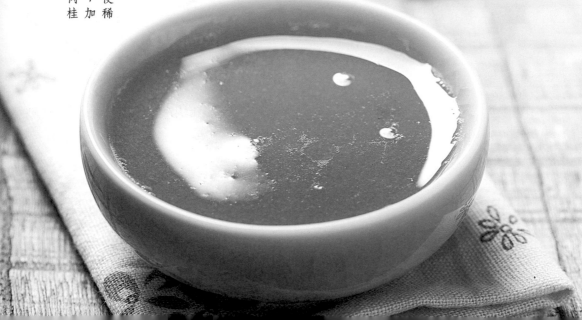

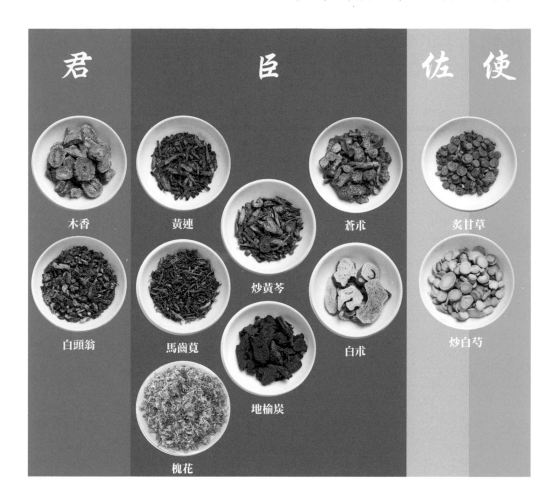

君藥 **木香**：行氣止痛，健脾和胃，可解除胃腸痙攣，為胃腸氣滯的
首選中藥。
白頭翁：擅長清熱解毒，涼血止痢。藥理研究證實，白頭翁對痢
疾桿菌、葡萄球菌等細菌有較強的抑制作用。兩藥一側重理氣，
一側重止瀉，相須為用，同為君藥。

臣藥 **黃連、炒黃芩、馬齒莧**：清腸泄熱、止瀉止痢，協助白頭翁止瀉。
蒼朮、白朮：健脾燥濕，輔助木香化濕。
槐花、地榆炭：涼血止血，清腸止瀉。

佐使藥 **炒白芍、炙甘草**：調和諸藥，且能緩急止痛。

脾虛型腹瀉 —— 蒼白朮助運湯

本經驗方適用於消化不良、慢性腸炎、腸功能紊亂、潰瘍性結腸炎、腸結核等疾病，慢性活動期出現脾胃虛弱，運化吸收功能性障礙導致的慢性腹瀉患者，以及大便稀溏不成形，或夾有不消化食物，排便次數增多，吃葷菜後加重，面色無華，食少神疲，腹脹不舒，舌淡苔白，脈細弱等症者。

經驗方組成

蒼朮 10~20 克，白朮 10~20 克，懷山藥 10~15 克，炒薏仁 10~15 克，厚朴 6~10 克，茯苓 10 克，防風炭 10 克，木香 10 克，青皮 6 克，陳皮 6 克，焦山楂 10 克，焦神曲 10 克，炙甘草 3 克。

加減法

1 **形寒怕冷，腹脹腹痛者：**加炮薑 6 克，製附子 6 克，元胡 10 克。

2 **飲食停滯，脘脹噯腐口臭者：**加萊菔子 10 克，雞內金 6 克。

3 **面肢浮腫者：**加豬苓 10 克，車前子 10 克，澤瀉 10 克。

4 **便前腹痛，胸悶者：**加青皮 6 克，柴胡 10 克。

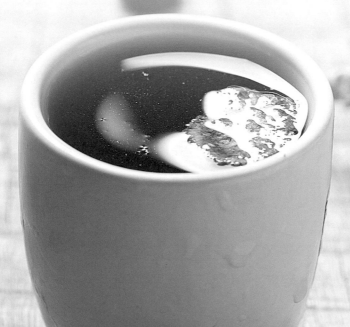

久瀉肛門下墜，或脫肛者加升麻 10 克，炙黃耆 15 克。

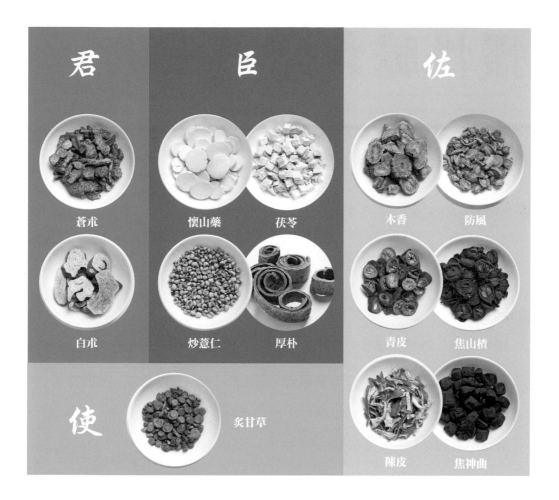

君藥 **蒼朮、白朮**：健脾燥濕，但蒼朮偏於燥濕，白朮偏於健脾，兩者合用，為本經驗方君藥，健脾燥濕並進。

臣藥 **懷山藥、炒薏仁、茯苓、厚朴**：輔助君藥健脾燥濕。

佐藥 **木香、青皮、陳皮**：行脾胃之氣，調理、改善腸道功能，緩解腹痛。

防風：製成炭之後，專於袪風止瀉。

焦山楂、焦神曲：助消化，止腹瀉。

使藥 **炙甘草**：調和諸藥，且能緩急止痛。

慢性膽囊炎 ——疏肝利膽湯

慢性膽囊炎屬中醫「脅痛」範疇，主要症狀為反復發作性上腹部疼痛，多因肝鬱氣滯、肝膽濕熱，病位主要在肝膽，常與脾胃同病。所以本方諸藥採取疏肝利膽、清肝膽濕熱、緩急止痛的功效。

經驗方組成

柴胡 6~10 克，炒黃芩 10 克，金錢草 15 克，炒白芍 15 克，元胡 15 克，川楝子 10 克，鬱金 10 克，枳殼 10 克，炙甘草 3 克。

加減法

1 **脅肋脹痛，走竄不定者**：加青皮 10 克，八月札 10 克，九香蟲 10 克。

2 **脅肋刺痛，痛有定處，舌質紫暗者**：加川芎 10 克，蒲黃 10 克，五靈脂 10 克。

3 **目黃身黃、肋痛惡心，舌紅苔黃膩者**：加茵陳 15 克，梔子 10 克，澤瀉 10 克。

4 **大便乾結者**：加生大黃 5~10 克（後下），芒硝 10 克（沖服）。

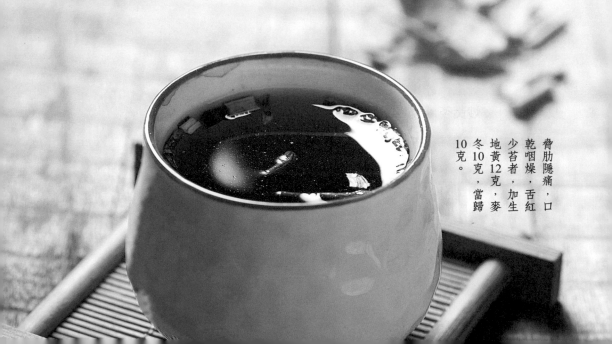

脅肋隱痛，口乾咽燥，舌紅少苔者，加生地黃 12 克，麥冬 10 克，當歸 10 克。

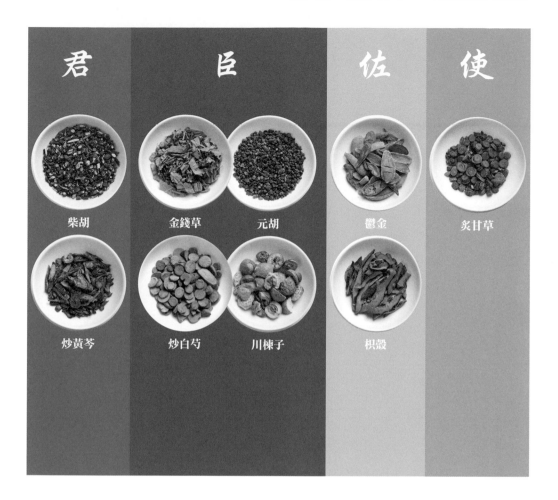

君藥 **柴胡**：疏肝利膽，理氣止痛。
　　　　炒黃芩：清利肝膽濕熱。

臣藥 **金錢草**：慢性膽囊炎大多伴發有膽結石，故以金錢草清熱化濕，
　　　　利膽排石。
　　　　炒白芍、元胡、川楝子：緩急止痛。

佐藥 **鬱金、枳殼**：行氣利膽，緩急止痛。

使藥 **炙甘草**：緩急止痛，調和諸藥。

上呼吸道感染 ——羌薄銀藍湯

上呼吸道感染即感冒，多因忽冷忽熱，外感風邪，侵入肺經所致。症見鼻塞、流清水鼻涕、頭痛身痛、苔白、發熱、咽痛、咳嗽等症狀，治療原則在疏風祛邪、清熱、利咽，本方也適用於流行性腮腺炎、風疹等病的早期治療。

經驗方組成

羌活 6~10 克，薄荷 6 克（後下），金銀花 10~15 克，板藍根 10~15 克（兒童減量）。

加減法

1 表寒症： 惡寒、惡風，頭痛、身痛、苔白者，加荊芥 6 克，防風 6 克。

2 寒熱持續不退者： 加柴胡 6~10 克，炒黃芩 10 克。

3 咽痛、扁桃體腫大者： 加射干 10 克，牛膝 15 克。

4 咳嗽明顯者： 加桔梗 6 克，前胡 10 克，炙百部 10 克。

5 伴腹瀉者： 加蒼术 10 克，焦山楂 10 克。

伴皮疹者加赤芍 10 克，紫草 10 克。

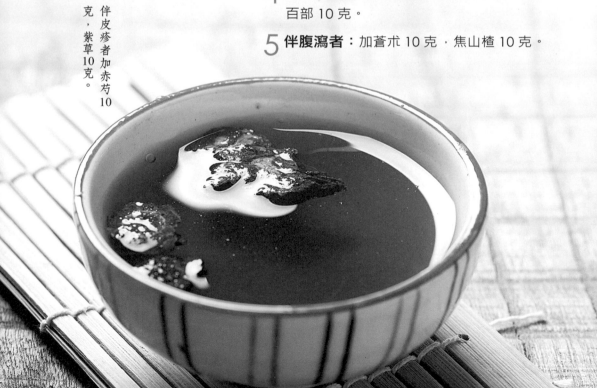

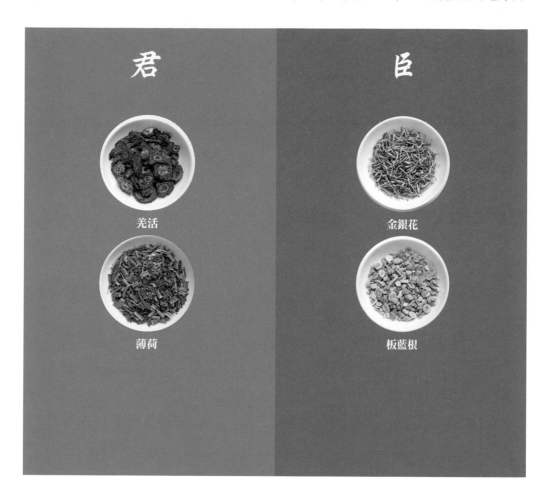

君藥　**羌活、薄荷**：疏風祛邪，辛溫辛涼並用，風寒風熱並治，更加
符合「因地制宜」的中醫治療原則，經長期臨床觀察，收效更佳。

臣藥　**金銀花、板藍根**：抗病毒、清熱、利咽作用，辨症與辨病相結
合，可明顯提高病毒性感冒與上感的治療效果。

慣性流產 ——加味壽胎湯

本方組成雖少但精，配方恰當，藥力集中。重點在補腎，腎氣足則沖任固，沖任固則胎自安。本方諸藥可平補肝腎、養血安胎，適合各類滑胎、胎動不安。

經驗方組成

桑寄生 30 克，菟絲子 15 克，續斷 15 克，阿膠 10 克（烊化沖服），苧麻根 30 克，炙甘草 3 克。

腎虛明顯者加杜仲 10 克，熟地黃 15 克，狗脊 10 克。

加減法

1 氣虛明顯者： 加炙黃耆 15 克，黨參 10 克，白朮 10 克，懷山藥 15 克。

2 血虛明顯者： 加熟地黃 15 克，當歸身（歸頭、歸尾忌用）10 克。

3 血熱明顯者： 加炒黃芩 10 克，旱蓮草 10 克，焦山梔 10 克，生地黃 15 克，地榆炭 10 克。

4 虛熱明顯者： 加生地黃 12 克，白芍 10 克，炒黃芩 10 克。

5 虛寒明顯者： 加炮薑 10 克，艾葉炭 10 克，鹿角膠 10 克（烊化）。

6 肝鬱明顯者： 加蘇梗 6 克，木香 10 克，香附 10 克，綠萼梅 3 克。

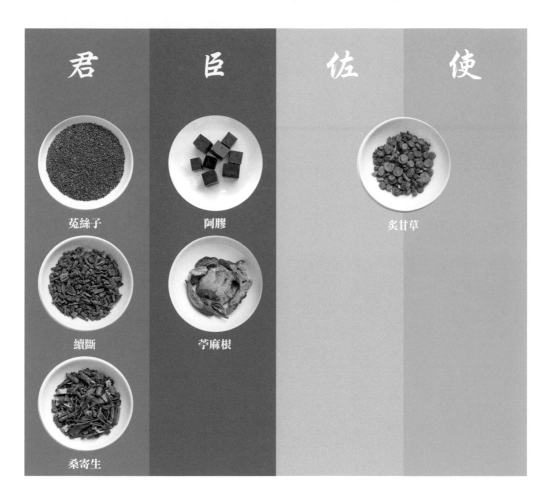

君藥 **菟絲子**：性柔潤而不燥，能平補肝腎，雙補陰陽，長於補腎
安胎。

續斷：含維生素 E，近代藥理研究證實，對流產等維生素 E 缺乏
症有效，臨床常用於補益肝腎，止血安胎。

桑寄生：性平和，不溫不燥，為補益肝腎、養血安胎要藥。

臣藥 **阿膠**：止血安胎，又能滋補腎陰。

苧麻根：功專止血安胎，各種類型的滑胎、胎動不安均可適用。

佐使藥 **炙甘草**：補氣，調和諸藥。

泌尿道結石 ——三金三子二石湯

本經驗方對直徑小於 0.8 公分、圓形或橢圓形、無黏連的泌尿道結石有較好的排石功效。服藥期間需做三項輔助動作：1. 多飲水，每天達 3,000 毫升左右，尤其臨睡前多飲水，以飲用磁化水為佳；2. 多作跳躍運動，每日 3 次，每次 30 分鐘；3. 多做腰沖叩擊動作，次數不限。可收到事半功倍之效。

經驗方組成

金錢草 30 克，海金沙 10 克（包煎），生雞內金 10 克，車前子 10 克（包煎），冬葵子 30 克，王不留行 10 克，石韋 20 克，滑石 10 克（包煎），川牛膝 15 克，地龍 10 克，甘草梢 3 克。

加減法

1 **腰痛明顯者**：加續斷 15 克，元胡 15 克。

2 **血尿或尿檢見紅血球者**：加白茅根 30 克，小薊 30 克。

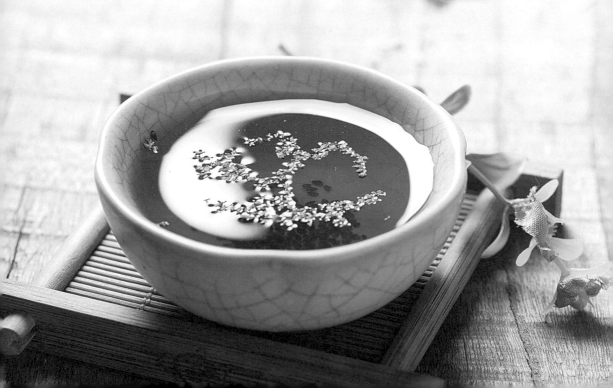

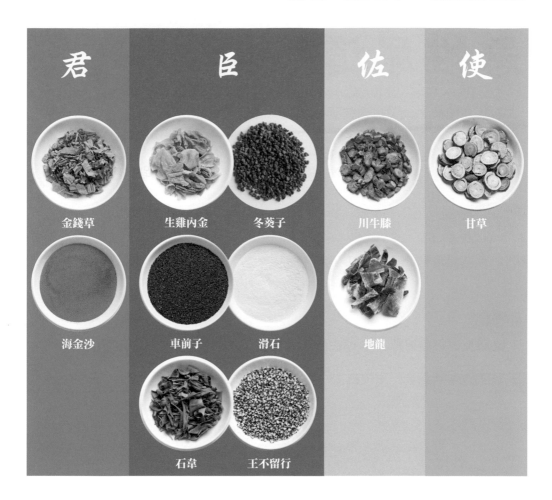

君藥 **金錢草、海金沙：**清熱利濕，通淋瀉火，排石化石。

臣藥 **生雞內金：**協助化石。

　　 車前子、石韋：協助通淋排石。

　　 冬葵子、滑石、王不留行：協助君藥通竅排石。

佐藥 **川牛膝：**引石下行。

　　 地龍：擴張輸尿管平滑肌。

使藥 **甘草梢：**引經，且能調和諸藥。

急性尿道感染 —— 二草湯

本經驗方劑量較大，可清熱通淋利濕，並有良好的抗菌、消炎作用。如果劑量小則影響療效，對急性尿道感染、急性腎盂腎炎可作為通治方服用至 3 次中段尿培養轉陰後停服。重症患者每日煎服 2 劑。

經驗方組成

荔枝草 30 克，車前草 20 克，蒲公英 20 克，白茅根 30 克，熟大黃 10 克，瞿麥 10 克，金銀花 15 克，甘草梢 3 克。

加減法

1 **發熱及白細胞總數、中性白細胞增高者：**加連翹 10 克，炒黃芩 10 克。

2 **腰部酸痛明顯者：**加續斷 15 克，桑寄生 15 克。

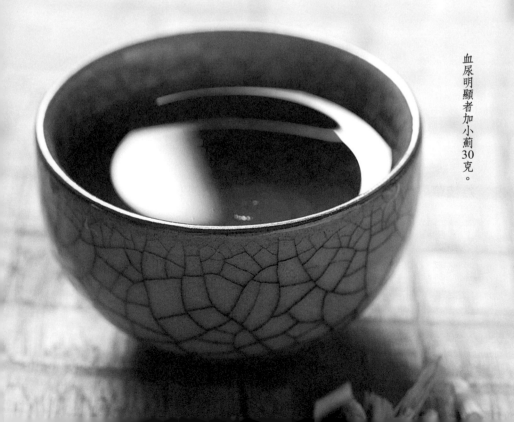

血尿明顯者加小薊 30 克。

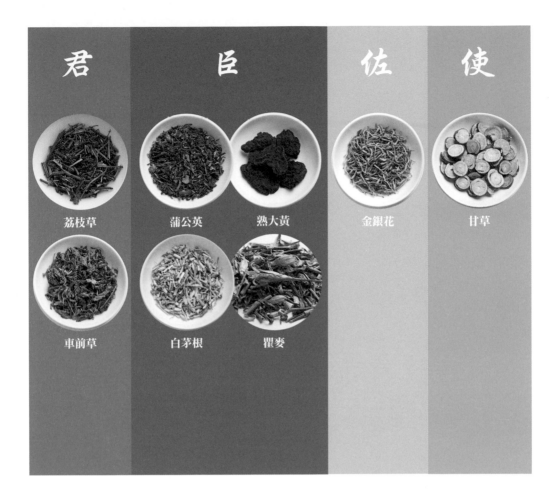

君 臣 佐 使

荔枝草　　　蒲公英　　熟大黃　　　金銀花　　　甘草

車前草　　　白茅根　　瞿麥

君藥 **荔枝草、車前草：**善於清熱通淋利濕，擅治熱淋。

臣藥 **蒲公英、白茅根、熟大黃、瞿麥：**均為清熱通淋常用妙藥，具有良好的抗菌、殺菌、消炎作用。熟大黃走小便，生大黃走大便，熱淋宜選用熟大黃。以上四味為臣藥，協助君藥通淋瀉熱。

佐藥 **金銀花：**有廣譜抗菌功效，清熱解毒力量頗佳。

使藥 **甘草梢：**引經至膀胱，又能調和諸藥。

頭痛 ——川芎白芷湯

治療頭痛、偏頭痛，一舅以調理氣血為主，以改善腦竅的氣滯血瘀病理狀態，兼去風、寒、痰、瘀等致病因數，兼顧陽亢、血虛、腎虧等虛實變化，從而達到緩解或消除頭痛、偏頭痛的最終目的。

經驗方組成

川芎 20~30 克，白芷 10 克，當歸 10 克，細辛 5 克，元胡 20 克，炙全蠍 3 克（研末吞服），炙甘草 5 克。

加減法

1 **因寒觸發者：**白芷量加至 15 克，加製川烏 6 克，製草烏 6 克（先煎 20 分鐘），羌活 10 克。

2 **因熱而發者：**加菊花 10 克，夏枯草 15 克。

3 **大便乾結者：**加生大黃 5~10 克（後下）。

4 **肝陽上亢者：**加天麻 10 克，鈎藤 10 克（後下），菊花 6 克。

5 **前額痛者：**白芷量加至 15 克。

6 **偏頭痛者：**加防風 6 克。

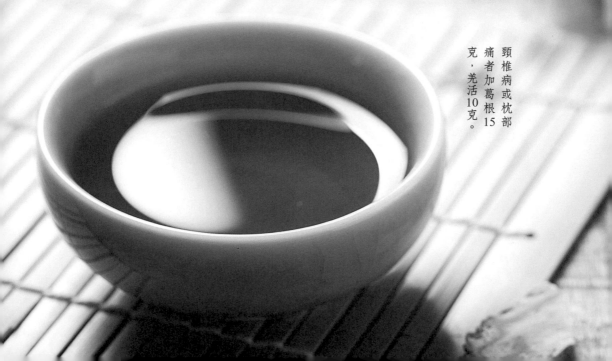

頸椎病或枕部痛者加葛根 15 克，羌活 10 克。

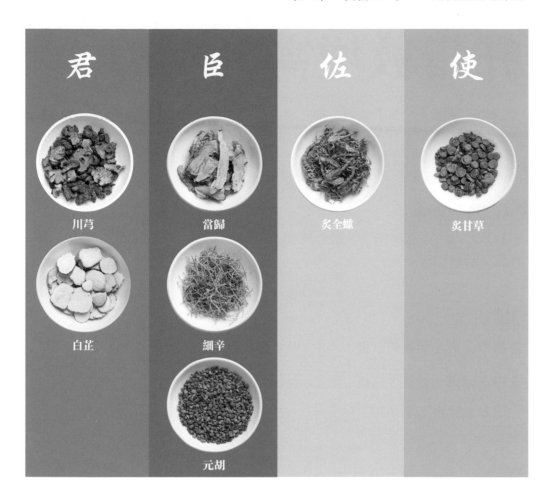

君藥	川芎：氣味香竄，可活血行氣，化瘀止痛，上達巔頂。
	白芷：與川芎配伍，活血化瘀、通竅止痛效果倍增。
臣藥	當歸：協助川芎活血定痛。
	細辛：溫經、散寒、定痛，為麻醉止痛藥。
	元胡：止一身上下內外諸痛，為血中之氣藥，對氣滯、血瘀引起的諸痛均有奇效。
佐藥	炙全蠍：定風止痙，研粉吞服的止痛效果較湯劑煎服可增強 3 倍以上。
使藥	炙甘草：調和諸藥，且能緩急止痛。

肝指數增高 ——清肝降酶湯

地耳草、垂盆草、蒲公英、豬苓、車前子均有較為理想的降轉氨酶、退黃疸、清肝、護肝、保肝的作用。本方能夠有效地針對轉氨酶高併發便祕口苦、膽結石、脅痛等有顯著效果。

經驗方組成

地耳草20克，垂盆草15克，蒲公英15克，豬苓10克，茯苓10克，車前子(包)10克，甘草2克。

加減法

1 **氣鬱化火，便祕口苦者：**加生大黃6克(後下)，芒硝3克(沖服)。

2 **脅脅隱痛，舌紅少苔者：**加生地黃12克，枸杞子10克。

3 **脅痛加重者：**加火麻仁15克。

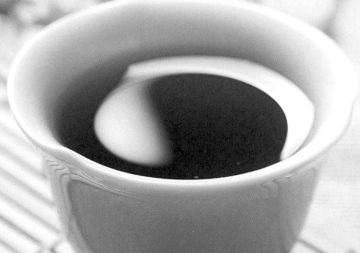

伴膽結石者加金錢草30克，海金沙10克(包煎)。

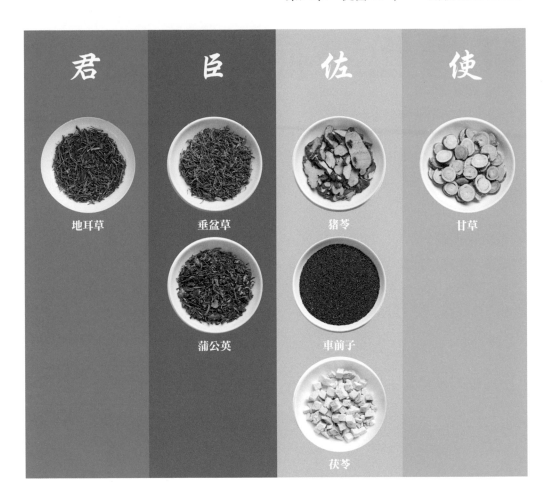

君藥 **地耳草**：又名田基黃，味苦，性涼，擅長清熱化濕，消腫解毒。
單味或複方用於病毒性肝炎，均有顯著療效，並可消除黃疸或
降低肝指數，一般需連續服用 15 日以上。

臣藥 **垂盆草、蒲公英**：清熱化濕，協助地耳草降酶護肝。

佐藥 **豬苓、車前子、茯苓**：協助地耳草排濕利濕化濕。

使藥 **甘草**：調和諸藥。

肝鬱氣滯症 ——柴芍二皮二花湯

本經驗方立方要旨在於「疏肝」，所謂疏肝，是指疏泄肝經鬱滯之氣，使氣機通暢。肝氣鬱滯可引發肝膽和胃腸等臟器的多種病症。本經驗方具有改善肝膽功能和改善胃腸活動的作用，有疏肝解鬱、理氣和中、緩急止痛之功效。

經驗方組成

柴胡 6~10 克，炒白芍 15 克，枳殼 6 克，鬱金 10 克，青皮 6 克，陳皮 6 克，玫瑰花 3 克，綠萼梅 3 克，金橘葉 6 克，炙甘草 3 克。

加減法

1 **肝鬱傷陰型：**出現口乾咽燥，舌質紅少津者，加麥冬 10 克，石斛 10 克。

2 **兼血虛型：**出現面黃頭昏脈細者，加當歸 10 克，熟地黃 12 克。

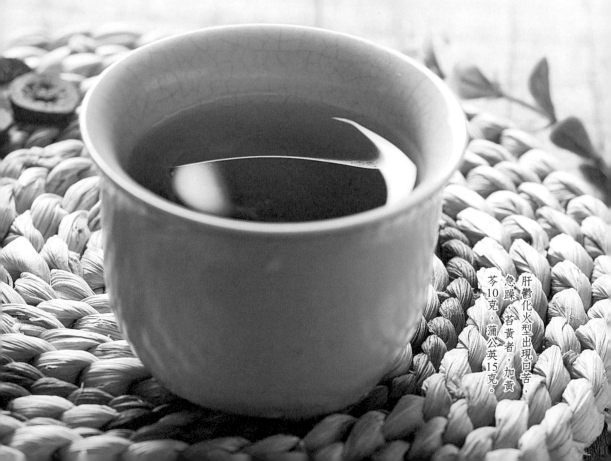

肝鬱化火型出現口苦，急躁，苔黃者，加黃芩 10 克，蒲公英 15 克。

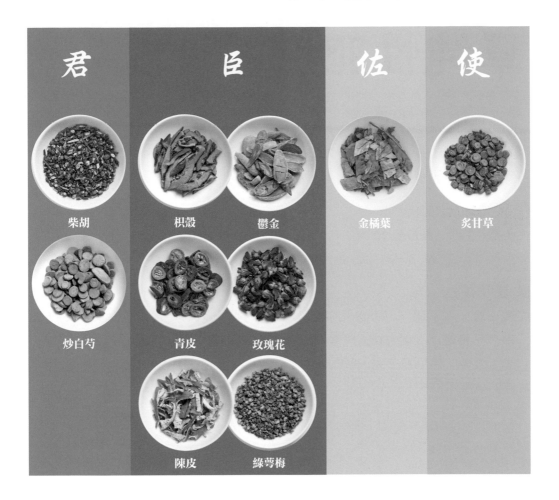

君　臣　佐　使

柴胡　枳殼　鬱金　金橘葉　炙甘草

炒白芍　青皮　玫瑰花

陳皮　綠萼梅

君藥　**柴胡**：為疏肝解鬱代表藥物，前人有「肝膽之要藥」、「胃腸之要藥」之說。柴胡具有鎮靜、催眠、解熱、鎮痛、抗炎、護肝、利膽、增強免疫功能、改善胃腸功能等多種作用。
炒白芍：養血柔肝、鎮痛解痙，與柴胡相配，相互牽制，相輔相成，不致疏泄太甚，療效更佳。

臣藥　**青皮、陳皮、枳殼、鬱金、玫瑰花、綠萼梅**：功專疏肝解鬱，善於行氣、活血、止痛，可調節神經，促進膽汁分泌、降低肝指數、健胃、幫助消化，緩解胃腸道痙攣，可協助君藥的疏肝解鬱。

佐藥　**金橘葉**：疏肝而不傷陰。

使藥　**炙甘草**：具有緩和及解毒作用，白芍、甘草配伍，護肝之力更佳。

單純性肥胖症 —— 去脂減肥茶

我於二○○○年為台灣一家企業研製此減肥茶，經 1,000 例觀察，總有效率達 92%。除部分患者開始服用 1 週內出現便溏之外，無任何副作用。本經驗方可促進消化、分解脂肪，有健脾利濕、解暑消腫的功效。

經驗方組成

生山楂 15 克，絞股藍 10 克，荷葉 15 克，烏龍茶 3 克 (以上為 1 日用量)。

製法及用法

將生山楂、絞股藍、荷葉先用冷水浸泡 30 分鐘，入鍋加水煎煮 2 次，每次 20 分鐘，合併濾汁，濃縮後入烘箱製成顆粒劑，與粉碎的烏龍茶細末混勻，裝入 4 個綿紙袋中，每袋重 2 克。製作袋泡茶時需將 1 日量按需求翻倍配方。在家也可直接煎煮服用。

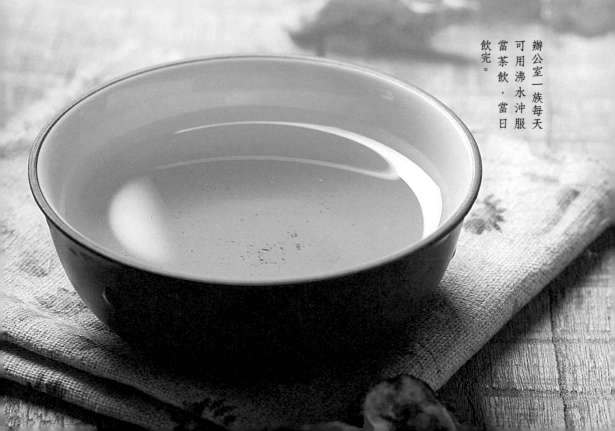

辦公室一族每天可用沸水沖服當茶飲，當日飲完。

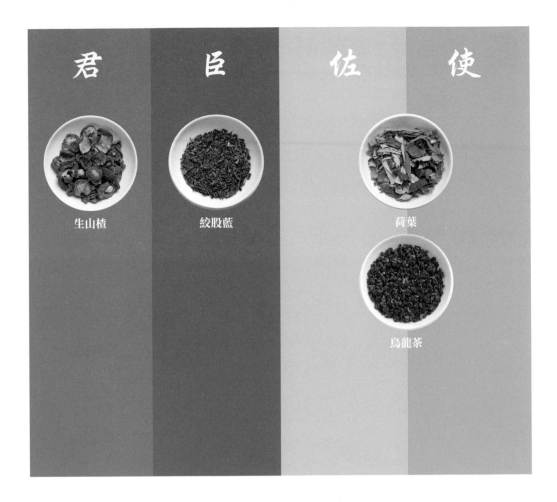

君　臣　佐　使

生山楂　　絞股藍　　荷葉

烏龍茶

君藥 **生山楂**：藥食兩用佳品，可消化肉食積滯，可促進脂肪代謝，對單純性脂肪沉積、內分泌紊亂引起的肥胖症，有較好的治療作用。

臣藥 **絞股藍**：含多種皂苷、多種氨基酸，為滋補強壯藥。現代藥理已證實有抗衰老、調節人體免疫功能、抗氧化、抗腫瘤、抗潰瘍、鎮靜、催眠、鎮痛、抗心肌缺血等多種作用。

佐使藥 **荷葉**：健脾利濕，解暑消腫，可促使脂肪代謝。古代《證治要訣》記載「荷葉服之令人瘦劣。」近代減肥中成藥、減肥食療方中大多採用荷葉，視荷葉為消脂減肥佳品。

烏龍茶：消除脂肪，減肥健美。

氣血虛弱型產後缺乳

——耆參通草湯

本方適用於氣血虛弱型產後缺乳，症見乳房鬆軟，不脹不痛，擠壓乳房點滴難出，乳汁稀，伴有面色無華，神疲乏力，精神欠佳，皮膚乾燥，頭暈心慌或大便稀溏，舌質淡，脈細弱者。

經驗方組成

炙黃耆15克，黨參10克，當歸10克，麥冬10克，桔梗6克，白朮10克，神曲10克，通草6克，炙甘草3克。

加減法

1 **脾虛便溏不成形者**：加蒼朮10克，懷山藥15克。

2 **神疲乏力明顯者**：加大棗6枚，黃精10克。

失眠加茯苓10克，夜交藤15克。

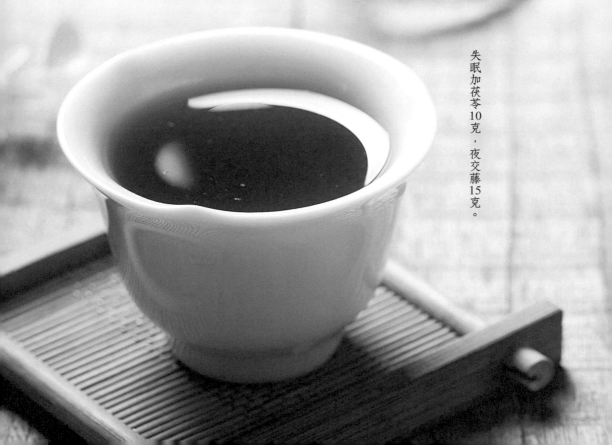

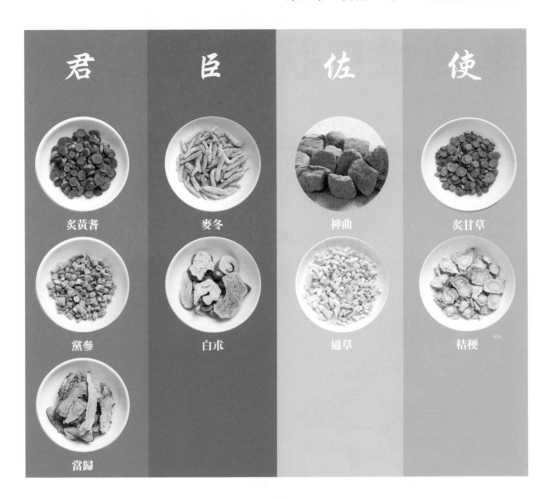

君	臣	佐	使
炙黃耆	麥冬	神曲	炙甘草
黨參	白朮	通草	桔梗
當歸			

君藥 **炙黃耆、黨參、當歸：**為君藥，意在補氣養血。

臣藥 **麥冬、白朮：**益氣養陰健脾。

佐藥 **神曲、通草：**通絡下乳。

使藥 **桔梗、炙甘草：**桔梗載藥上行，宣肺通乳，與炙甘草一起調和
　　　　諸藥。

單純性甲狀腺腫大

——三海消癭丸

單純性甲狀腺腫大屬中醫「氣癭」範疇，多因鬱怒憂思導致肝鬱氣滯，氣滯則津液凝結成痰，痰氣互結於頸則成癭。本方旨在化痰軟堅，行氣化痰，散結消癭，效果顯著，且無需加減方便快捷。

經驗方組成

海藻 1,000 克，海帶 500 克，海浮石 1,000 克，木香 15 克，青皮 15 克，陳皮 15 克，醋三棱 60 克，醋莪朮 60 克。

製法與用法

將上藥共研極細末，煉蜜製成綠豆大丸劑，每日 2 次，每次 6 克。

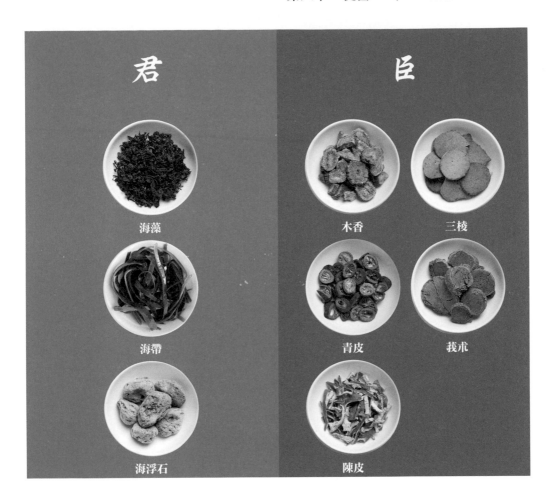

君藥 　**海藻、海帶、海浮石**：為君藥，化痰軟堅。

臣藥 　**木香、青皮、陳皮**：理氣散結；
　　　　醋三棱、醋莪朮：活血化瘀，攻堅散結。

虛喘 ——人參蛤蚧粉

人參與蛤蚧研粉吞服，比煎劑、酒浸劑效果更佳。本食療方治療肺腎兩虛的哮喘緩解期，症見哮喘，氣短，語言低微，動則氣喘加重，苔白膩，脈沉細的患者。個別不習慣吞服粉劑的老年病人，可將粉劑裝入膠囊中服用。服食期間，如遇感冒應暫時停服。

經驗方組成
白參或紅參 100 克，蛤蚧 100 克。

製法與用法
先將蛤蚧去鱗片及頭足，以黃酒浸漬後，微火焙乾，與人參一起研成細末，瓶裝備用。每日 2 次，每次 3 克，溫開水煎服。

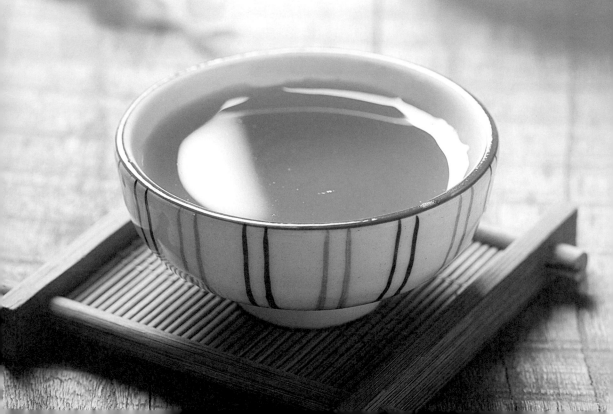

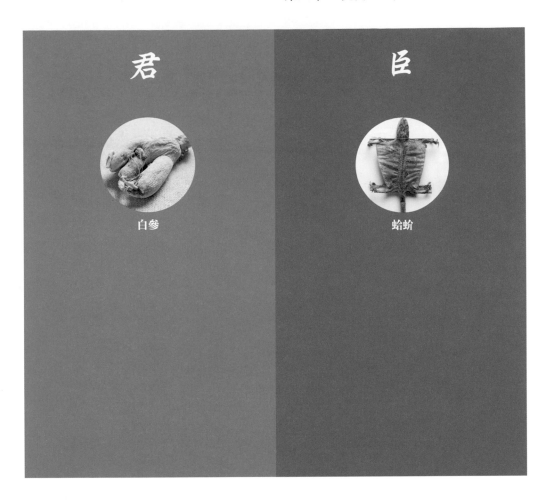

君

臣

白參

蛤蚧

君藥　**人參**：補益肺氣，可明顯提高哮喘患者的免疫功能。

臣藥　**蛤蚧**：蛤蚧為峻補肺腎、納氣平喘的妙品，擅長治療虛喘。

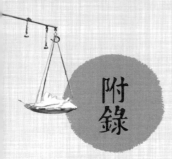

附錄

中藥配伍宜忌速查

2 畫

人參
- ✘ 蘿蔔 + 人參
- ✘ 濃茶 + 人參
- ✘ 藜蘆 + 人參
- ✔ 蛤蚧 + 人參

3 畫

川棟子
- ✔ 使君子 + 川棟子
- ✔ 元胡 + 川棟子

大棗
- ✘ 大蒜 + 大棗
- ✔ 荔枝 + 大棗
- ✔ 牛奶 + 大棗

大黃
- ✘ 乾漆 + 大黃
- ✔ 綠茶 + 大黃
- ✔ 枳實 + 大黃

山楂
- ✘ 人參 + 山楂
- ✔ 何首烏 + 山楂
- ✔ 荷葉 + 山楂
- ✔ 菊花 + 山楂

4 畫

巴戟天
- ✘ 丹參 + 巴戟天
- ✔ 覆盆子 + 巴戟天
- ✔ 肉蓯蓉 + 巴戟天

火麻仁
- ✘ 牡蠣 + 火麻仁
- ✘ 茯苓 + 火麻仁
- ✔ 黑槐 + 火麻仁
- ✔ 郁李仁 + 火麻仁

天麻
- ✘ 川芎 + 天麻
- ✔ 雞蛋 + 天麻
- ✔ 綠茶 + 天麻
- ✔ 鉤藤 + 天麻

五味子
- ✔ 桂圓肉 + 五味子
- ✔ 雞肉 + 五味子
- ✔ 核桃 + 五味子
- ✔ 鴨肉 + 五味子

5 畫

半夏
- ✘ 羊肉 + 半夏
- ✘ 雄黃 + 半夏
- ✘ 烏頭 + 半夏
- ✔ 陳皮 + 半夏

白芍
- ✘ 藜蘆 + 白芍
- ✔ 川芎 + 白芍
- ✔ 桂枝 + 白芍

白果
- ✘ 鰻魚 + 白果
- ✔ 雞肉、排骨等 + 白果
- ✔ 蘆筍 + 白果

甘草
- ✘ 大戟 + 甘草
- ✘ 甘遂 + 甘草
- ✘ 鯉魚 + 甘草
- ✔ 桔梗 + 甘草

石決明
- ✘ 旋覆花 + 石決明
- ✘ 雲母 + 石決明
- ✔ 珍珠母 + 石決明

仙茅
- ✘ 牛奶 + 仙茅
- ✔ 淫羊藿 + 仙茅

6 畫

百合
- ✔ 白米 + 百合
- ✔ 雞蛋 + 百合
- ✔ 芹菜 + 百合
- ✔ 蓮子 + 百合

百部
- ✘ 天冬 + 百部

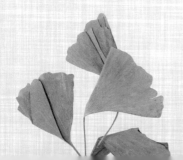

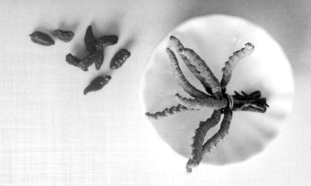

✔黃耆 + 百部
✔紫菀 + 百部

肉蓯蓉

✘鐵、銅 + 肉蓯蓉
✔羊腎 + 肉蓯蓉
✔鎖陽 + 肉蓯蓉

肉桂

✘赤石脂 + 肉桂
✔紅糖 + 肉桂
✔雞肝 + 肉桂
✔附子 + 肉桂

7 畫

杜仲

✘蛇皮 + 杜仲
✘元參 + 杜仲
✔豬腰 + 杜仲

防風

✘細辛 + 防風
✔蒼耳子 + 防風
✔荊芥 + 防風

何首烏

✘蔥 + 何首烏
✘洋蔥 + 何首烏
✘豬血 + 何首烏
✔熟地黃 + 何首烏

芒硝

✔吳茱萸 + 芒硝
✔大黃 + 芒硝

沙苑子

✔牡蠣 + 沙苑子
✔芡米 + 沙苑子

吳茱萸

✘丹參 + 吳茱萸
✘紫石英 + 吳茱萸
✔黃連 + 吳茱萸

苦杏仁

✘菱角 + 苦杏仁
✘小米 + 苦杏仁
✔桔梗 + 苦杏仁
✔麻黃 + 苦杏仁

8 畫

阿膠

✘大黃 + 阿膠
✔大棗 + 阿膠
✔雞蛋 + 阿膠
✔糯米 + 阿膠

附子

✘半夏 + 附子
✘綠豆 + 附子
✘甘草 + 附子
✘防風 + 附子
✔乾薑 + 附子

狗脊

✔續斷 + 狗脊
✔當歸 + 狗脊
✔千斤拔 + 狗脊

金銀花

✔桔梗 + 金銀花
✔陳皮 + 金銀花
✔連翹 + 金銀花

枇杷葉

✔陳皮 + 枇杷葉
✔桑葉 + 枇杷葉

青皮

✔生薑 + 青皮
✔枳殼 + 青皮
✔麥芽 + 青皮
✔佛手 + 青皮

知母

✔黃柏 + 知母
✔百合 + 知母
✔石膏 + 知母

9 畫

柏子仁

✘羊蹄 + 柏子仁
✘菊花 + 柏子仁
✔當歸 + 柏子仁

枸杞子

✘綠茶 + 枸杞子
✘空心菜 + 枸杞子
✔羊肉 + 枸杞子
✔蓮子 + 枸杞子

枳實

✔茯苓 + 枳實

✔皂莢 + 枳實
✔白朮 + 枳實

✔石膏 + 麻黃
✔桂枝 + 麻黃

淫羊藿
✔五味子 + 淫羊藿
✔桑寄生 + 淫羊藿

14 畫

酸棗仁
✔小米 + 酸棗仁
✔茯苓 + 酸棗仁
✔柏子仁 + 酸棗仁

10 畫

柴胡
✘皂莢 + 柴胡
✔防風 + 柴胡
✔黃連 + 柴胡
✔白芍 + 柴胡

浮小麥
✔麻黃根 + 浮小麥

桑寄生
✔杜仲 + 桑寄生
✔雞蛋 + 桑寄生

神曲
✔乾地黃 + 神曲
✔蒼朮 + 神曲
✔山楂 + 神曲

12 畫

黃芩
✘丹砂 + 黃芩
✘牡丹皮 + 黃芩
✘藜蘆 + 黃芩
✔黃連 + 黃芩

黃連
✘款冬花 + 黃連
✔木香 + 黃連

絞股藍
✔杜仲 + 絞股藍
✔金錢草 + 絞股藍
✔大棗 + 絞股藍
✔銀杏葉 + 絞股藍

菊花
✔胡蘿蔔 + 菊花
✔金銀花 + 菊花
✔桑葉 + 菊花

16 畫

桂圓肉
✘芭樂 + 桂圓肉
✔懷山藥 + 桂圓肉
✔人參 + 桂圓肉
✔大棗 + 桂圓肉

17 畫

薤白
✘韭菜 + 薤白
✔瓜蔞 + 薤白

11 畫

陳皮
✘南星 + 陳皮
✔海帶 + 陳皮
✔小白菜 + 陳皮
✔竹茹 + 陳皮

番瀉葉
✔肉蓯蓉 + 番瀉葉
✔地黃 + 番瀉葉
✔鎖陽 + 番瀉葉

鹿茸
✔熟地黃 + 鹿茸

麻黃
✘辛夷 + 麻黃

18 畫

雞血藤
✔香附 + 雞血藤
✔玫瑰花 + 雞血藤
✔益母草 + 雞血藤

13 畫

當歸
✔黃耆 + 當歸
✔川芎 + 當歸

20 畫

黨參
✘藜蘆 + 黨參
✘五靈脂 + 黨參
✘蘿蔔 + 黨參
✔黃耆 + 黨參

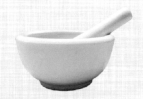

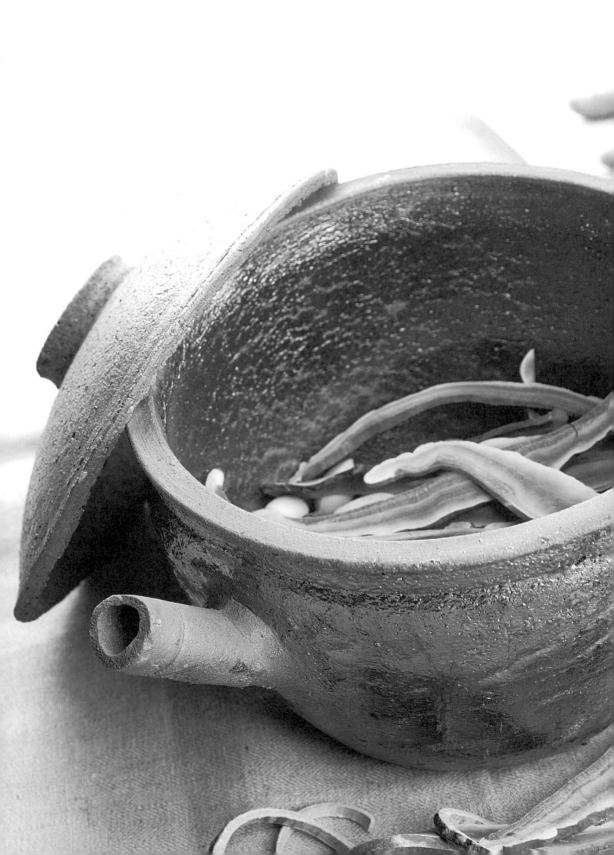

50 年老中醫秘傳 精粹辨症藥方

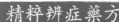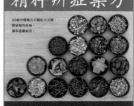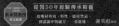

作　　者	謝英彪
發 行 人	林敬彬
主　　編	楊安瑜
責任編輯	王艾維、吳培禎
內頁編排	王艾維
封面設計	陳語萱
編輯協力	陳于雯
出　　版	大都會文化事業有限公司
發　　行	大都會文化事業有限公司
	11051 台北市信義區基隆路一段 432 號 4 樓之 9
	讀者服務專線：（02）27235216
	讀者服務傳真：（02）27235220
	電子郵件信箱：metro@ms21.hinet.net
	網　　　址：www.metrobook.com.tw
郵政劃撥	14050529　大都會文化事業有限公司
出版日期	2021 年 03 月初版一刷
定　　價	420 元
I S B N	978-986-98627-8-3
書　　號	Health+157

ⓒ 2014 謝英彪 主編

◎本書由江蘇科學技術出版社／鳳凰漢竹 授權繁體字版之出版發行。

◎本書如有缺頁、破損、裝訂錯誤，請寄回本公司更換。

國家圖書館出版品預行編目 (CIP) 資料

50 年老中醫秘傳精粹辨症藥方 / 謝英彪 主編 .
-- 初版 . -- 臺北市：大都會文化, 2021.03
272 面；17×23 公分 . -- (Health+ ; 157)

ISBN 978-986-98627-8-3（平裝）

1. 中藥方劑學 2. 養生

414.6　　　　　　　　　　　　　109011628

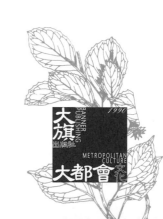

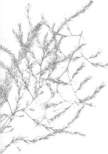